産婦人科医に聞く

わたしとカラダの選択肢

My own choices for
my body to be
comfortable as a woman

監修　髙橋怜奈　漫画　くゑ

KADOKAWA

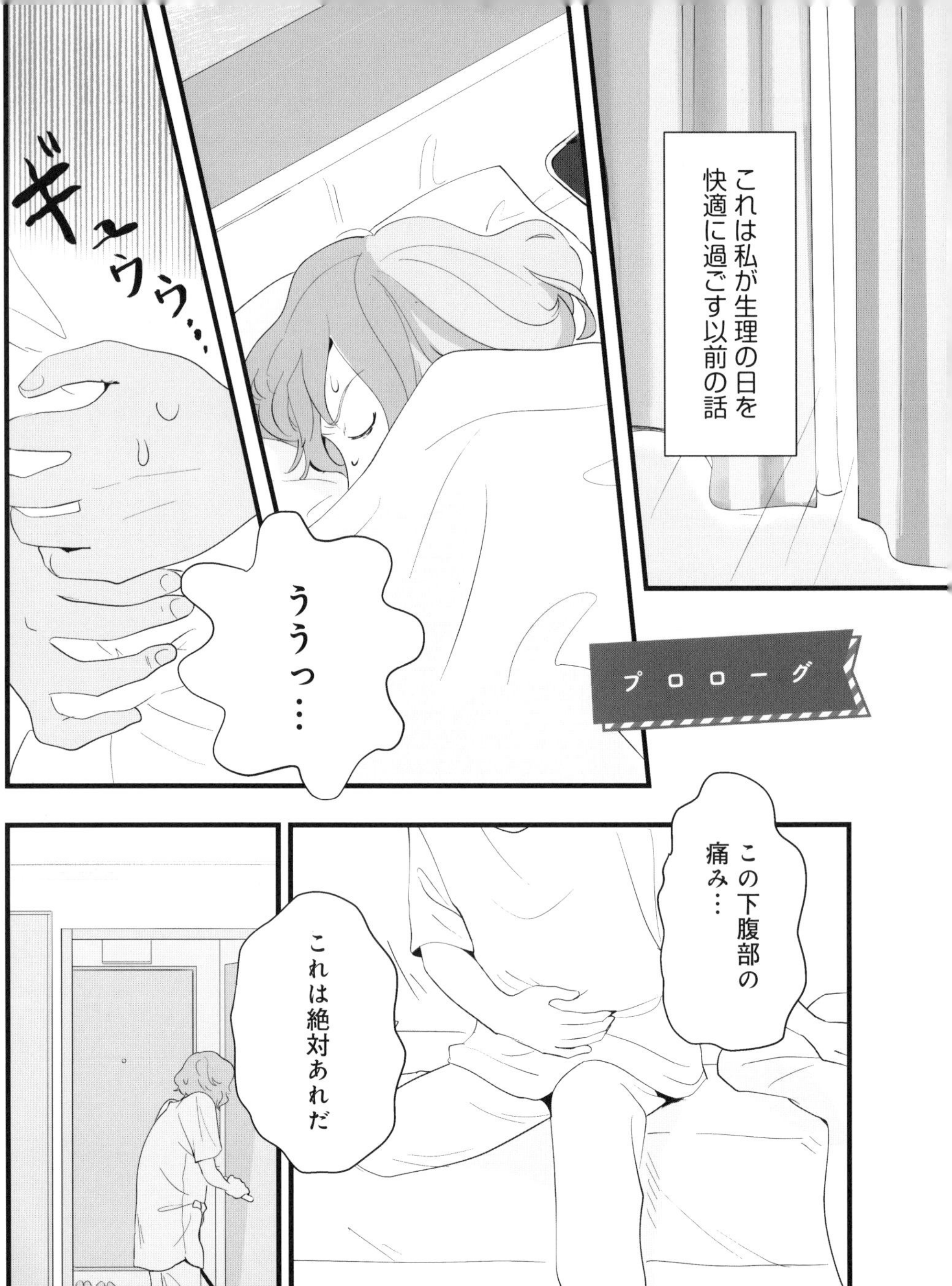
これは私が生理の日を
快適に過ごす以前の話
ギュウウ…
ううっ…
プロローグ
この下腹部の
痛み…
これは絶対あれだ

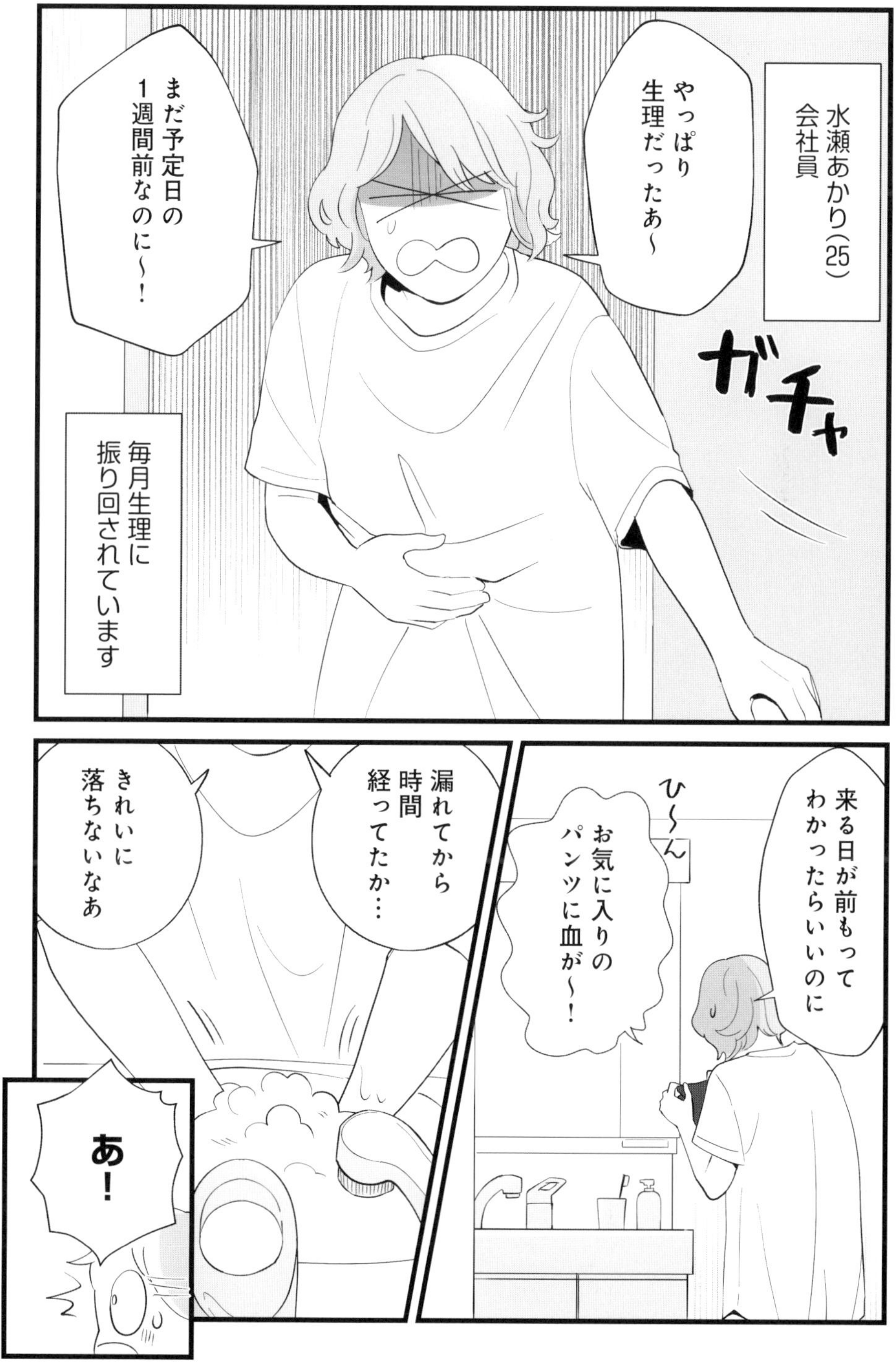
水瀬あかり（25）
会社員
ガチャ
やっぱり生理だったあ～
まだ予定日の1週間前なのに～！
毎月生理に振り回されています
来る日が前もってわかったらいいのに
ひ～ん
お気に入りのパンツに血が～！
漏れてから時間経ってたか…
きれいに落ちないなあ
あ！

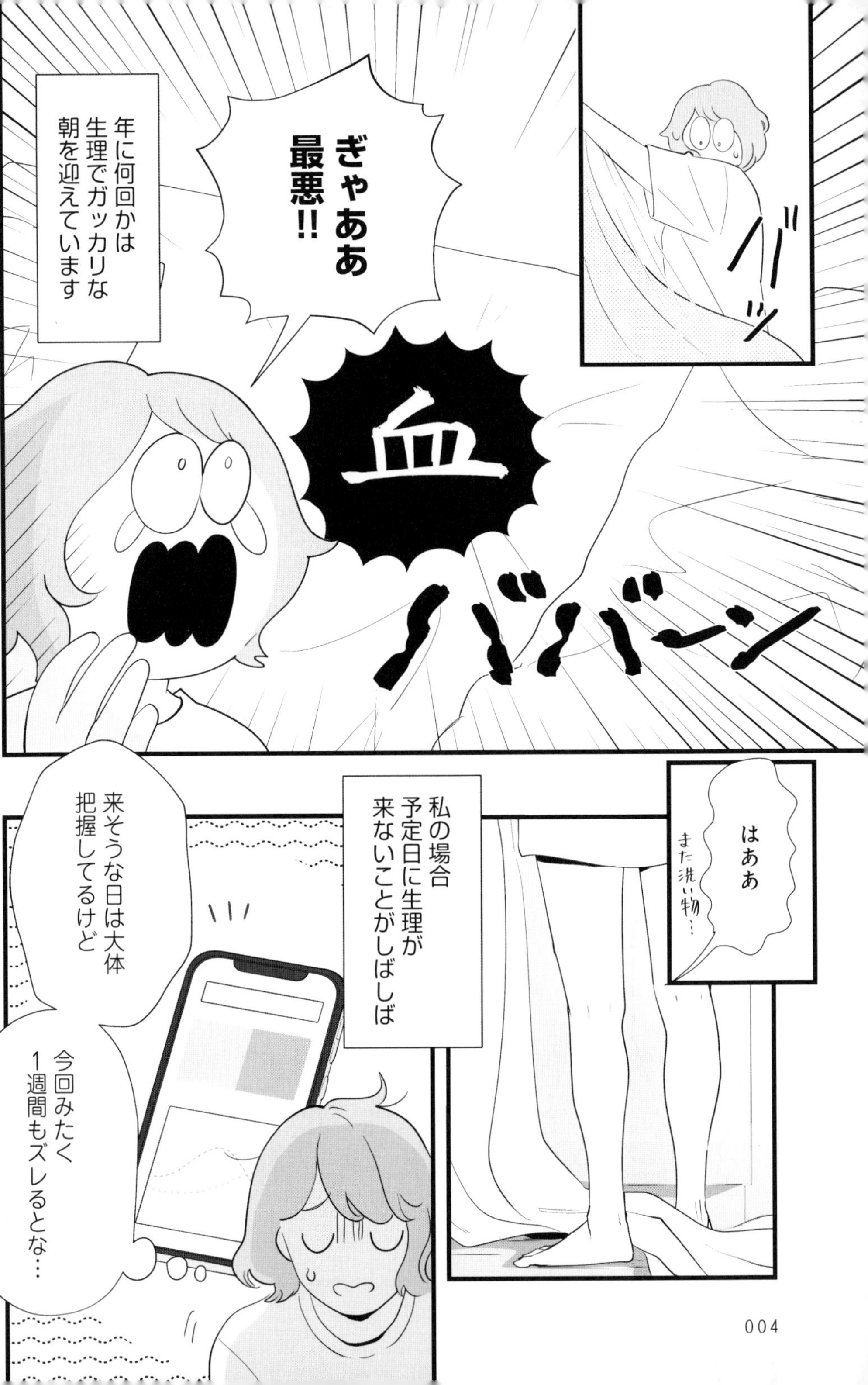
バッ
ぎゃああ
最悪!!
血
ババーン
年に何回かは
生理でガッカリな
朝を迎えています
はぁあ
また洗い物…
私の場合
予定日に生理が
来ないことがしばしば
来そうな日は大体
把握してるけど
今回みたく
1週間もズレるとな…

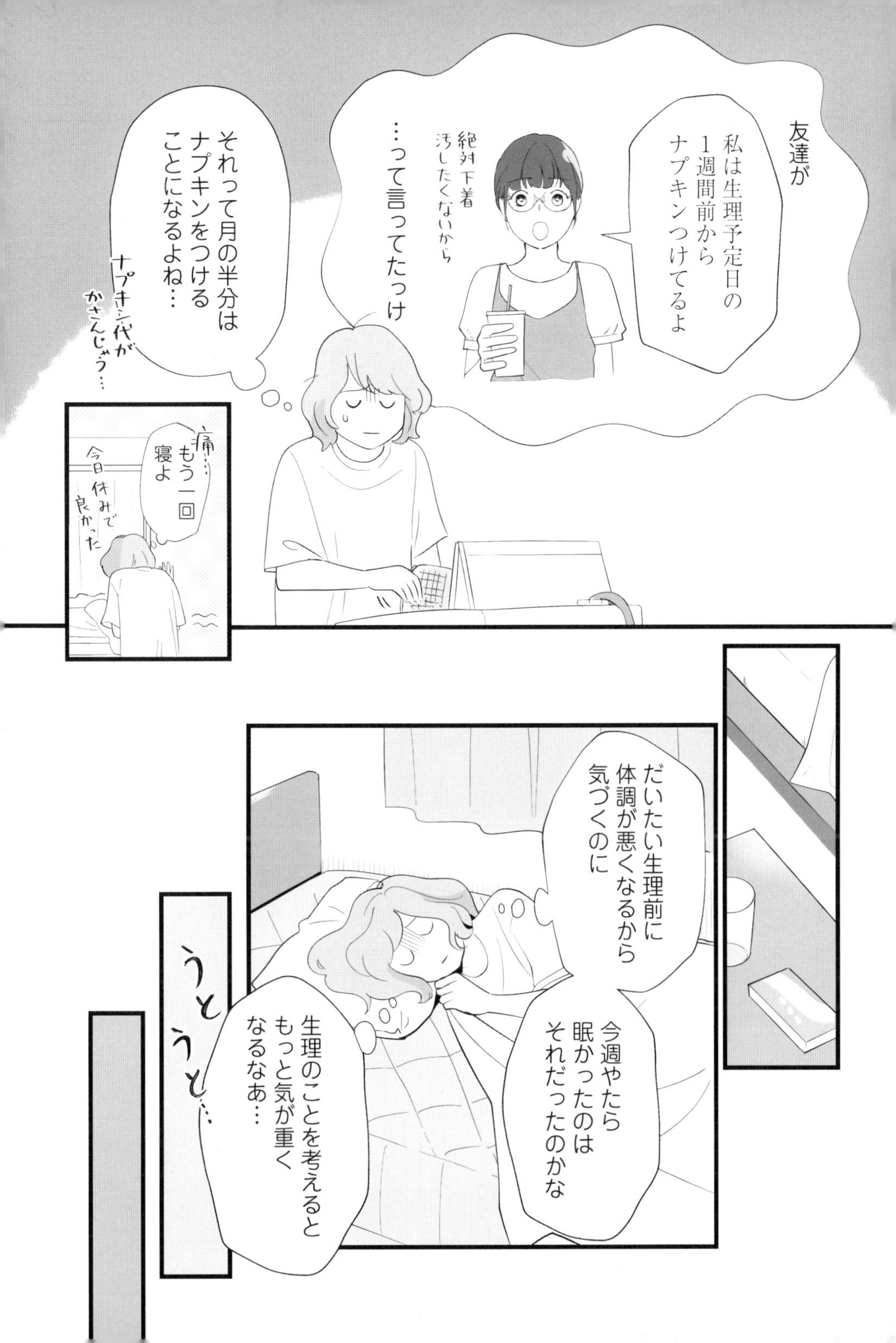
友達が
私は生理予定日の1週間前からナプキンつけてるよ
絶対下着汚したくないから
…って言ってたっけ
それって月の半分はナプキンをつけることになるよね…
ナプキン代がかさんじゃう…
痛…もう一回寝よ
今日休みで良かった
だいたい生理前に体調が悪くなるから気づくのに
今週やたら眠かったのはそれだったのかな
生理のことを考えるともっと気が重くなるなあ…
うとうと…

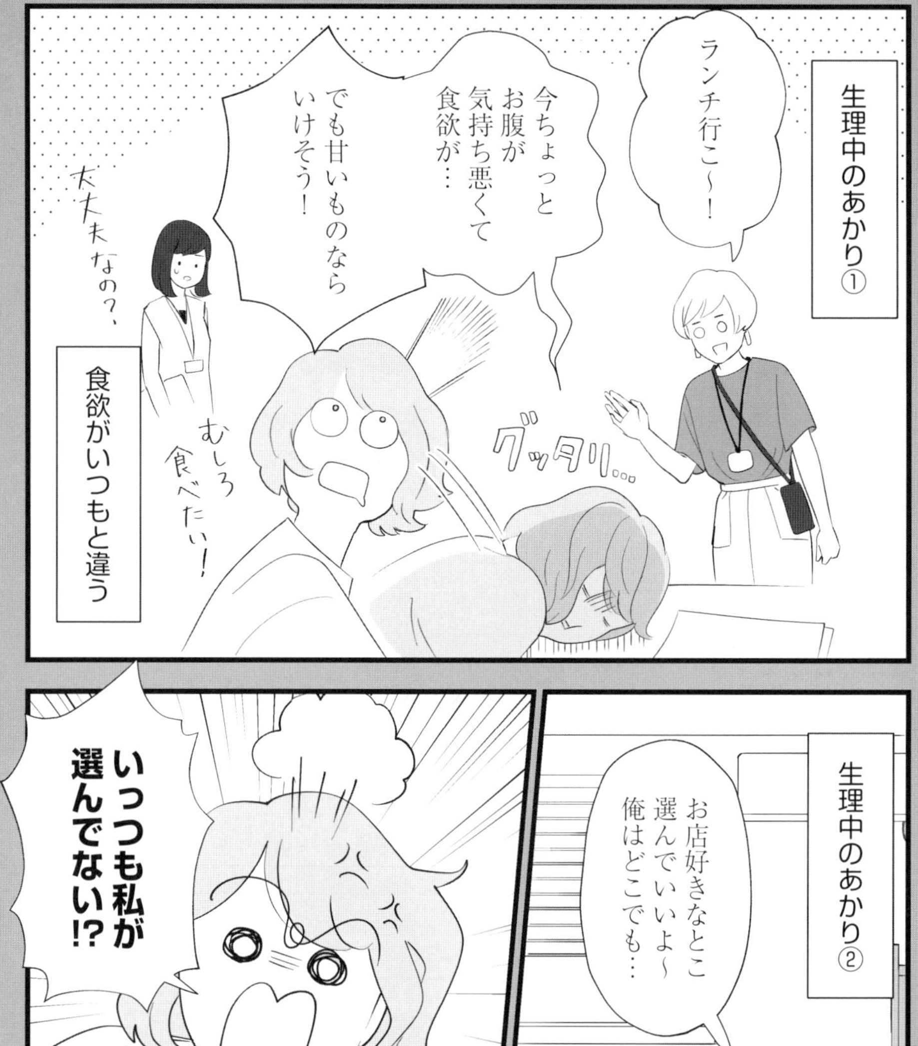
生理中のあかり①
ランチ行こ～！
今ちょっとお腹が気持ち悪くて食欲が…でも甘いものならいけそう！
グッタリ…
大丈夫なの？、
むしろ食べたい！
食欲がいつもと違う
生理中のあかり②
お店好きなとこ選んでいいよ～俺はどこでも…
ムッ
彼氏
いっつも私が選んでない!?
ムキーッ

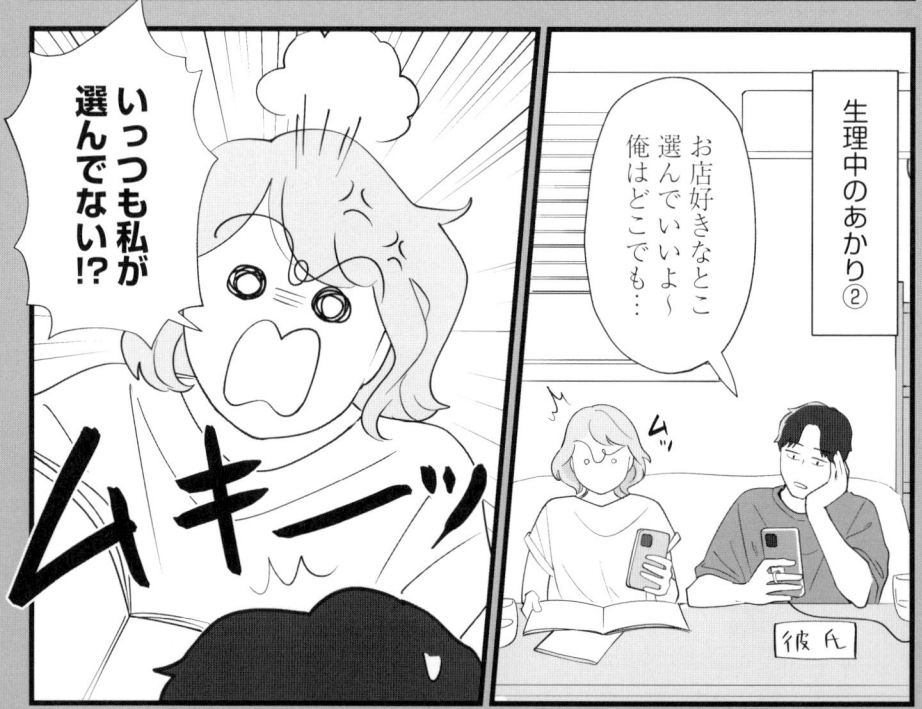

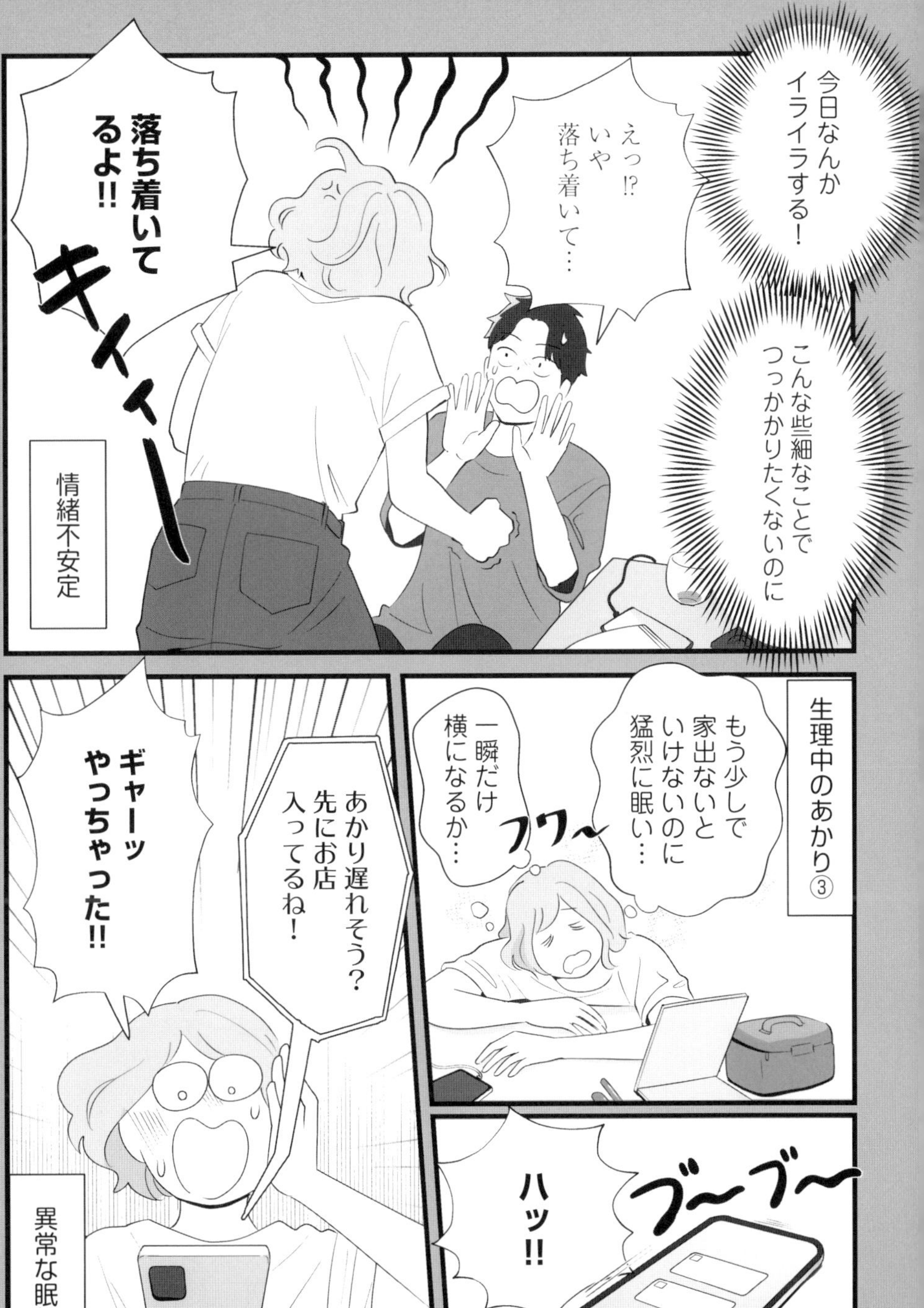
今日なんか
イライラする！
こんな些細なことで
つっかかりたくないのに
えっ⁉
いや
落ち着いて…
落ち着いて
るよ!!
キイィー
情緒不安定
生理中のあかり③
もう少しで
家出ないと
いけないのに
猛烈に眠い…
一瞬だけ
横になるか…
フワ〜
ブ〜ブ〜
ハッ!!
あかり遅れそう？
先にお店
入ってるね！
ギャーッ
やっちゃった!!
異常な眠気

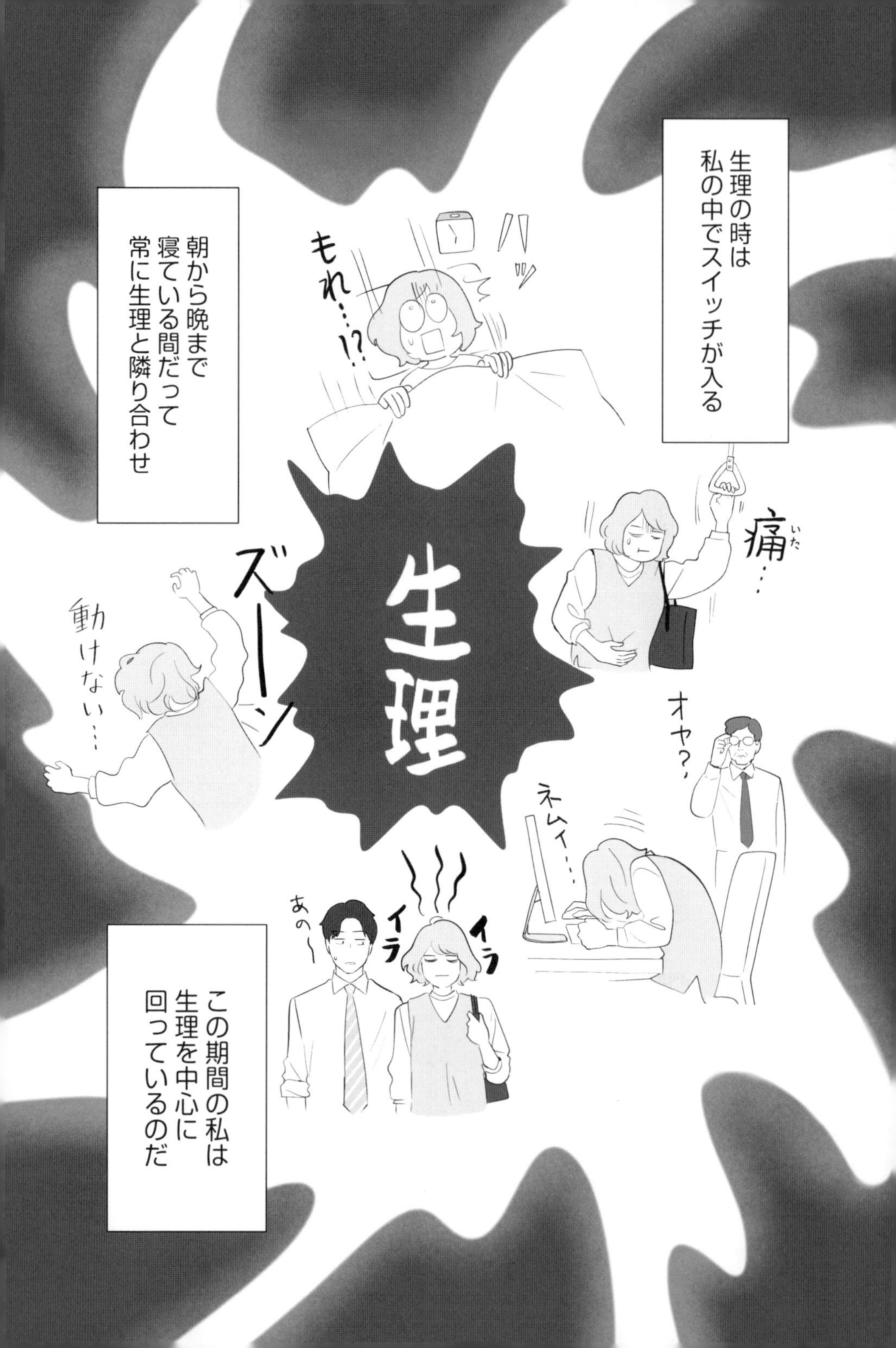
生理の時は
私の中でスイッチが入る
ハッ
もれ…!?
朝から晩まで
寝ている間だって
常に生理と隣り合わせ
生理
痛《いた》…
ズーン
動けない…
オヤ?
ネムイ…
イラ
イラ
あの〜
この期間の私は
生理を中心に
回っているのだ

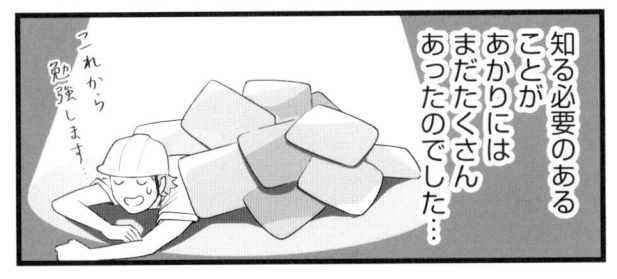

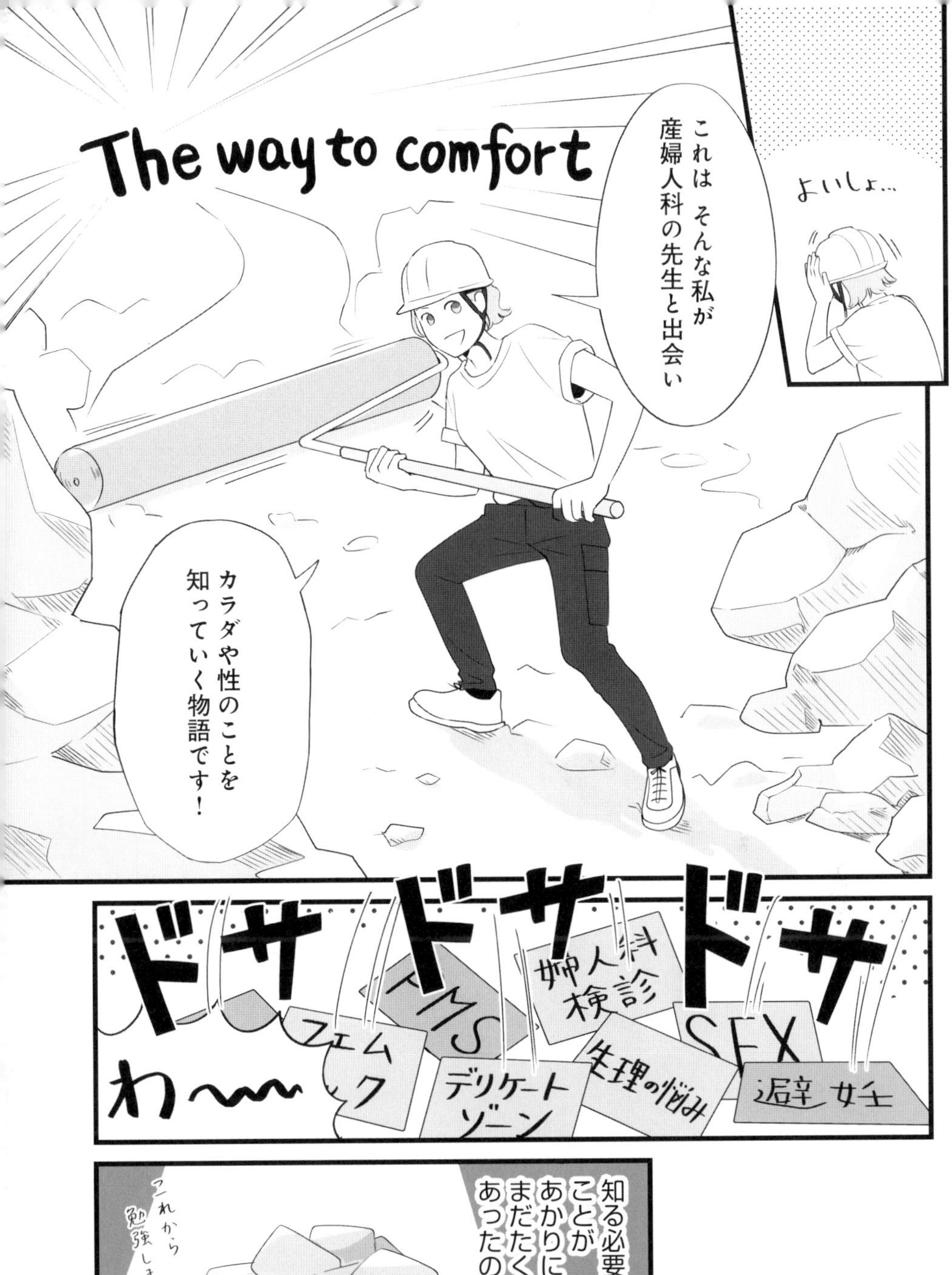
よいしょ…
The way to comfort
これは そんな私が
産婦人科の先生と出会い
カラダや性のことを
知っていく物語です！
ドサドサドサ
SEX
避妊
婦人科検診
生理の悩み
PMS
デリケートゾーン
フェム
ク
わ〜〜
知る必要のある
ことが
あかりには
まだたくさん
あったのでした…
これから
勉強します…

CONTENTS

※掲載している情報は、2025年2月現在の情報です。
※本書ではわかりやすくするために、先生の話し方をできる限り口語にしています。
※本書では【生理】【月経】を【生理】に表記統一しております。

CHARACTOR

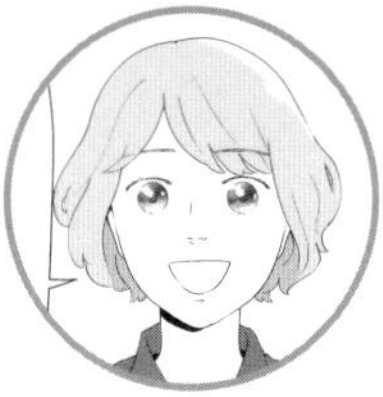

水瀬《みなせ》 あかり

生理痛が重いのが悩み。
倒れたことでレナ先生に
出会う。

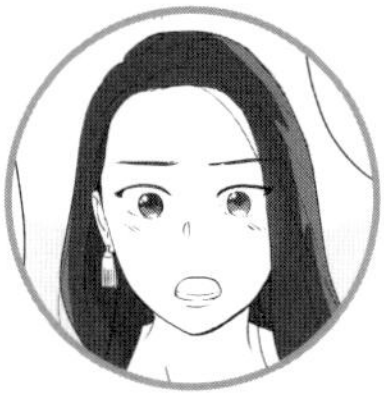

高坂《たかさか》 ゆり

あかりの友人。
聞きにくいことを
ズバズバ質問する。
カラダへの関心は高め。

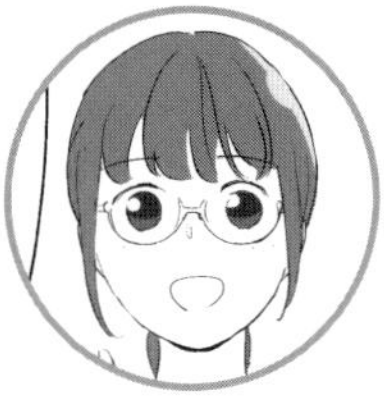

滝《たき》 ほのか

あかりの友人。
悩みを溜め込むタイプ。

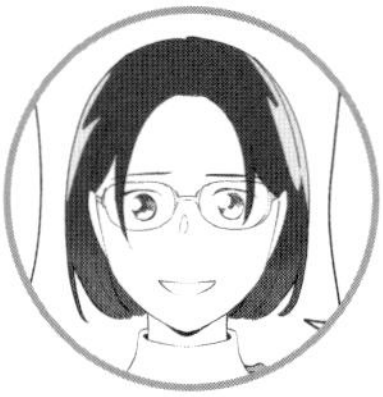

小泉《こいずみ》 みつき

性行為の経験がない
ため婦人科へ
行くのに抵抗がある。

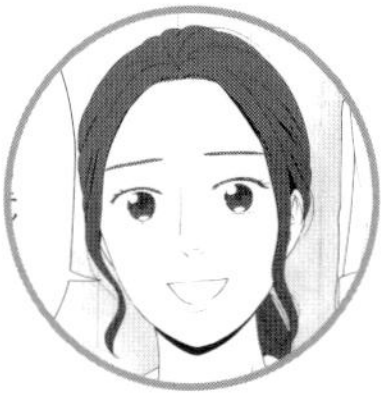

レナ先生

産婦人科医。
ウィメンズ＆キッズ
クリニックの院長。

※本作での「レナ先生」は、髙橋怜奈先生をモデルとしておりますが、同一人物ではありません。

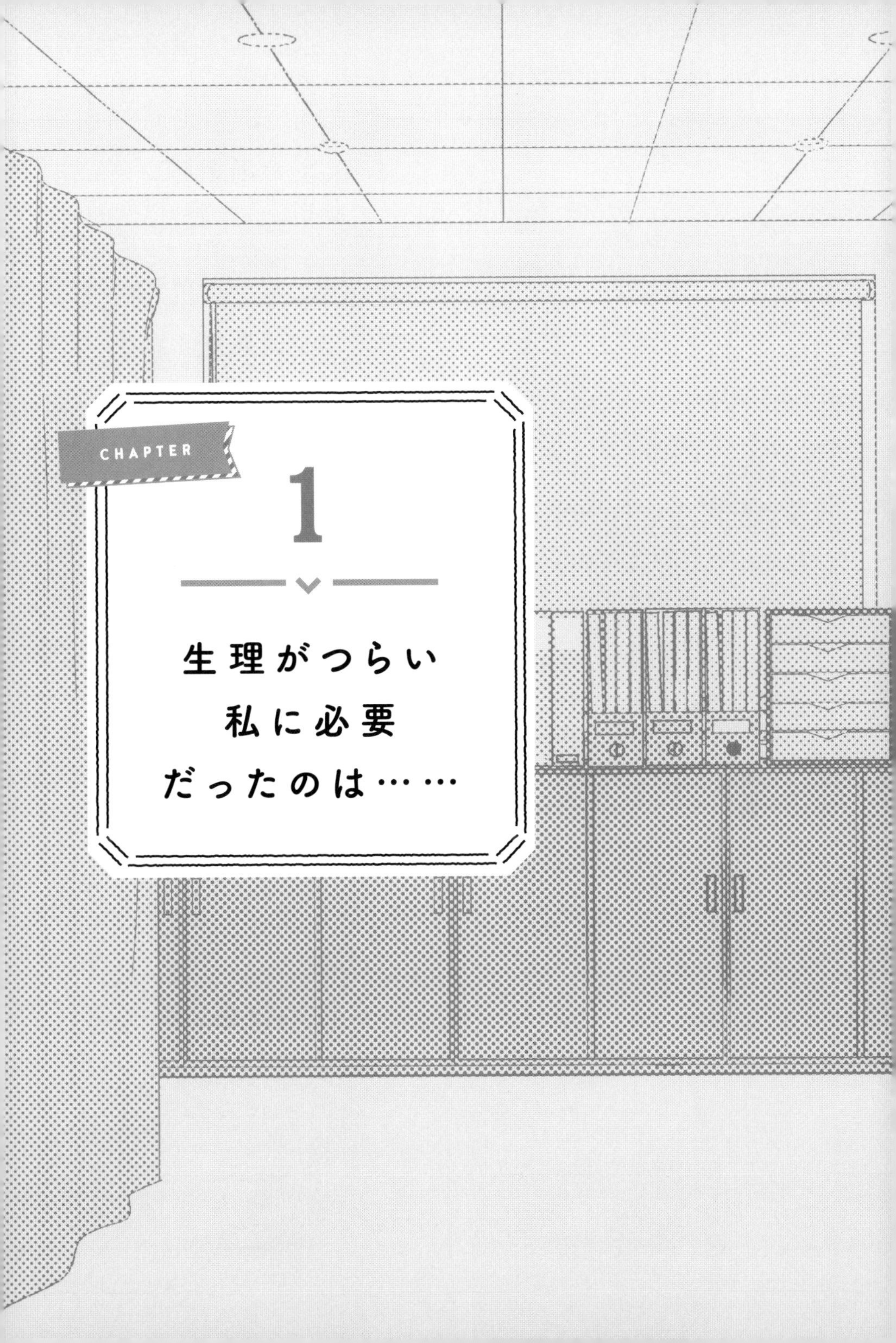

CHAPTER

1

生理がつらい私に必要だったのは……

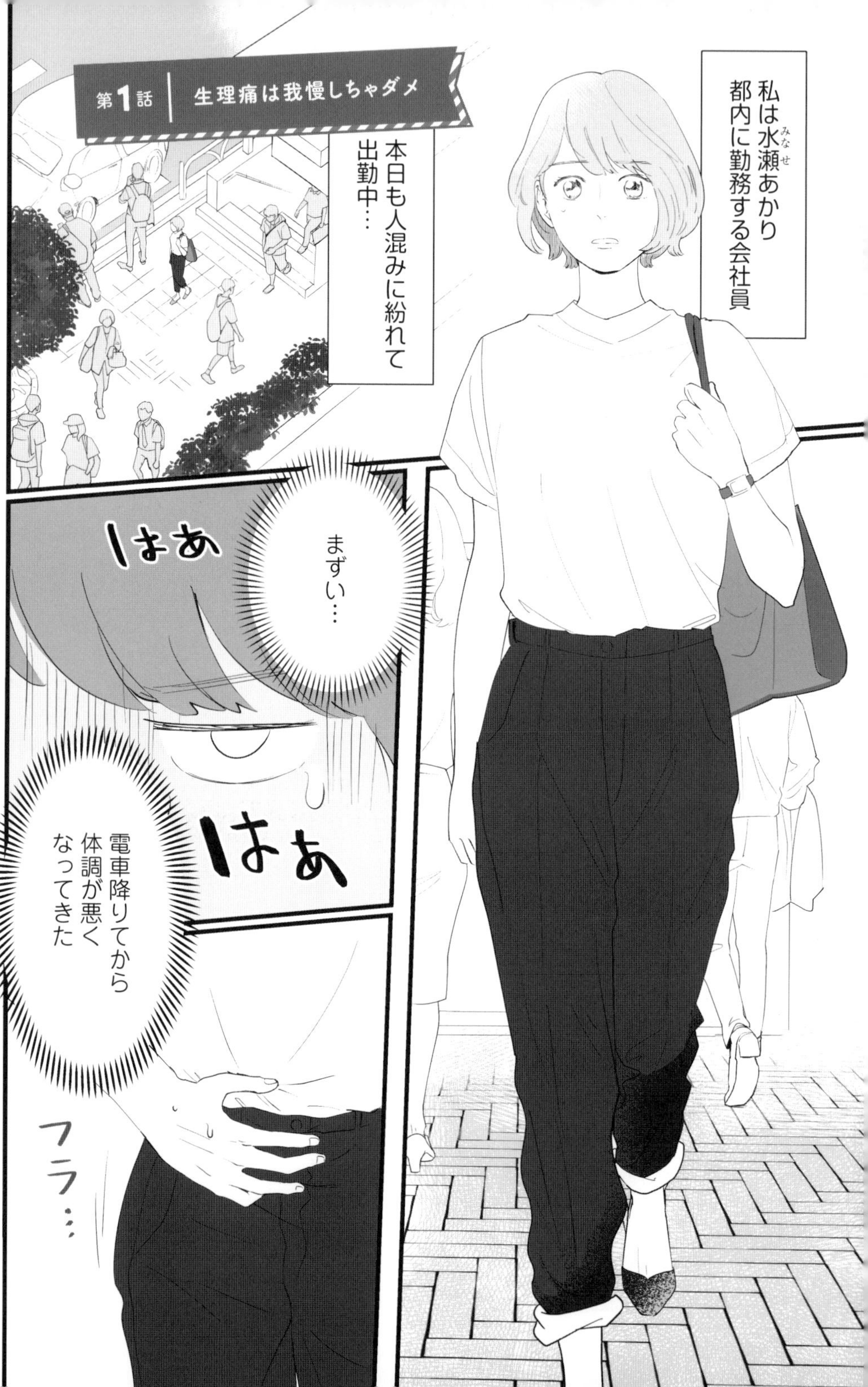
第1話　生理痛は我慢しちゃダメ
私は水瀬《みなせ》あかり
都内に勤務する会社員
本日も人混みに紛れて
出勤中…
はぁ
まずい…
はぁ
電車降りてから
体調が悪く
なってきた
フラ…

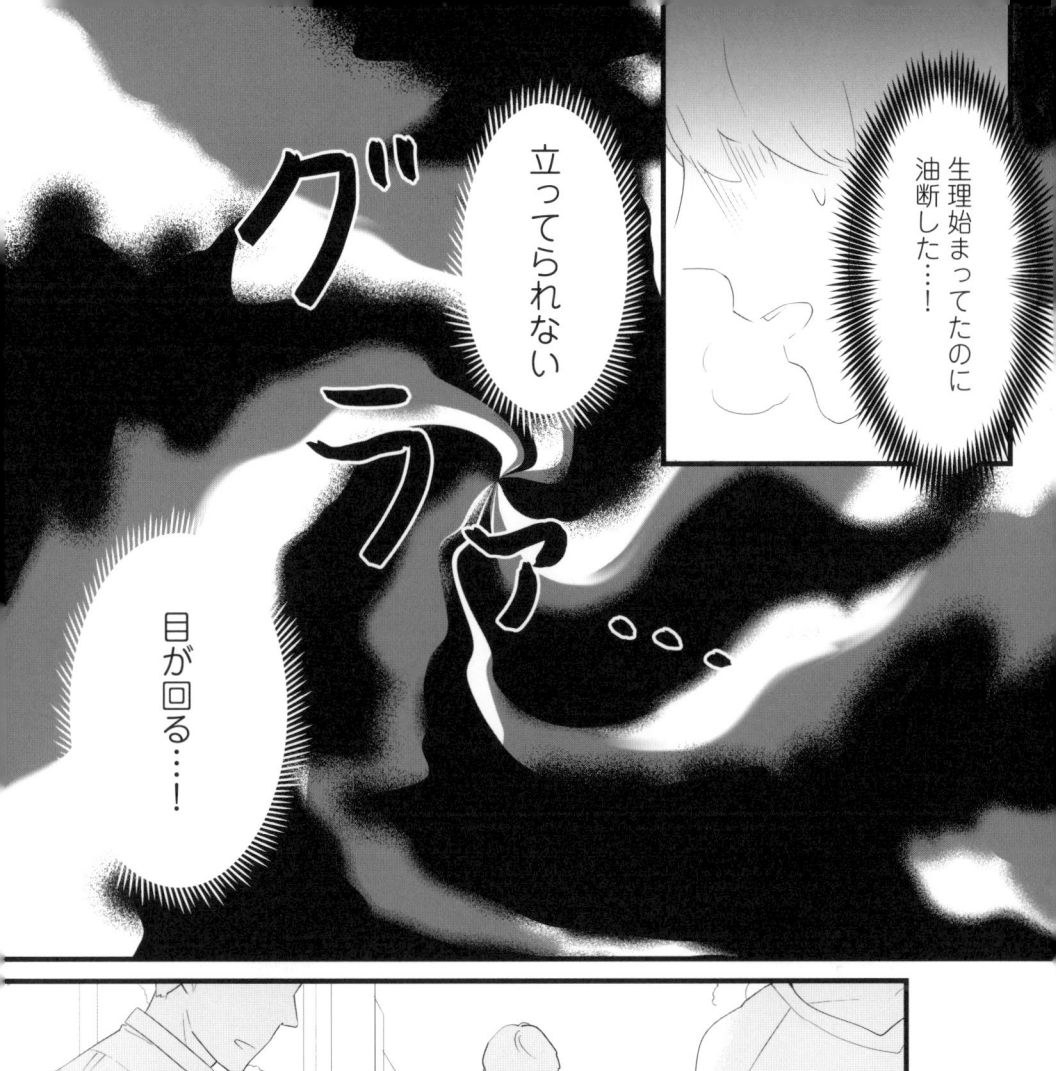

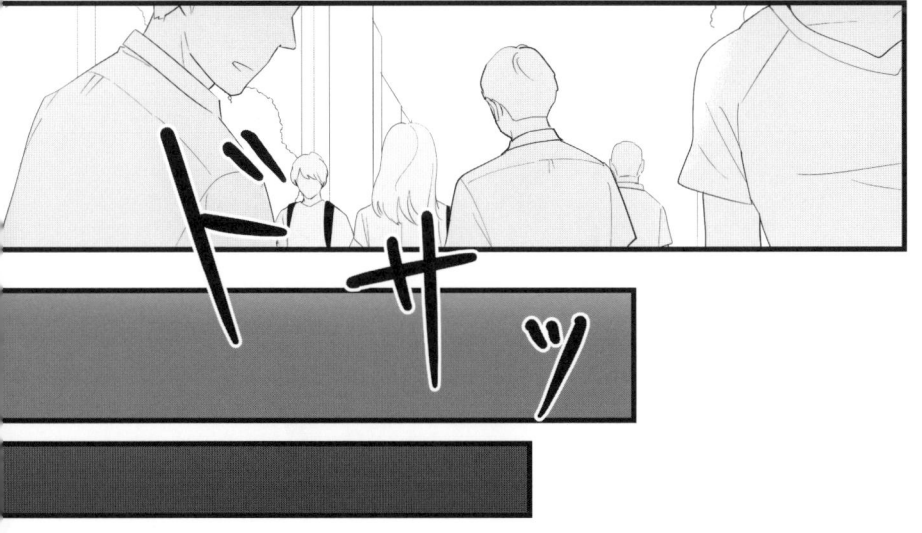

生理始まってたのに
油断した…！
立ってられない
グラァ…
目が回る…！
ドサッ

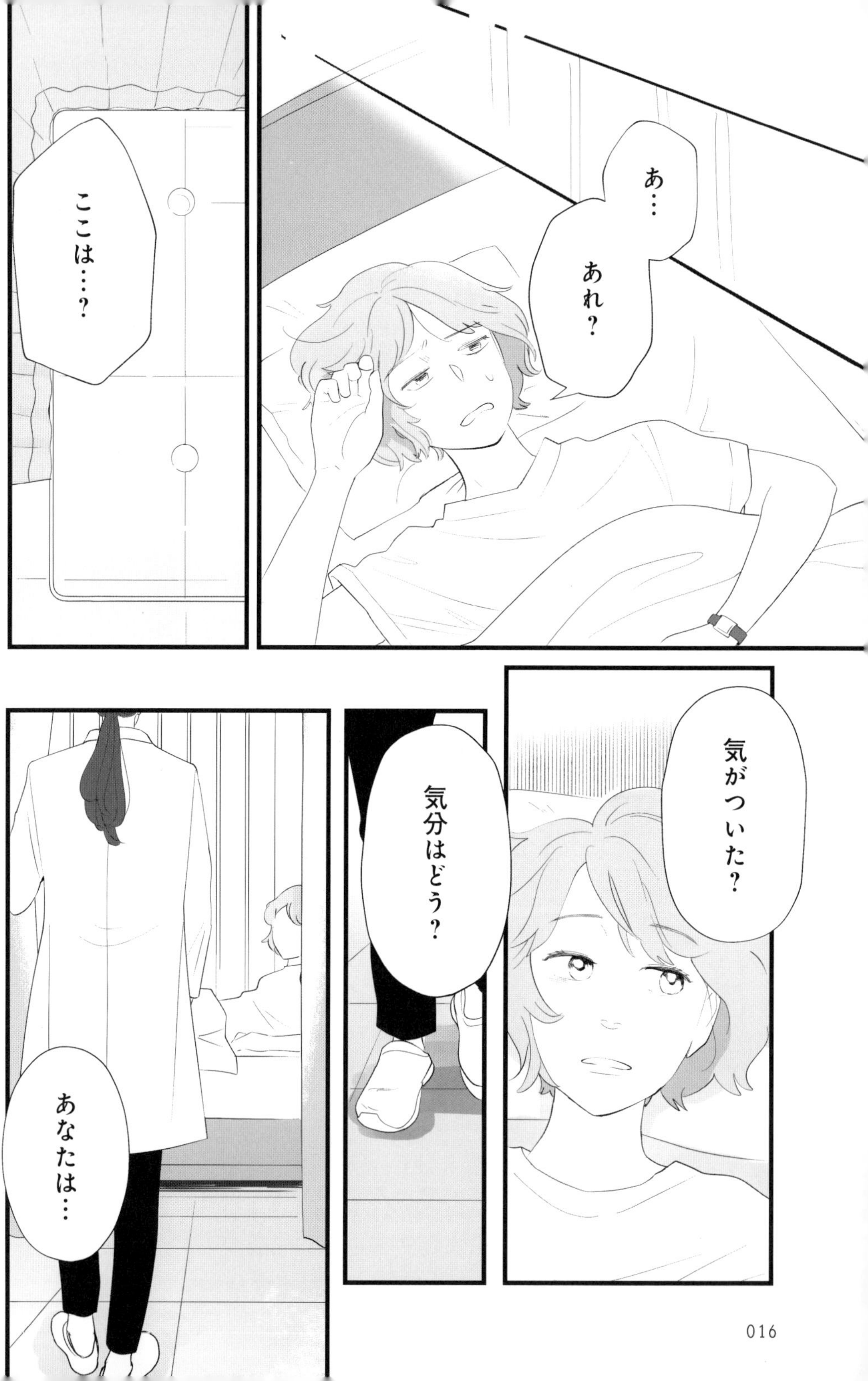
あ…
あれ？
ここは…？
気がついた？
気分はどう？
あなたは…

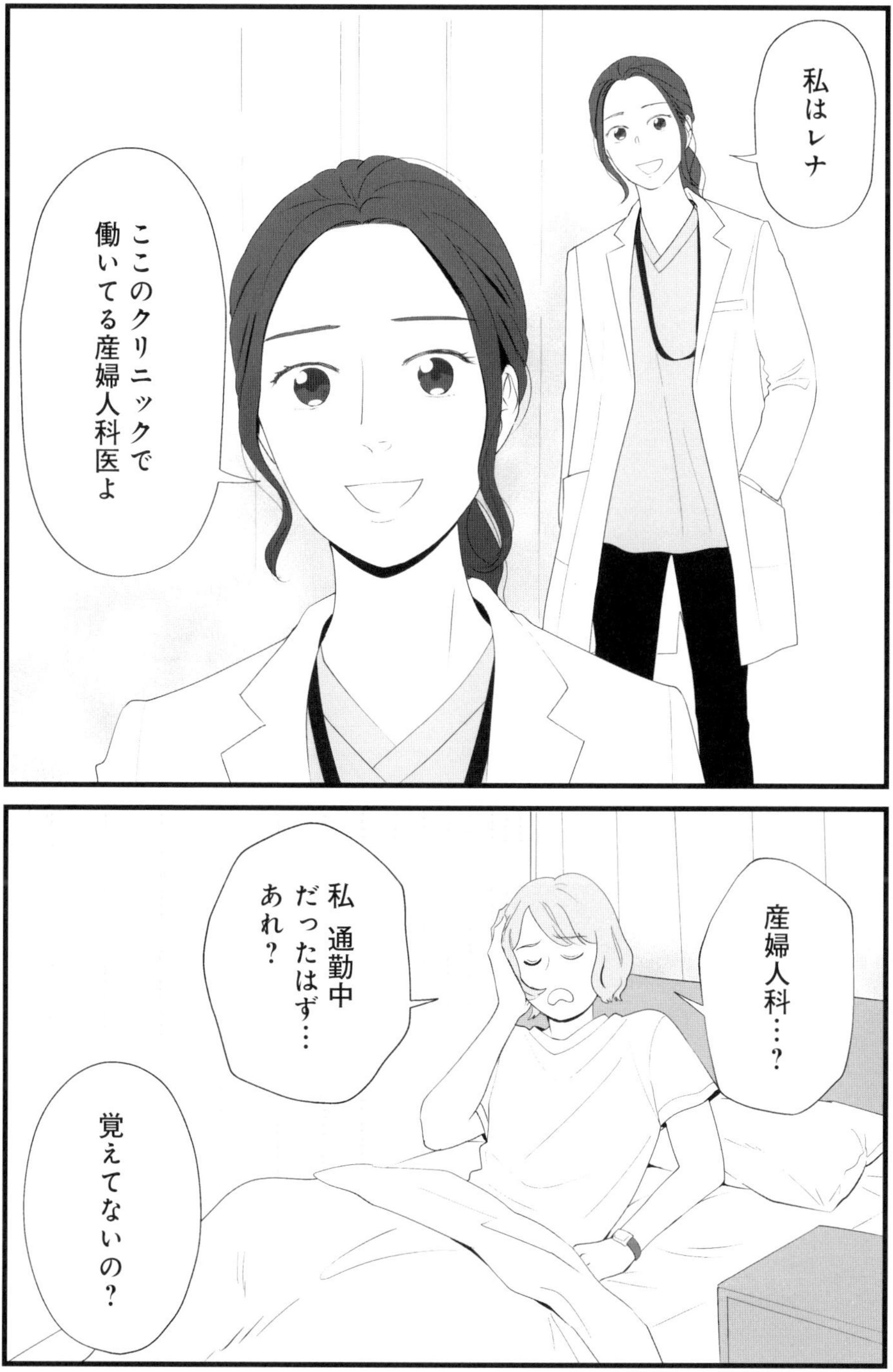
私はレナ
ここのクリニックで
働いてる産婦人科医よ
産婦人科…？
私 通勤中
だったはず…
あれ？
覚えてないの？

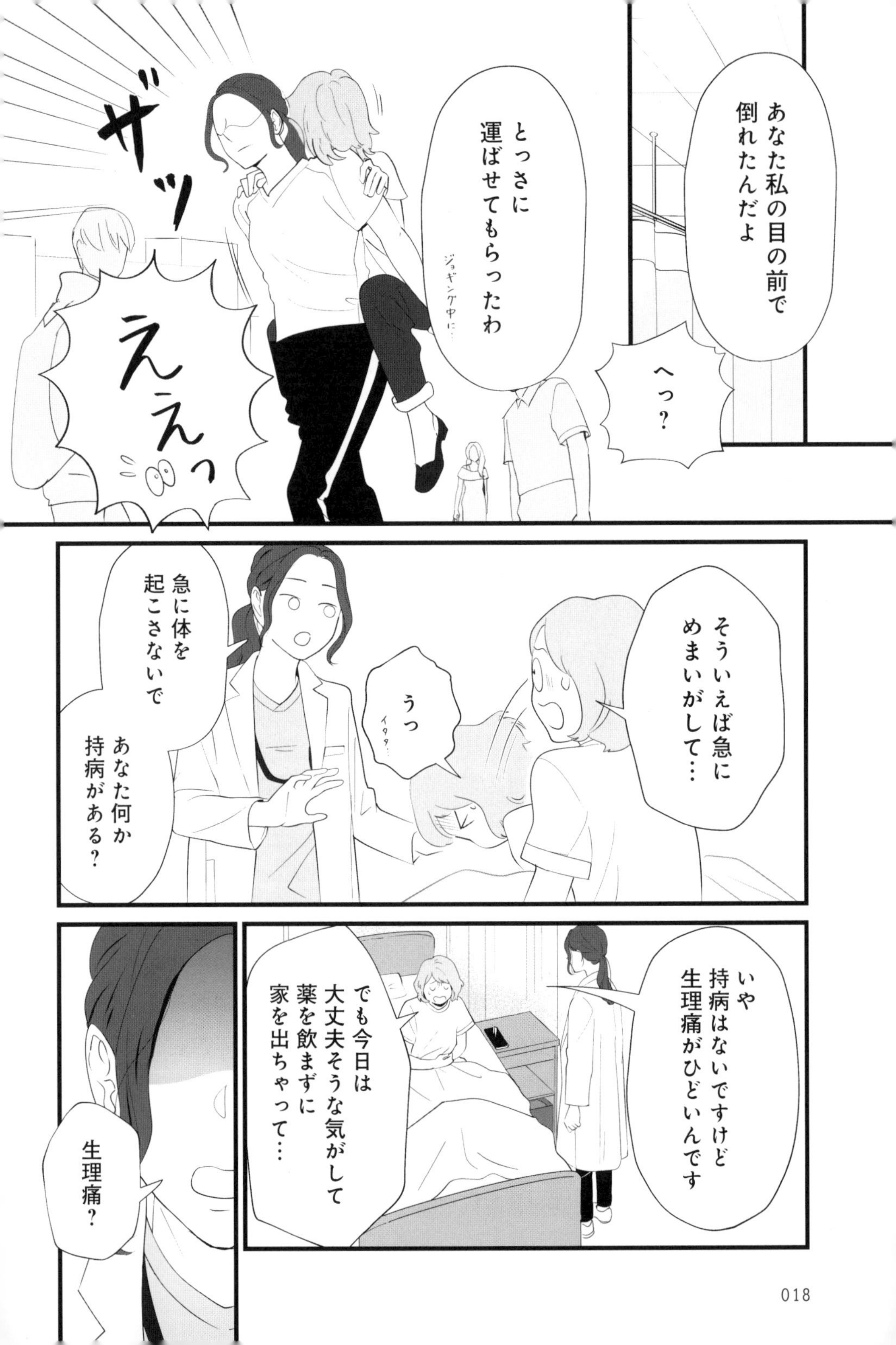
あなた私の目の前で倒れたんだよ
へっ?
とっさに運ばせてもらったわ
ジョギング中に…
ザッ
ええっ
そういえば急にめまいがして…
うっ
イタタ…
急に体を起こさないで
あなた何か持病がある?
いや持病はないですけど生理痛がひどいんです
でも今日は大丈夫そうな気がして薬を飲まずに家を出ちゃって…
生理痛?

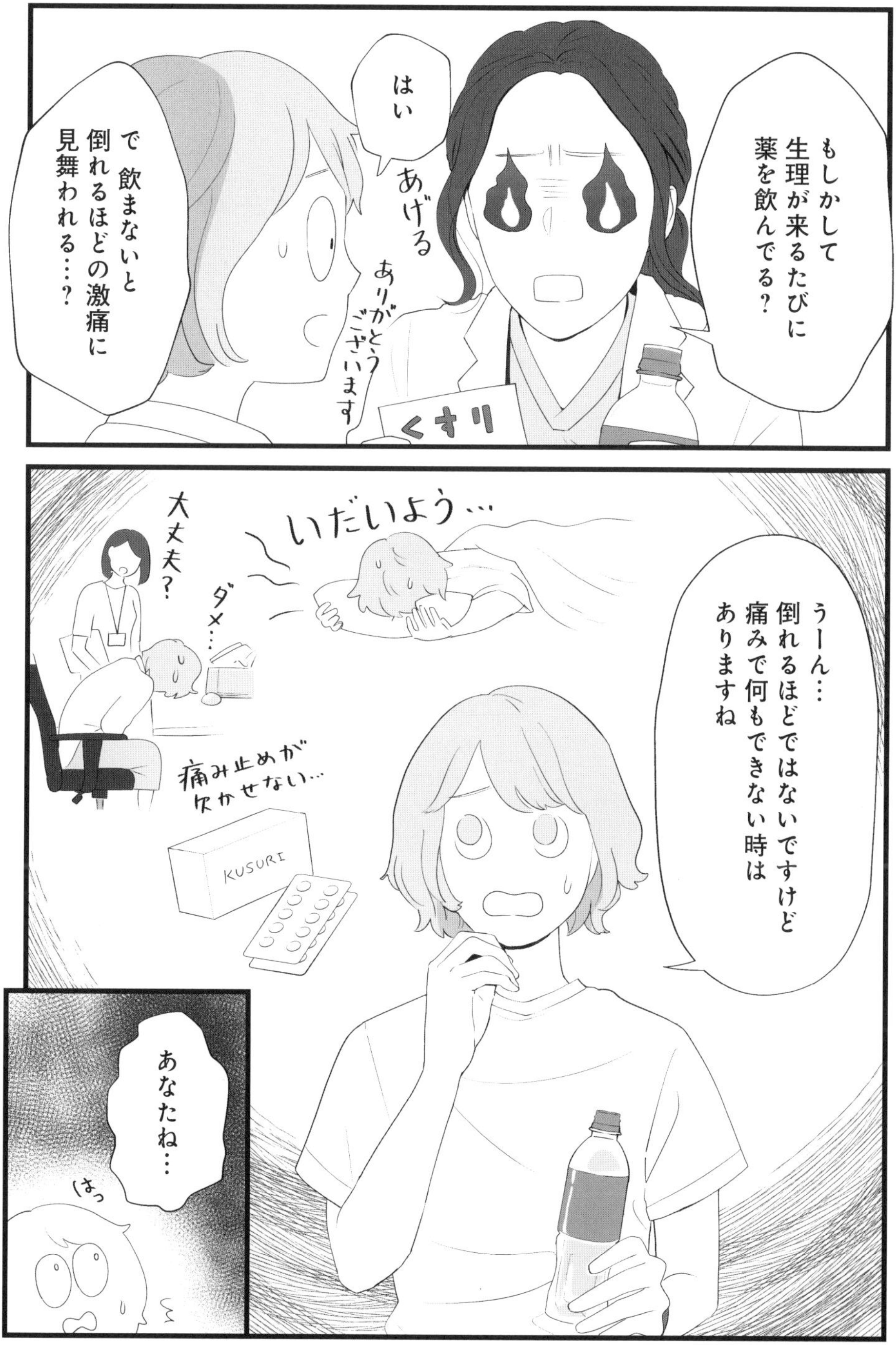
もしかして
生理が来るたびに
薬を飲んでる？
はい
あげる
ありがとうございます
くすり
で 飲まないと
倒れるほどの激痛に
見舞われる…？
うーん…
倒れるほどではないですけど
痛みで何もできない時は
ありますね
いだいよう…
大丈夫？
ダメ…
痛み止めが
欠かせない…
KUSURI
あなたね…
はっ

生理痛は我慢しちゃダメ！
つらいなら病院に来なさい!!
え!? 生理痛で病院に!?
もちろんよ!!

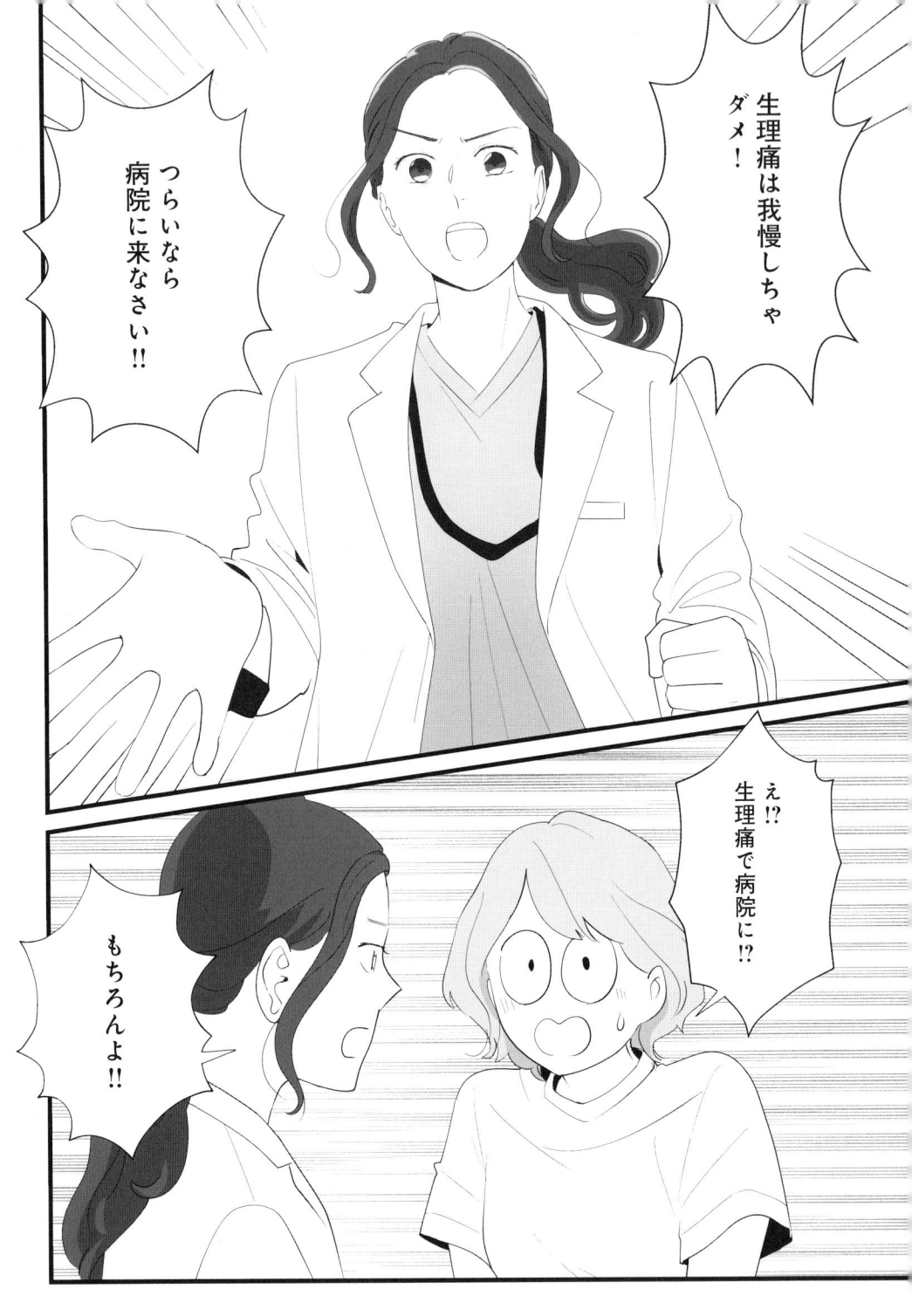

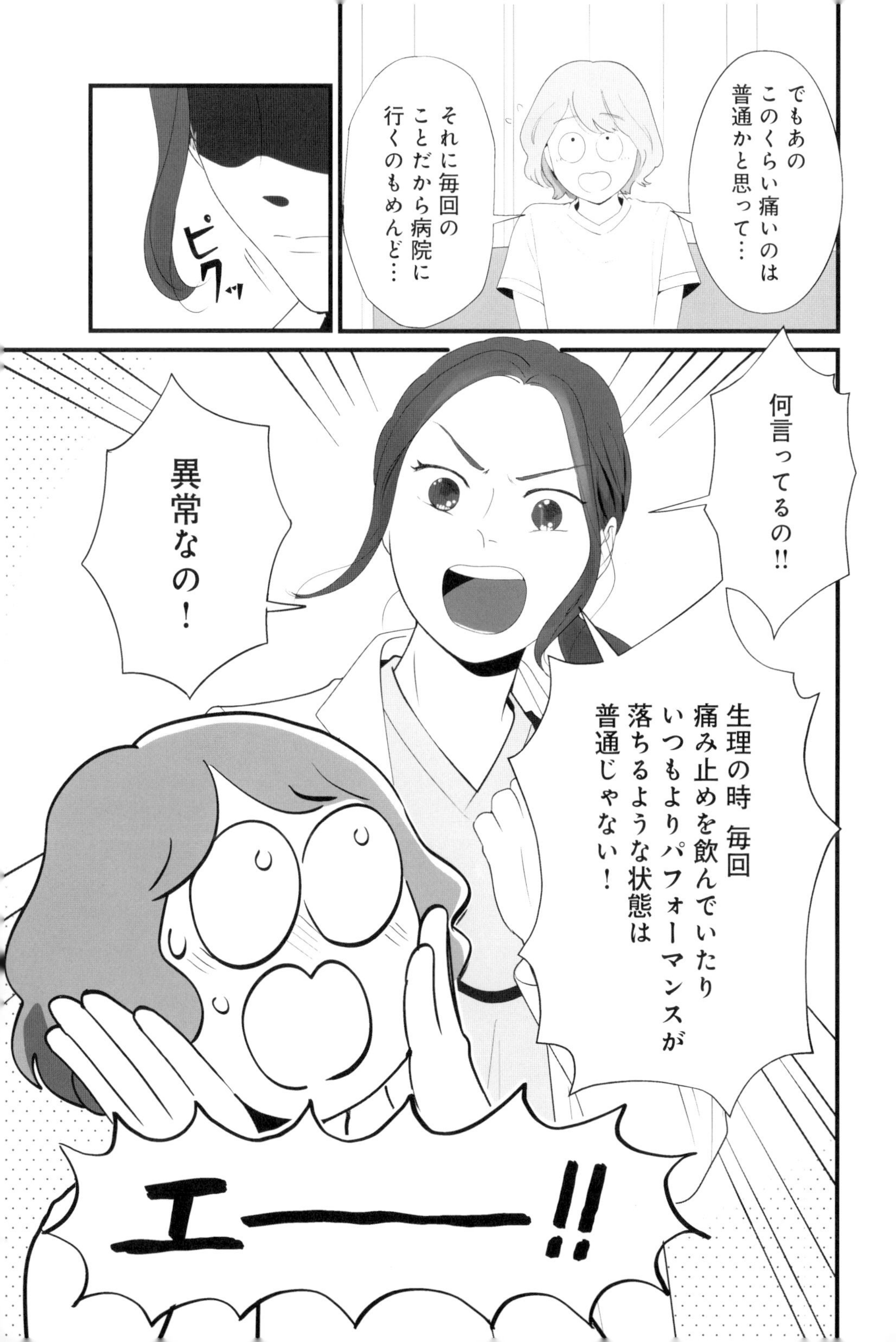
でもあの
このくらい痛いのは
普通かと思って…
それに毎回の
ことだから病院に
行くのもめんど…
ピクッ
何言ってるの!!
異常なの!
生理の時 毎回
痛み止めを飲んでいたり
いつもよりパフォーマンスが
落ちるような状態は
普通じゃない!
エーーー!!

生理がつらかったら病院に行ってもいいんですか⁉
エーーー⁉
いいんだよ！治療できるから！
治療⁉病気でもないのに？
第2話 生理痛で病院に⁉
生理痛（＝月経困難症）が重いってことは子宮内膜症や子宮筋腫といった病気が潜んでいる可能性もあるのよ
それに痛みを我慢すること自体カラダにダメージを与えているの
知らなかった…！

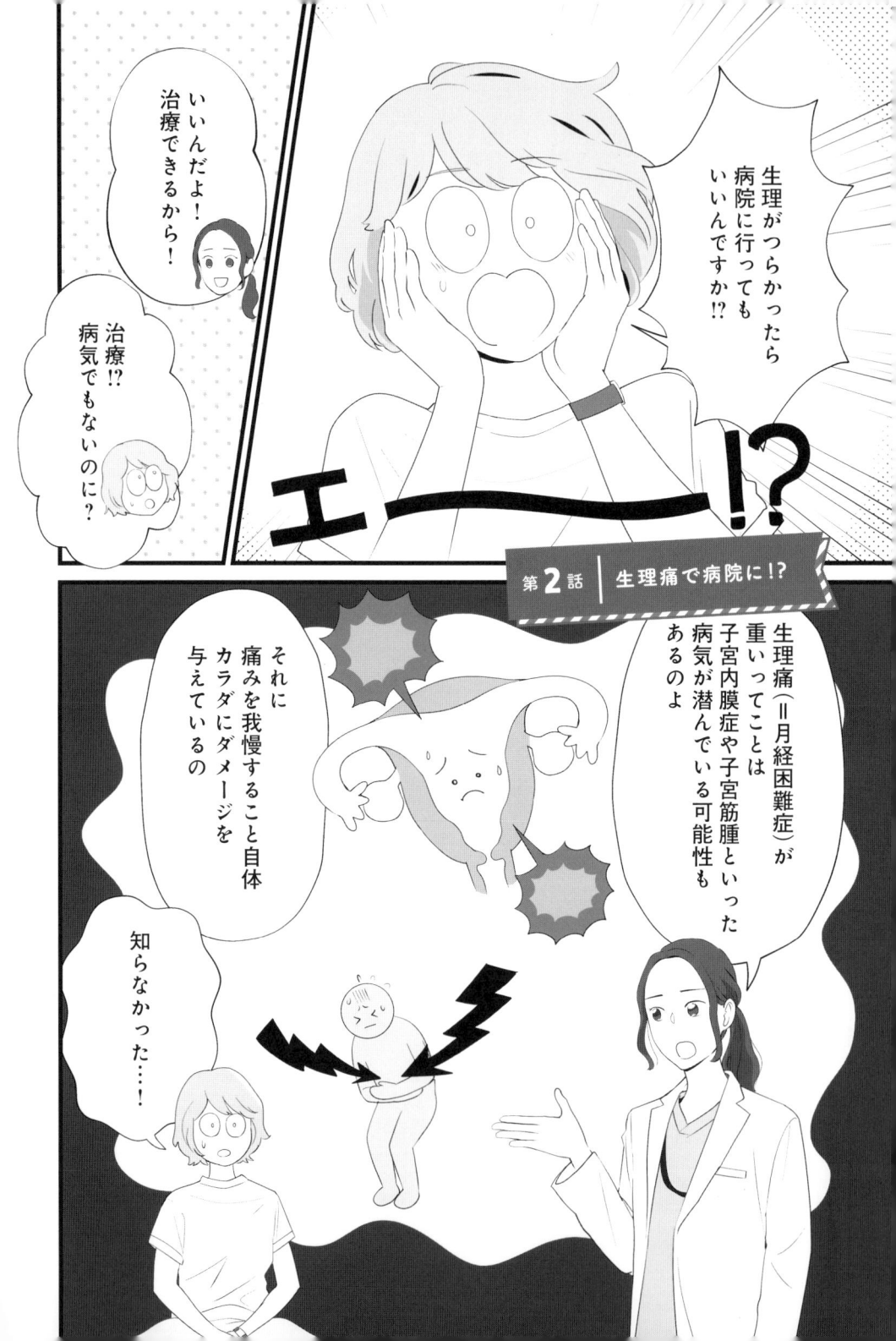

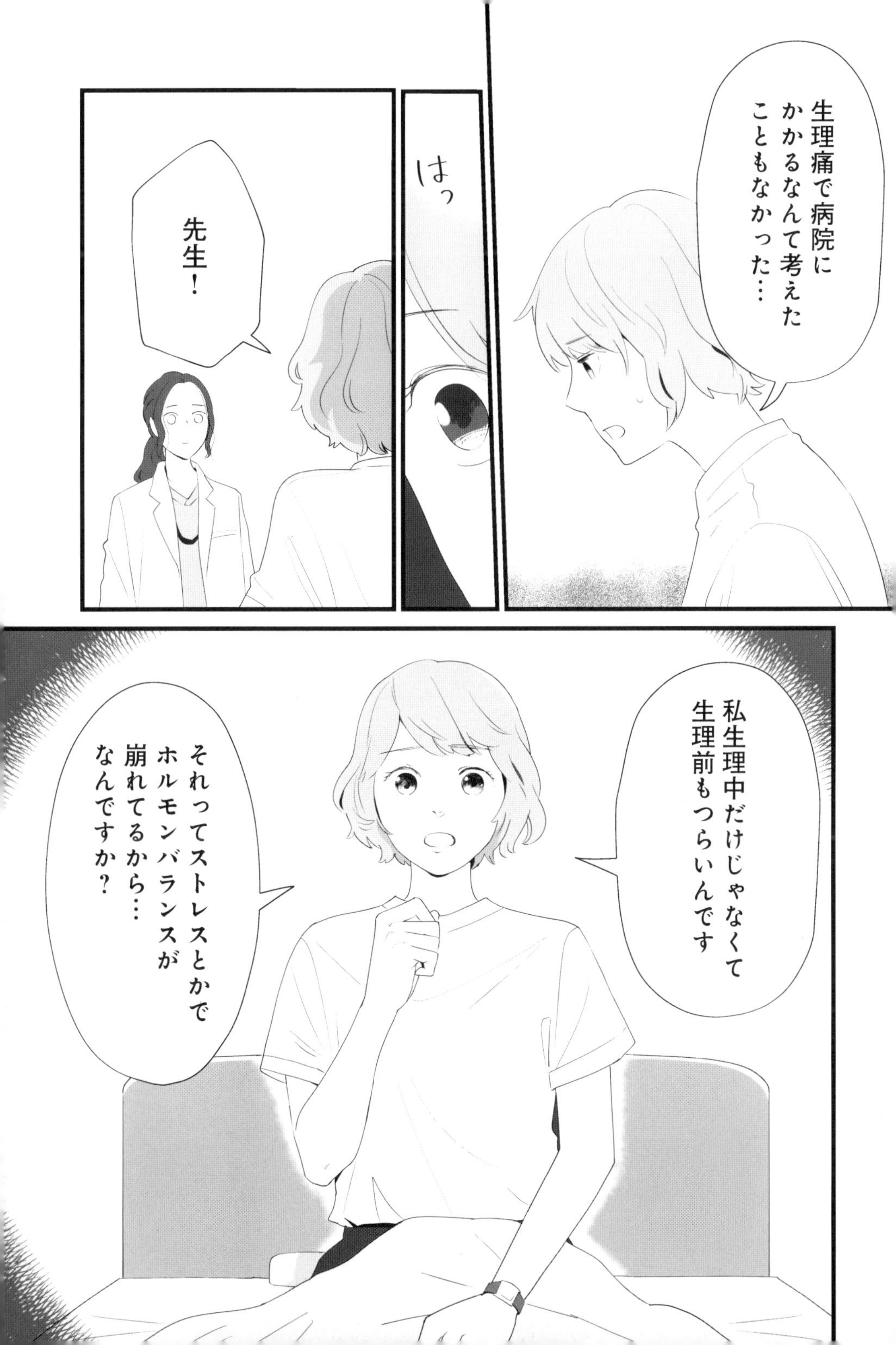
生理痛で病院にかかるなんて考えたこともなかった…
はっ
先生！
私生理中だけじゃなくて生理前もつらいんです
それってストレスとかでホルモンバランスが崩れてるから…なんですか？

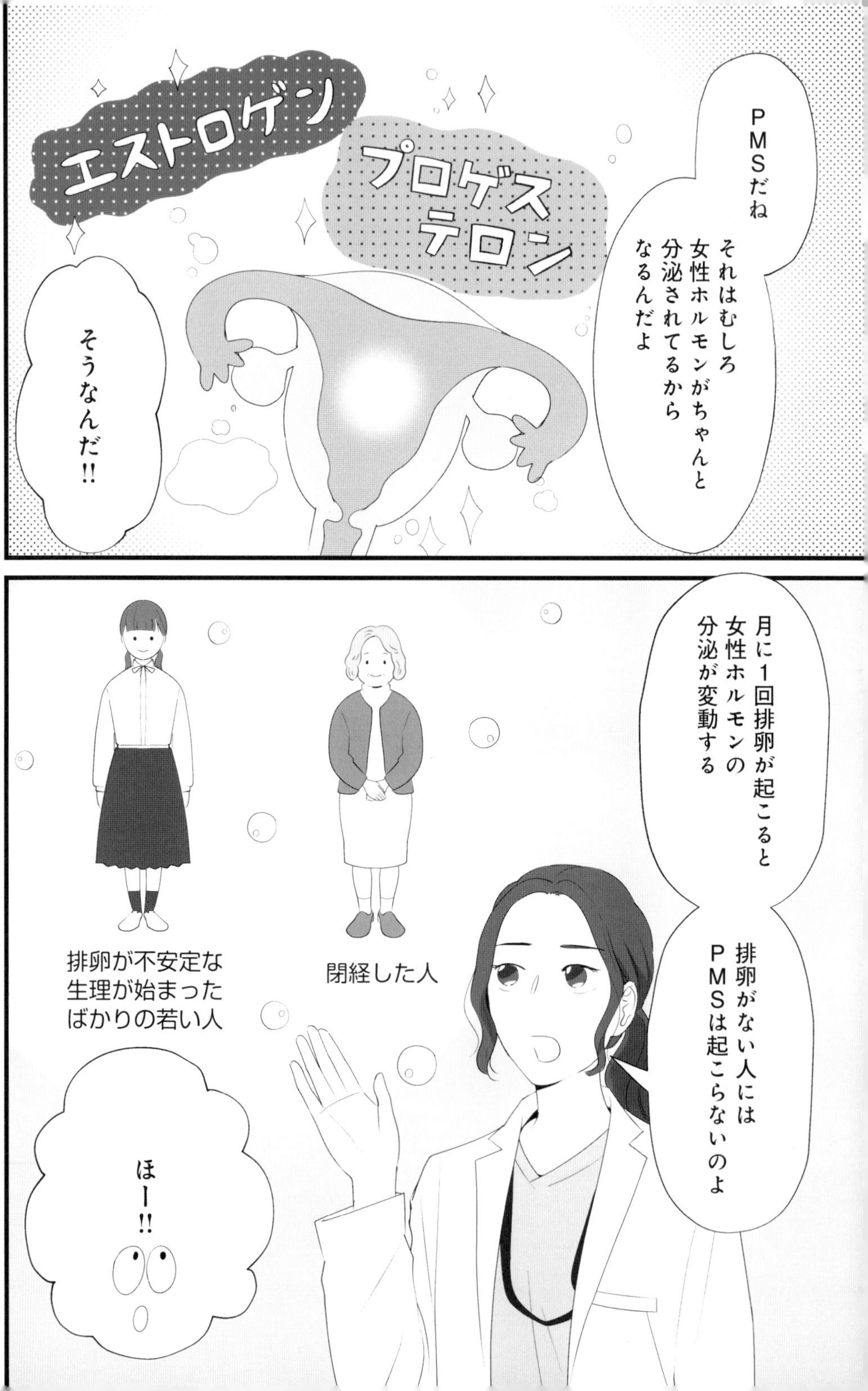
PMSだね
それはむしろ女性ホルモンがちゃんと分泌されてるからなるんだよ
エストロゲン
プロゲステロン
そうなんだ!!
月に1回排卵が起こると女性ホルモンの分泌が変動する
排卵がない人にはPMSは起こらないのよ
閉経した人
排卵が不安定な生理が始まったばかりの若い人
ほー!!

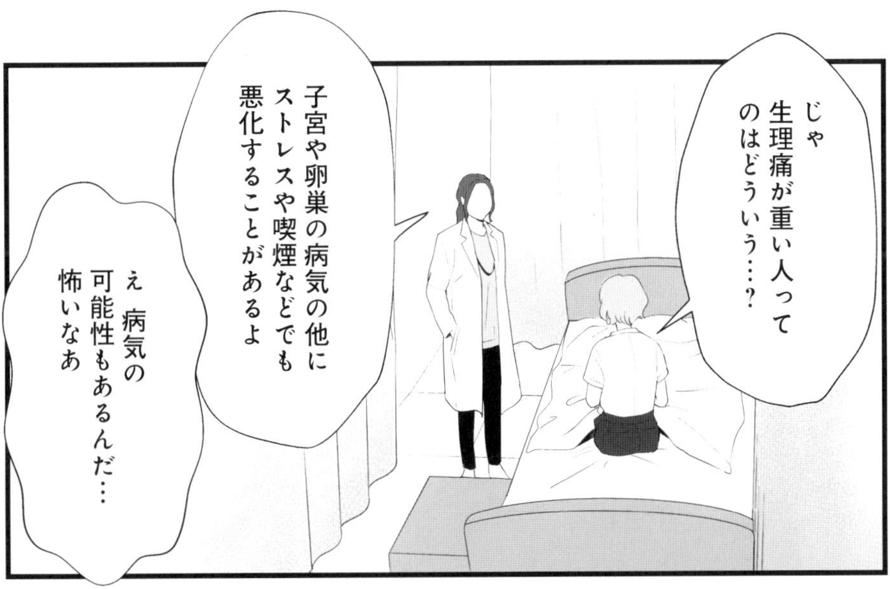
じゃ 生理痛が重い人ってのはどういう…？
子宮や卵巣の病気の他にストレスや喫煙などでも悪化することがあるよ
え 病気の可能性もあるんだ… 怖いなあ

おりものについて

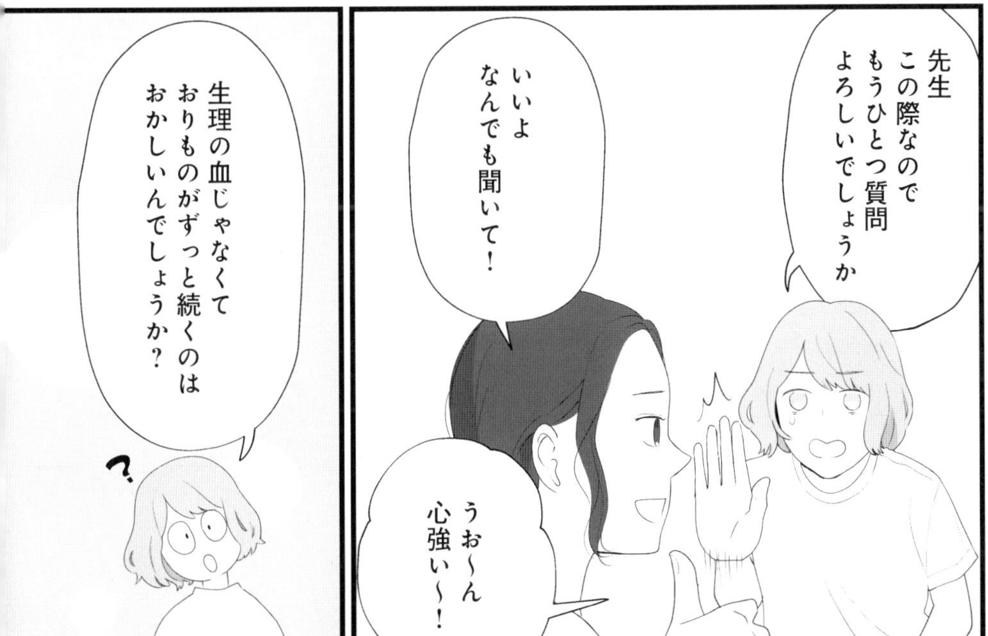
先生 この際なので もうひとつ質問よろしいでしょうか
いいよ なんでも聞いて！
うお〜ん 心強い〜！
生理の血じゃなくておりものがずっと続くのはおかしいんでしょうか？
?

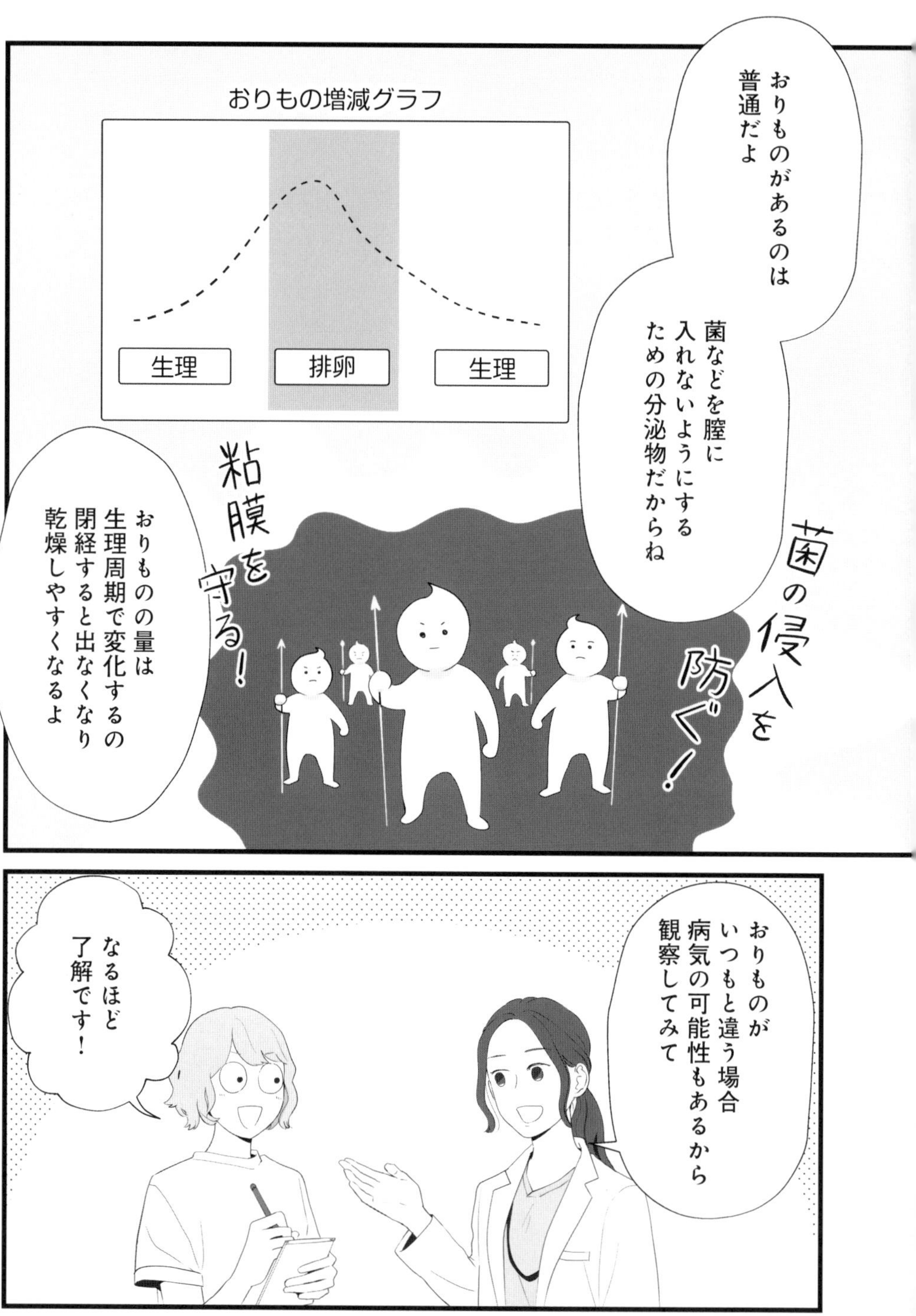

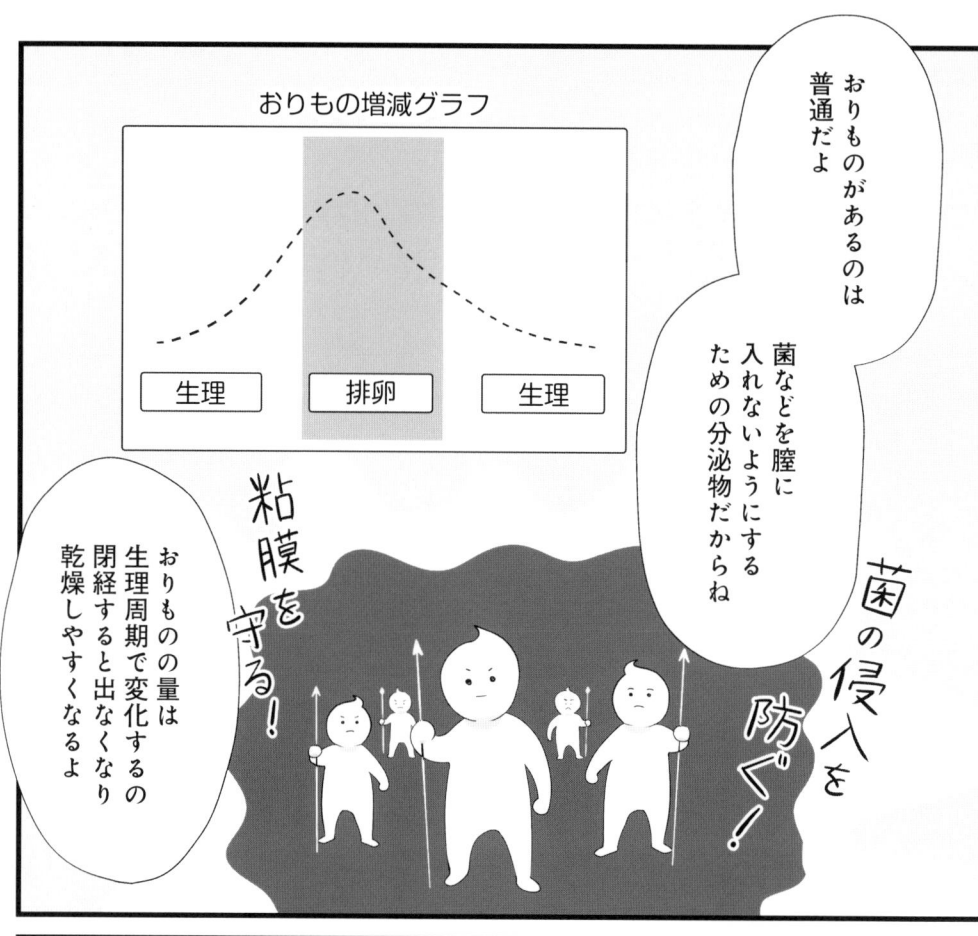

おりものがあるのは普通だよ
菌などを膣に入れないようにするための分泌物だからね
おりもの増減グラフ
生理
排卵
生理
菌の侵入を防ぐ！
粘膜を守る！
おりものの量は生理周期で変化するの閉経すると出なくなり乾燥しやすくなるよ
おりものがいつもと違う場合病気の可能性もあるから観察してみて
なるほど了解です！

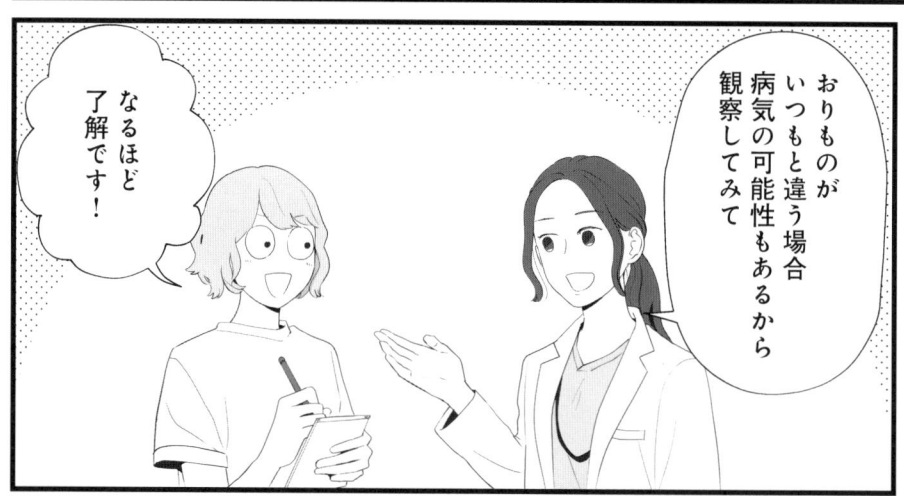

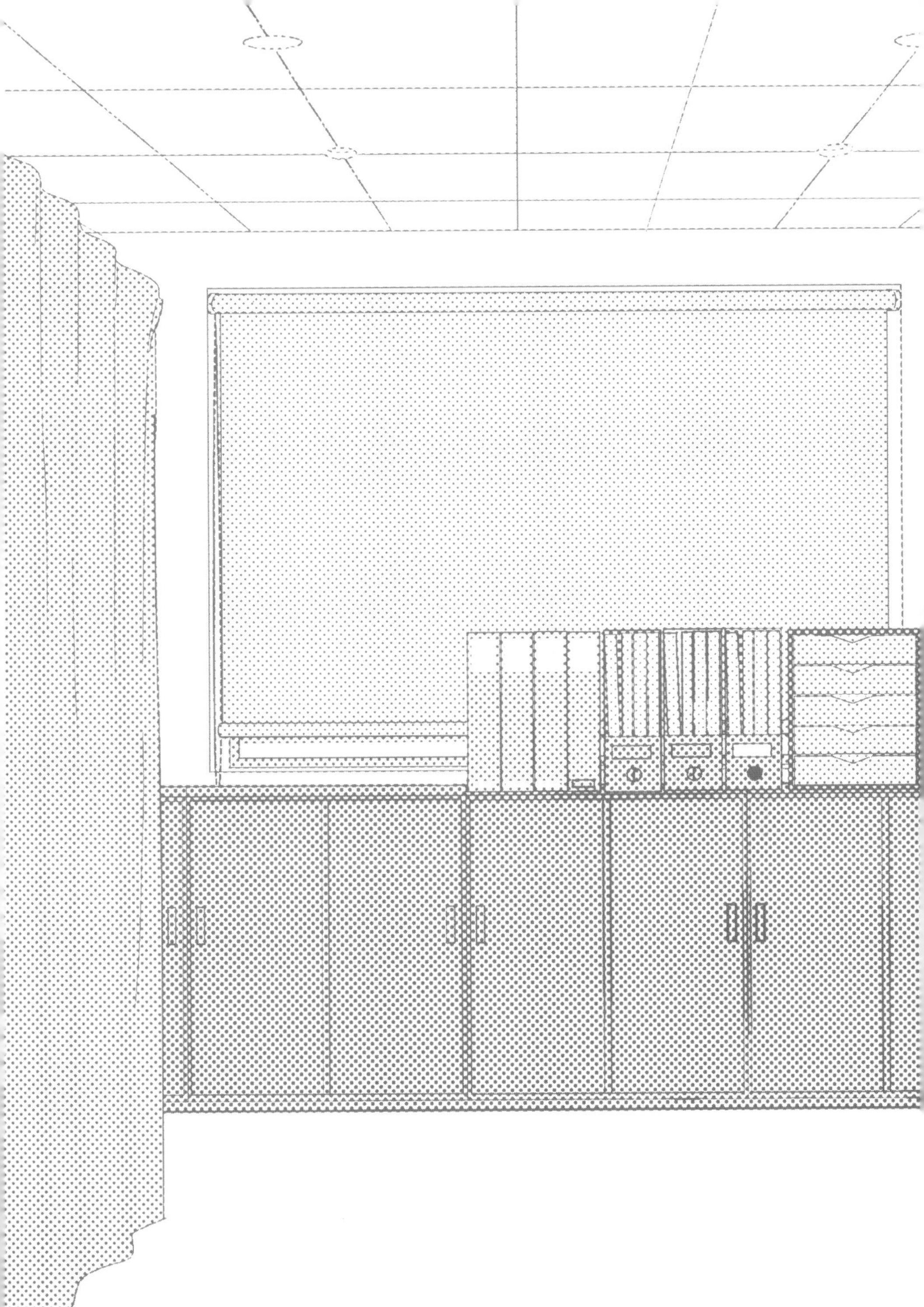

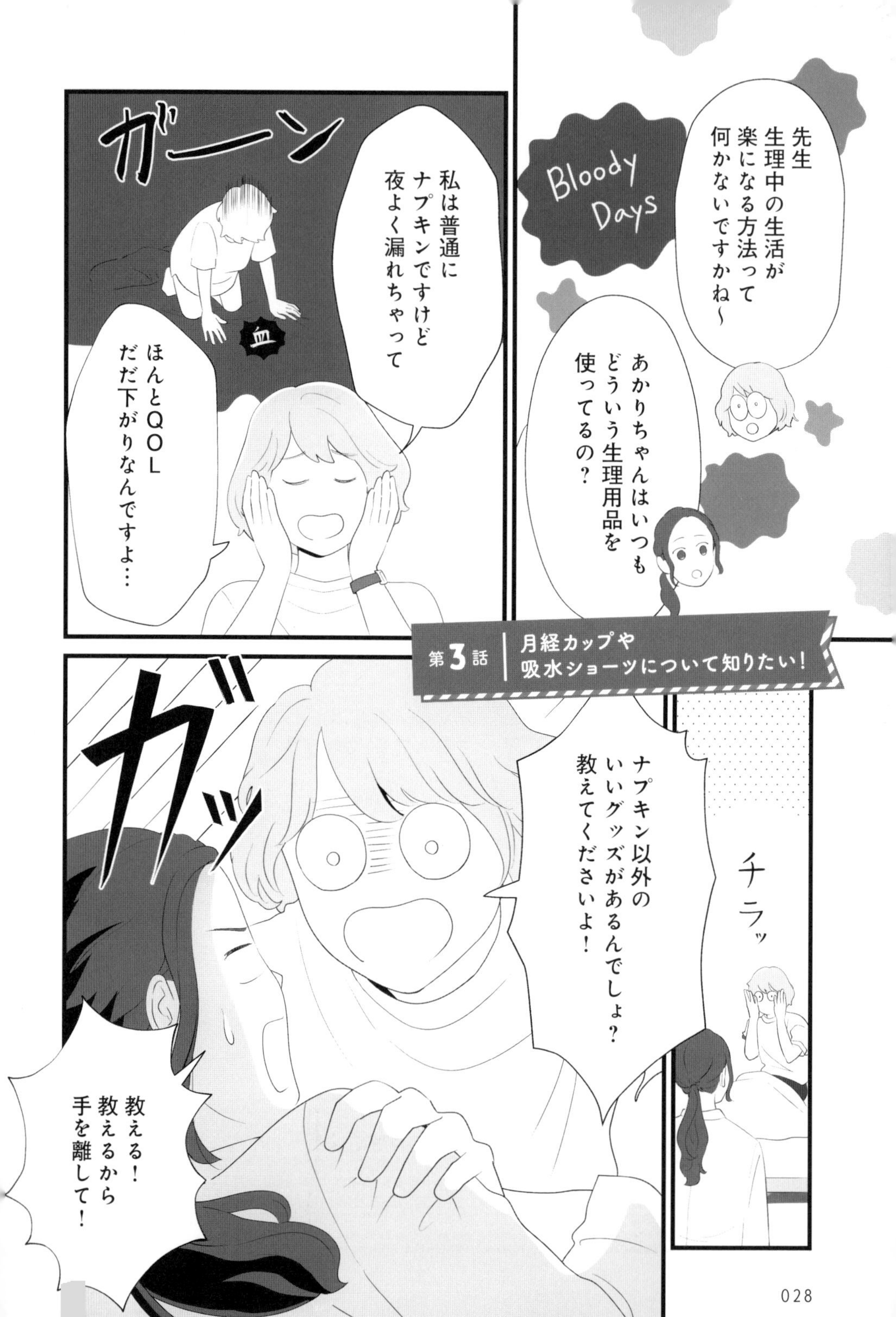
Bloody Days
先生 生理中の生活が楽になる方法って何かないですかね〜
あかりちゃんはいつもどういう生理用品を使ってるの？
私は普通にナプキンですけど夜よく漏れちゃって
ガーン
血
ほんとQOLだだ下がりなんですよ…
第3話 月経カップや吸水ショーツについて知りたい！
チラッ
ナプキン以外のいいグッズがあるんでしょ？教えてくださいよ！
ガッ
教える！教えるから手を離して！

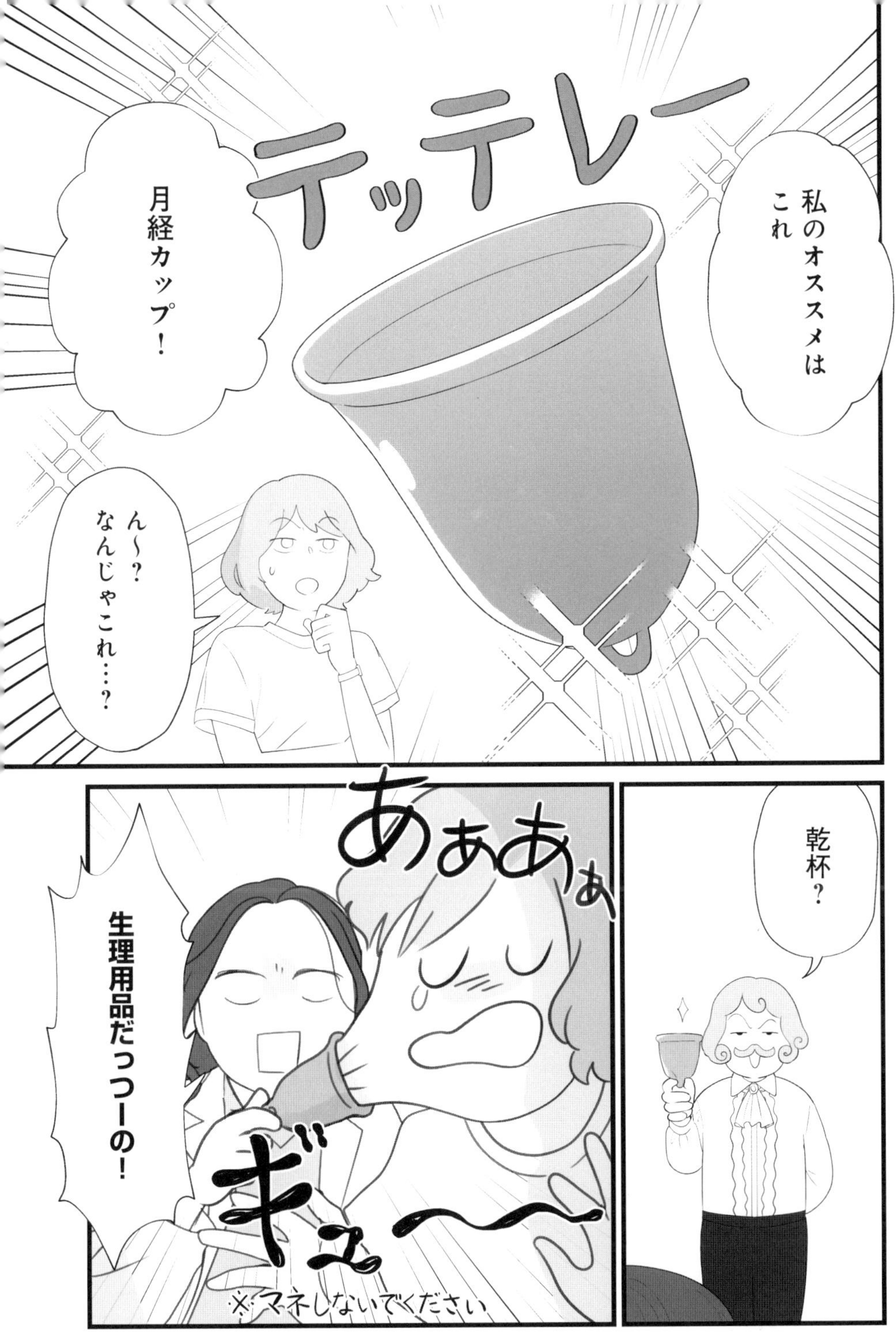
私のオススメはこれ
テッテレー
月経カップ!
ん〜? なんじゃこれ…?
乾杯?
あああぁ
生理用品だっつーの!
ギュ〜〜
※マネしないでください

これはこう！
折りたたんで！膣に入れて！
経血を受け止めるんじゃ！
ドババ
パンチダウンフォールド
Cフォールド
セブンフォールド
折りたたみ方いろいろ
はわッ…！
なんか色々大変そうですけどどこらへんがオススメなんですか？
オススメたくさんあるよ～
まずシリコン製でずっと使えるしナプキン代もかからない

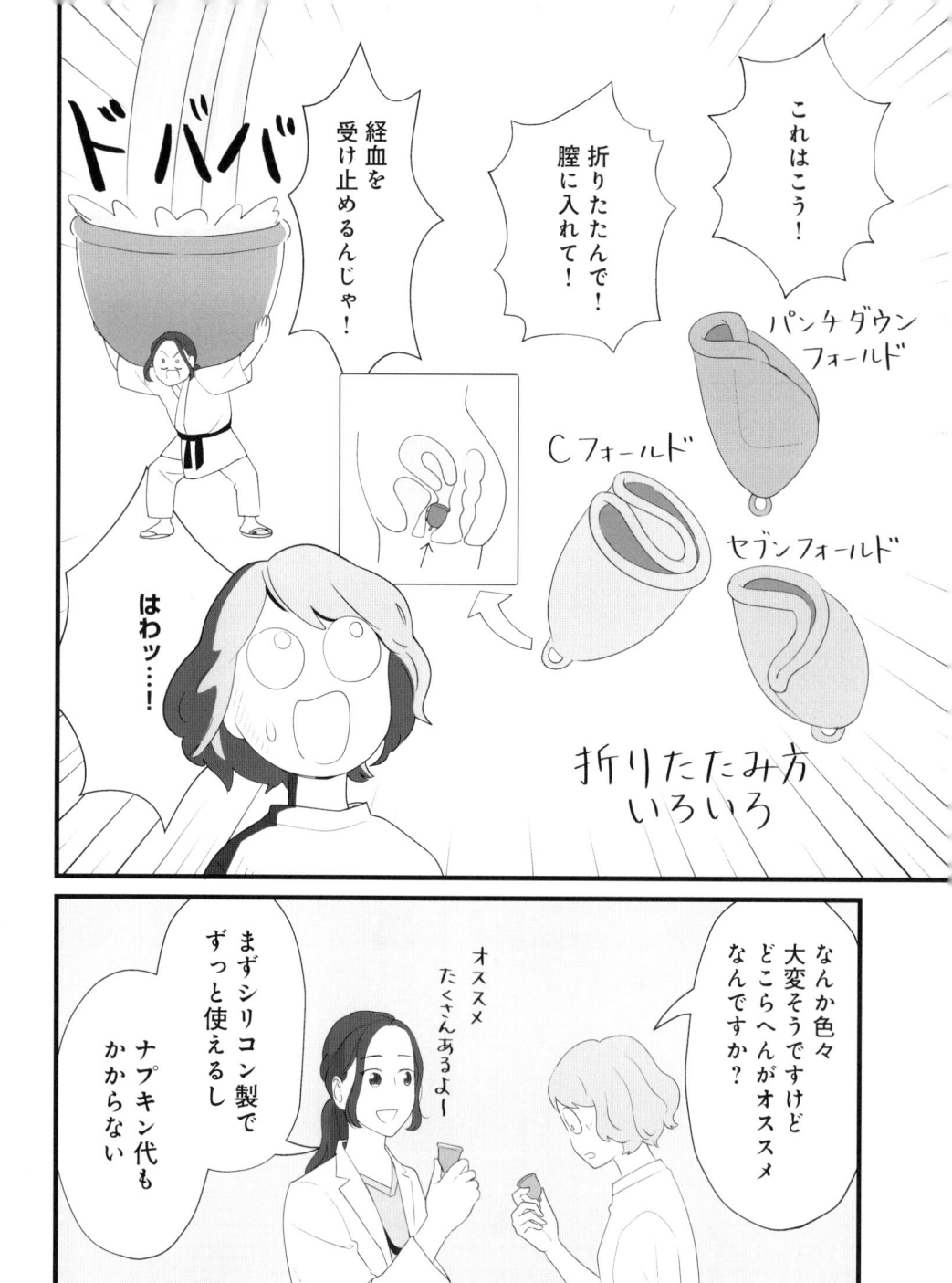

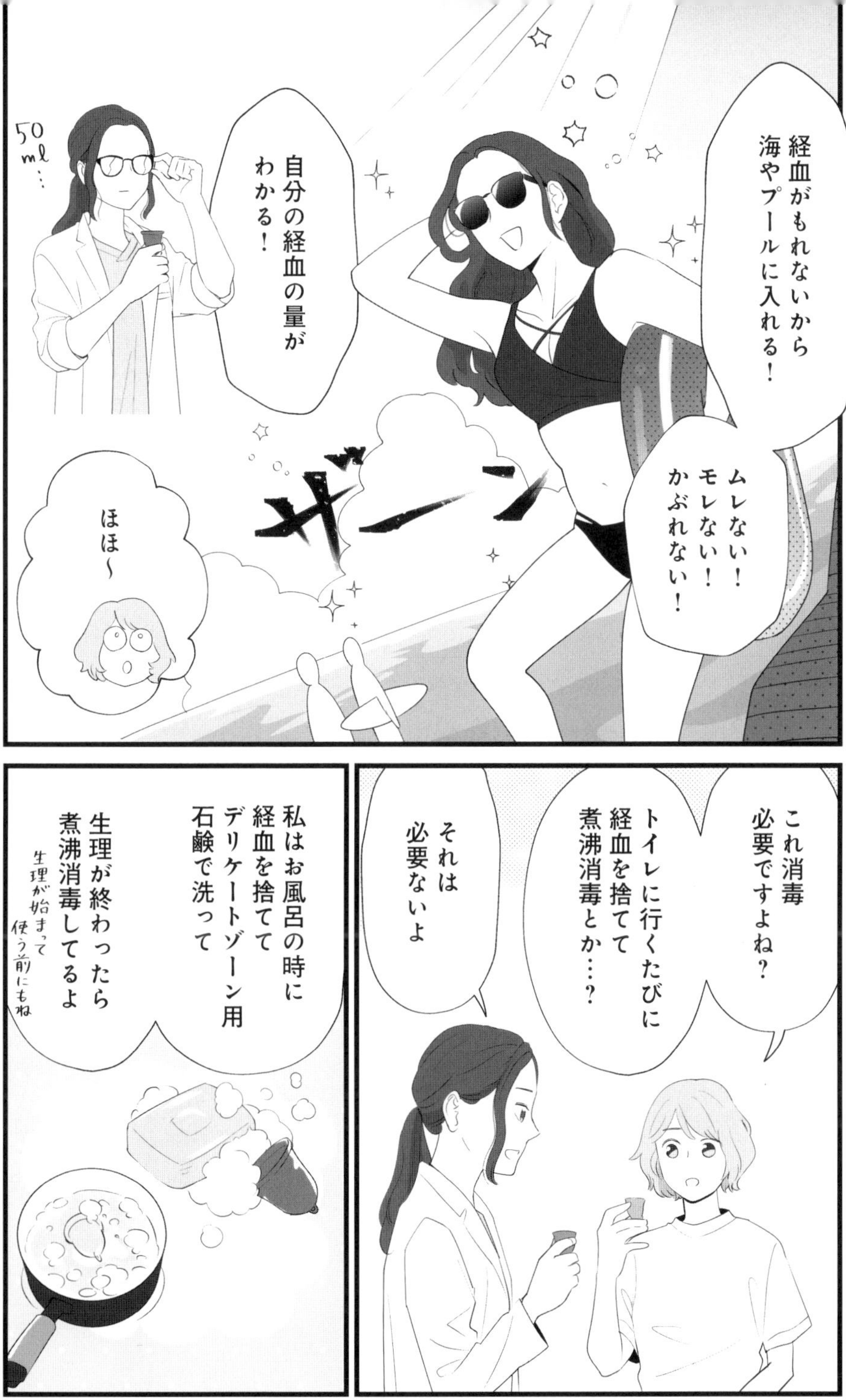

経血がもれないから
海やプールに入れる！
ムレない！
モレない！
かぶれない！
自分の経血の量が
わかる！
50ml…
ザーー
ほほ〜
これ消毒
必要ですよね？
トイレに行くたびに
経血を捨てて
煮沸消毒とか…？
それは
必要ないよ
私はお風呂の時に
経血を捨てて
デリケートゾーン用
石鹸で洗って
生理が終わったら
煮沸消毒してるよ
生理が始まって
使う前にもね

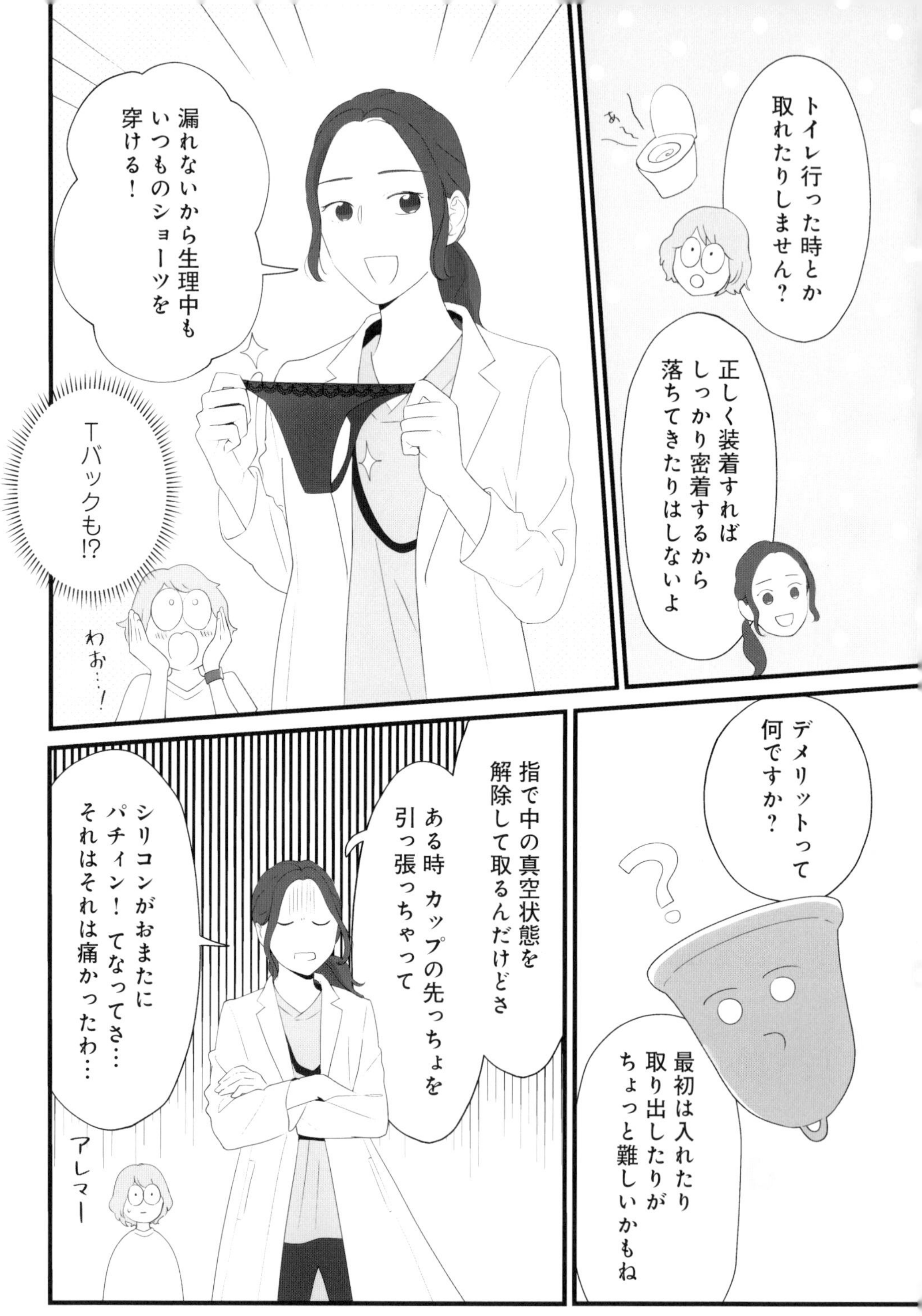

トイレ行った時とか取れたりしません？
あ〜
正しく装着すればしっかり密着するから落ちてきたりはしないよ
漏れないから生理中もいつものショーツを穿ける！
Tバックも!?
わお…！
デメリットって何ですか？
最初は入れたり取り出したりがちょっと難しいかもね
指で中の真空状態を解除して取るんだけどさ
ある時 カップの先っちょを引っ張っちゃって
シリコンがおまたにパチィン！ てなってさ…
それはそれは痛かったわ…
アレマー

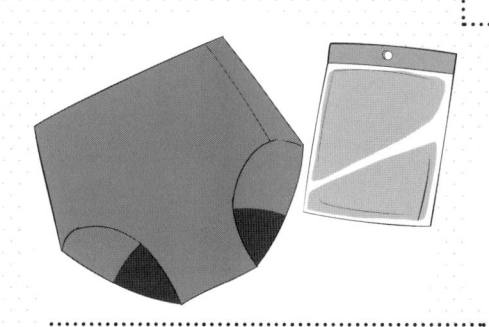

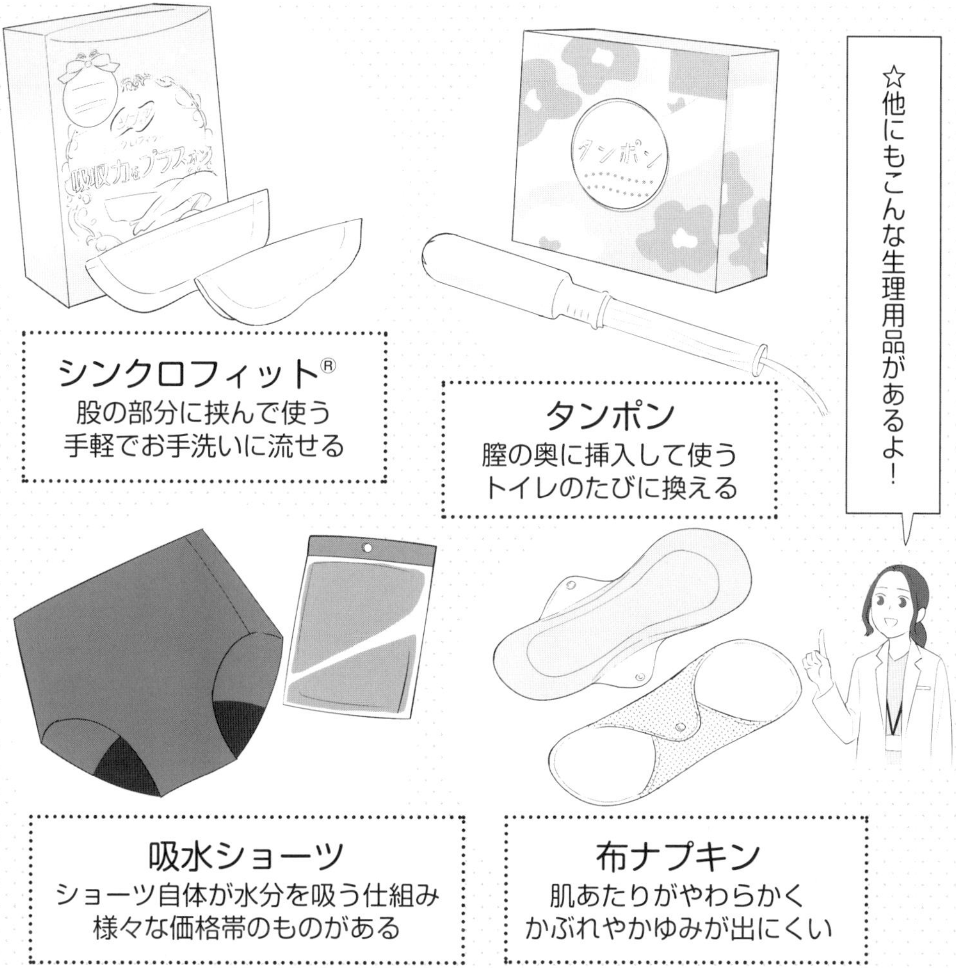
☆他にもこんな生理用品があるよ！
タンポン
シンクロフィット®
股の部分に挟んで使う
手軽でお手洗いに流せる
タンポン
膣の奥に挿入して使う
トイレのたびに換える
吸水ショーツ
ショーツ自体が水分を吸う仕組み
様々な価格帯のものがある
布ナプキン
肌あたりがやわらかく
かぶれやかゆみが出にくい

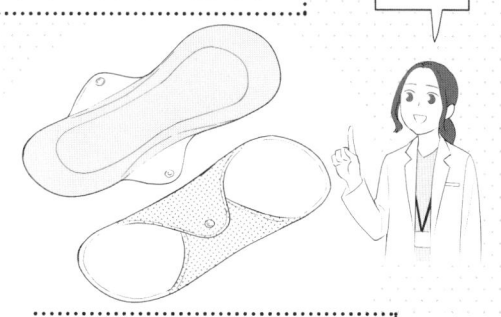

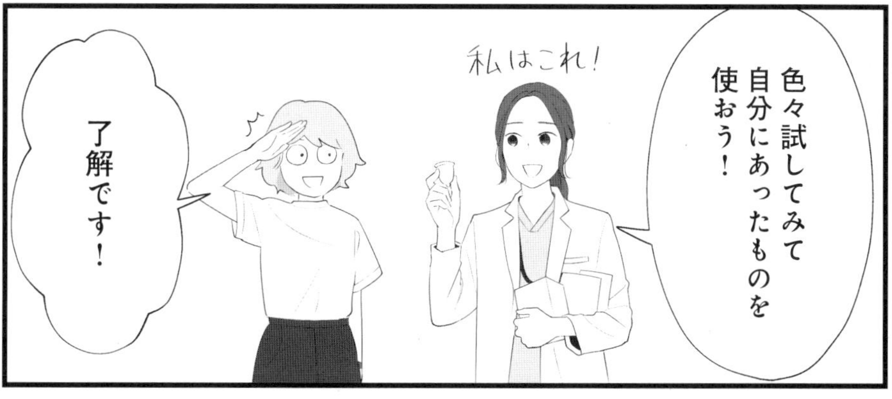
色々試してみて
自分にあったものを
使おう！
私はこれ！
了解です！

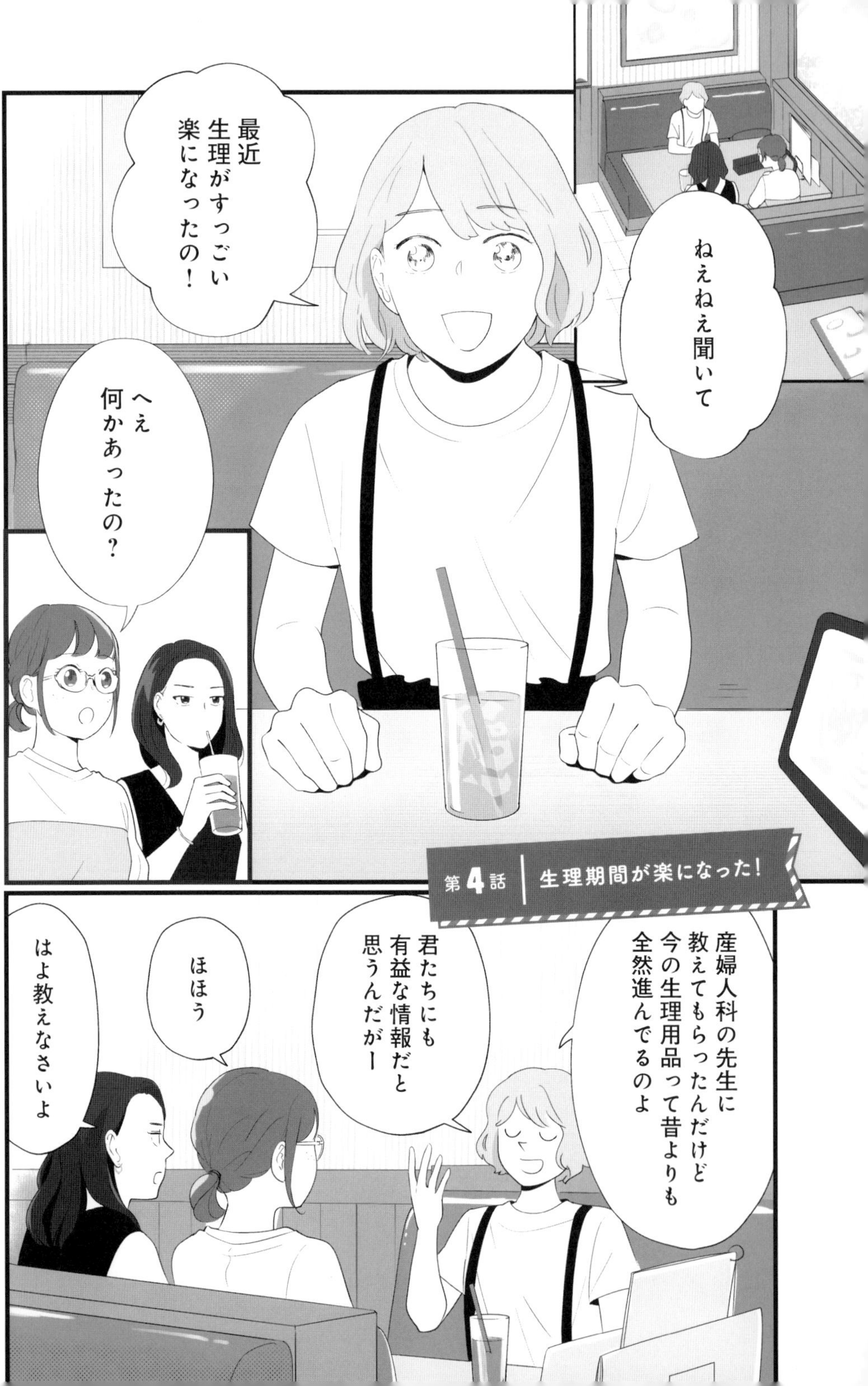
ねえねえ聞いて
最近 生理がすっごい 楽になったの!
へぇ 何かあったの?
第4話 生理期間が楽になった!
産婦人科の先生に教えてもらったんだけど今の生理用品って昔よりも全然進んでるのよ
君たちにも有益な情報だと思うんだがー
ほほう
はよ教えなさいよ

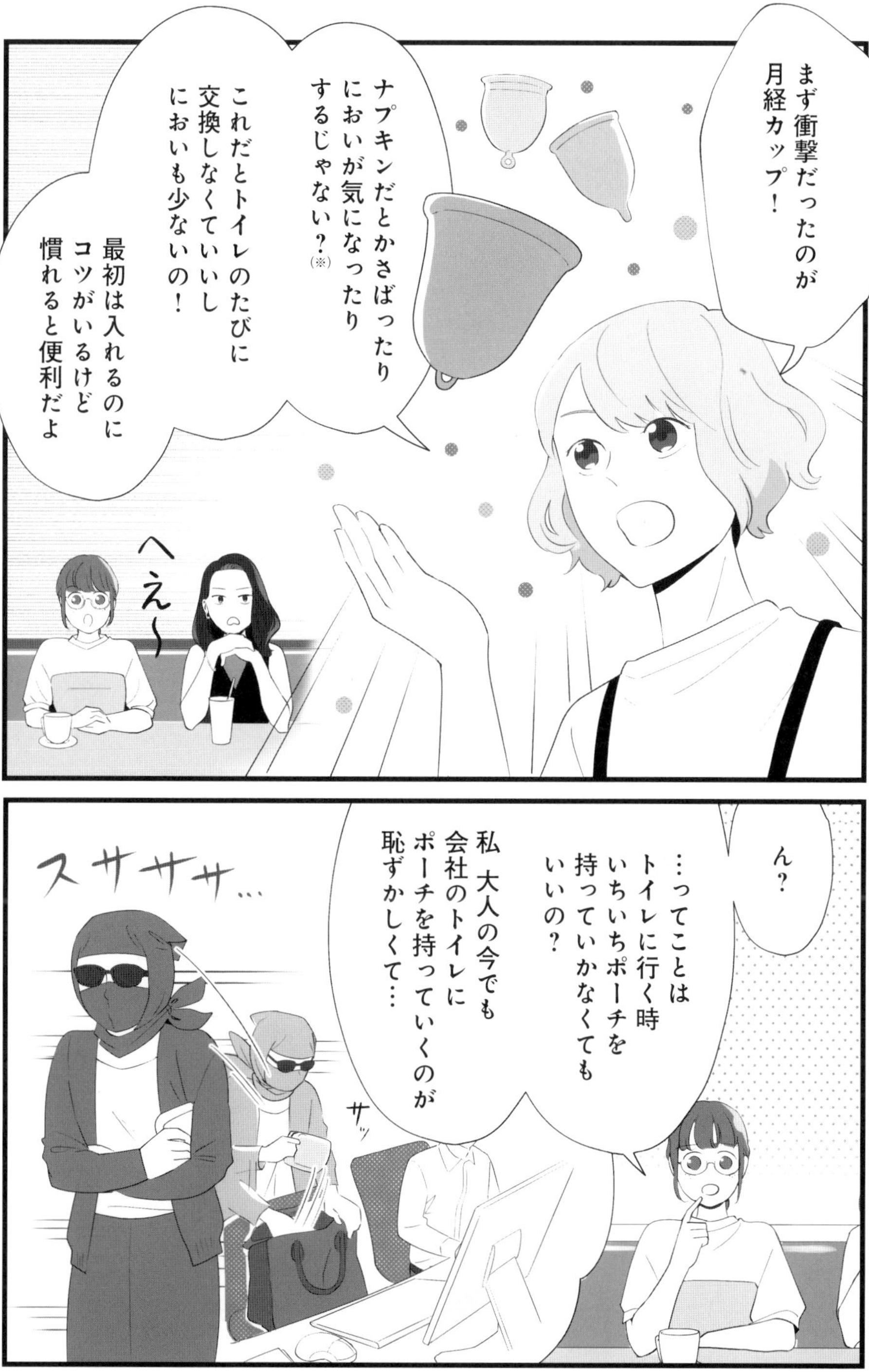
まず衝撃だったのが月経カップ！
ナプキンだとかさばったりにおいが気になったりするじゃない？(※)
これだとトイレのたびに交換しなくていいしにおいも少ないの！
最初は入れるのにコツがいるけど慣れると便利だよ
へえ〜
ん？
…ってことはトイレに行く時いちいちポーチを持っていかなくてもいいの？
私 大人の今でも会社のトイレにポーチを持っていくのが恥ずかしくて…
スサササ…
サッ

（※）においは経血が空気に触れて酸化して発生する

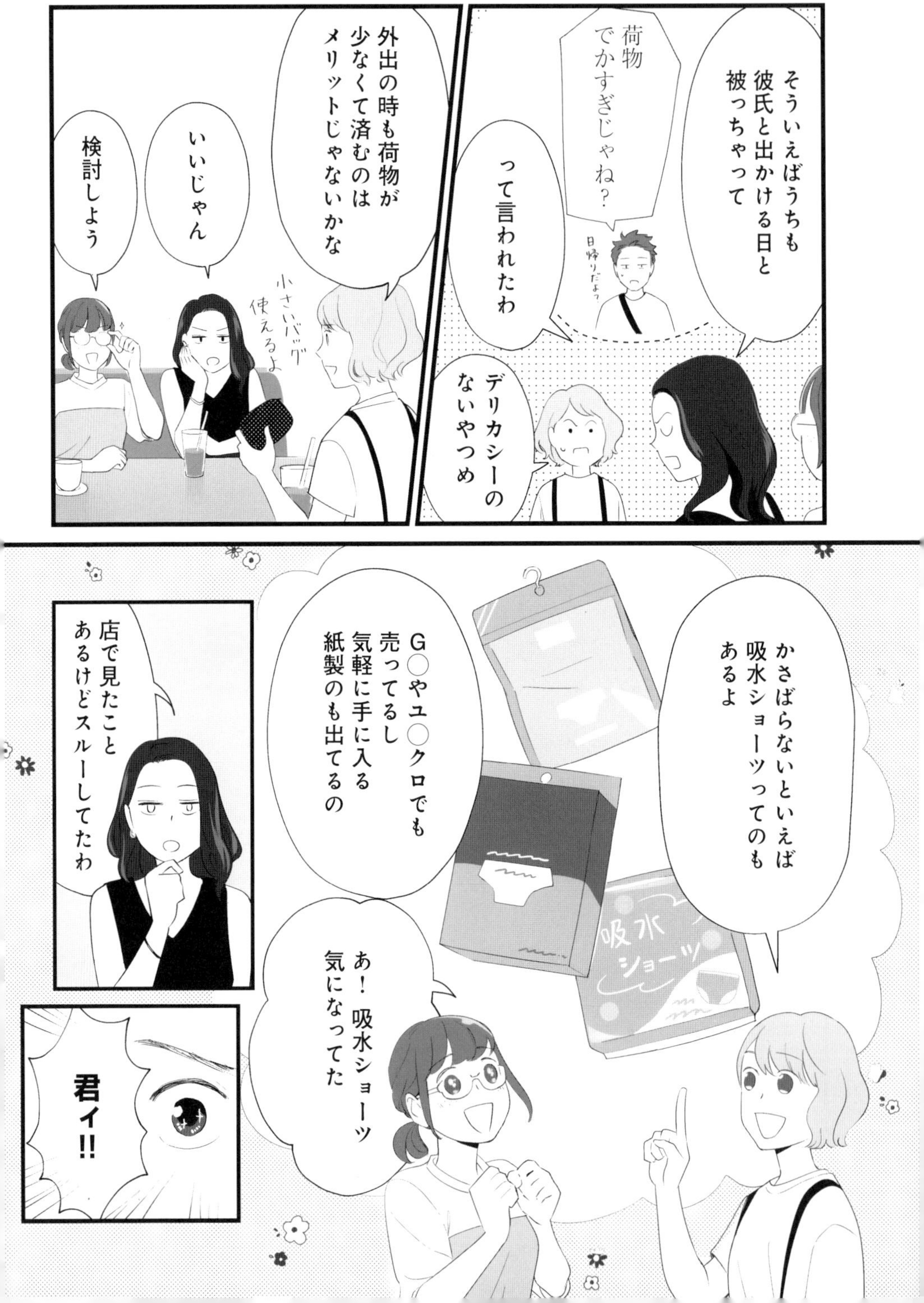

そういえばうちも彼氏と出かける日と被っちゃって
荷物でかすぎじゃね？
日帰りだよ？
って言われたわ
デリカシーのないやつめ
外出の時も荷物が少なくて済むのはメリットじゃないかな
小さいバッグ使えるよ
いいじゃん
検討しよう
かさばらないといえば吸水ショーツってのもあるよ
G◯やユ◯クロでも売ってるし気軽に手に入る紙製のも出てるの
吸水ショーツ
店で見たことあるけどスルーしてたわ
あ！吸水ショーツ気になってた
君ィ!!

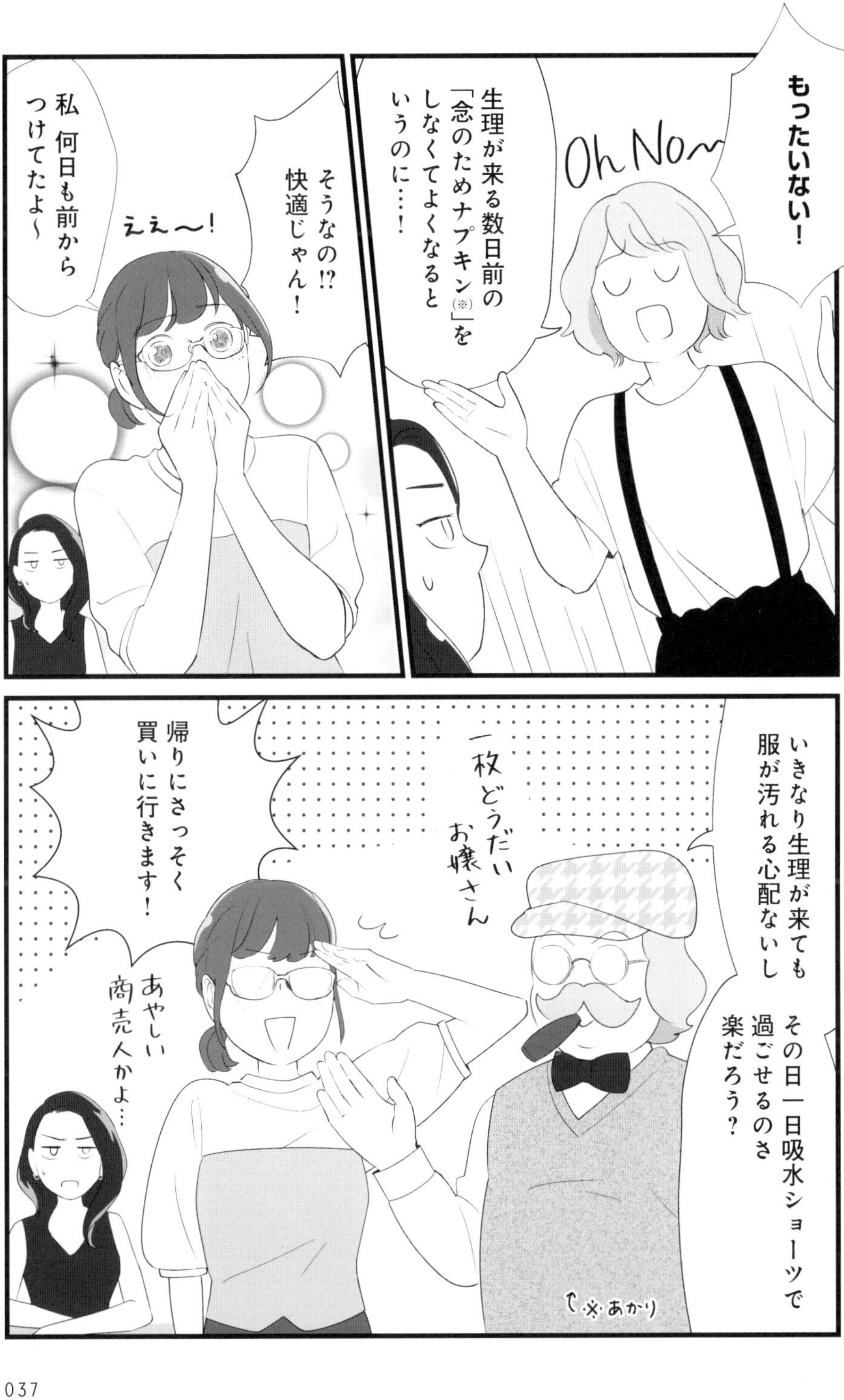
もったいない！
Oh No〜
生理が来る数日前の「念のためナプキン(※)」をしなくてよくなるというのに…！
そうなの!? 快適じゃん！
ええ〜！
私 何日も前からつけてたよ〜
いきなり生理が来ても服が汚れる心配ないし
その日一日吸水ショーツで過ごせるのさ 楽だろう？
一枚どうだい お嬢さん
帰りにさっそく買いに行きます！
あやしい商売人かよ…
↑※あかり

(※)あかりはショーツを汚さないためだけにとりあえず敷いておくナプキンを勝手にそう呼んでいる

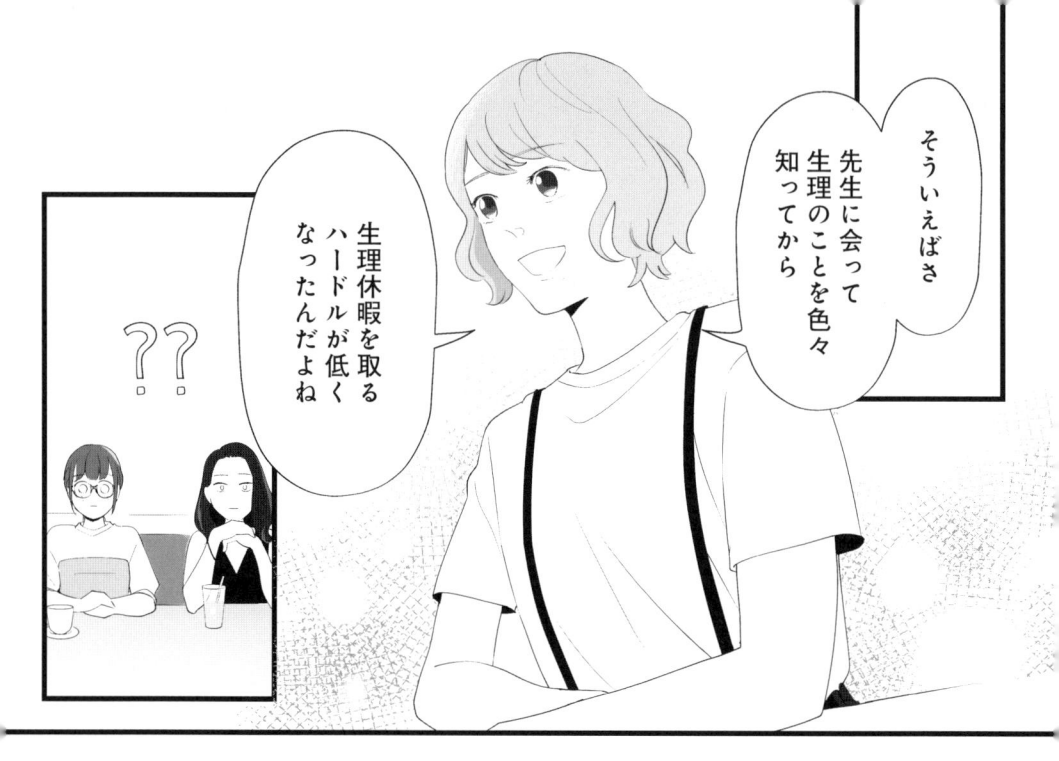

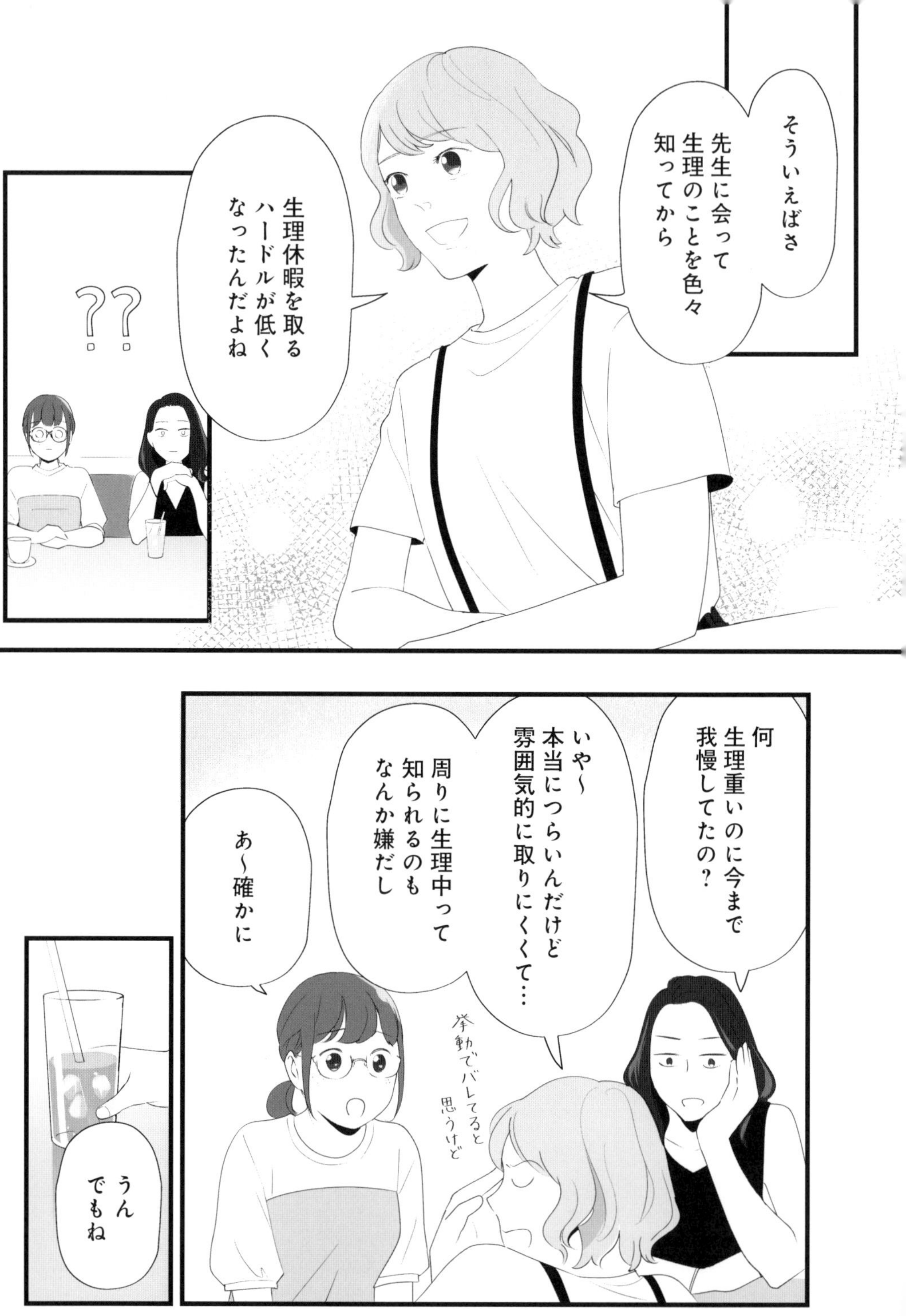
そういえばさ
先生に会って生理のことを色々知ってから
生理休暇を取るハードルが低くなったんだよね
??
何 生理重いのに今まで我慢してたの？
いや〜 本当につらいんだけど雰囲気的に取りにくくて…
周りに生理中って知られるのもなんか嫌だし
あ〜確かに
挙動でバレてると思うけど
うん でもね

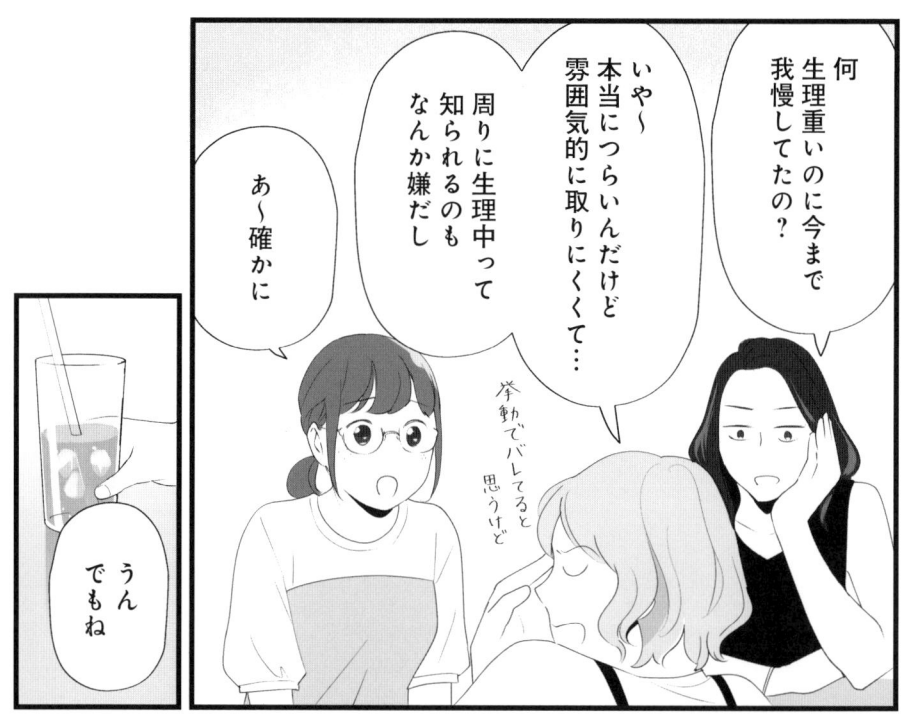

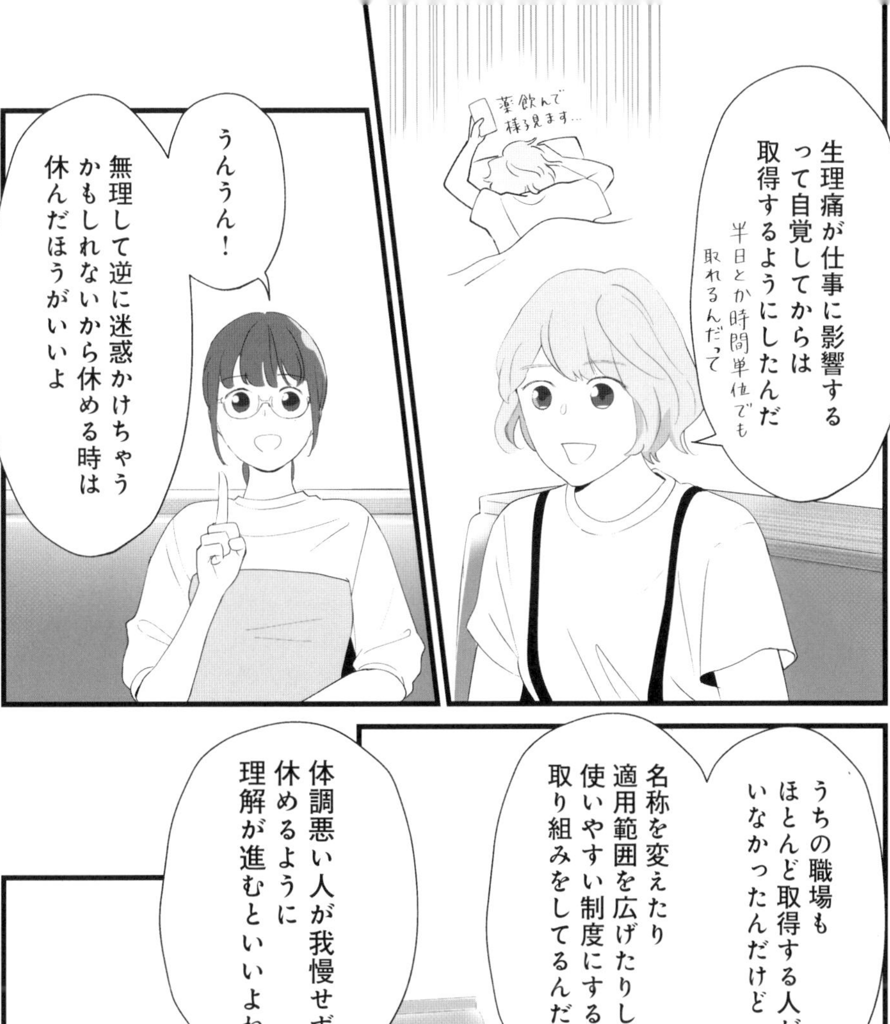

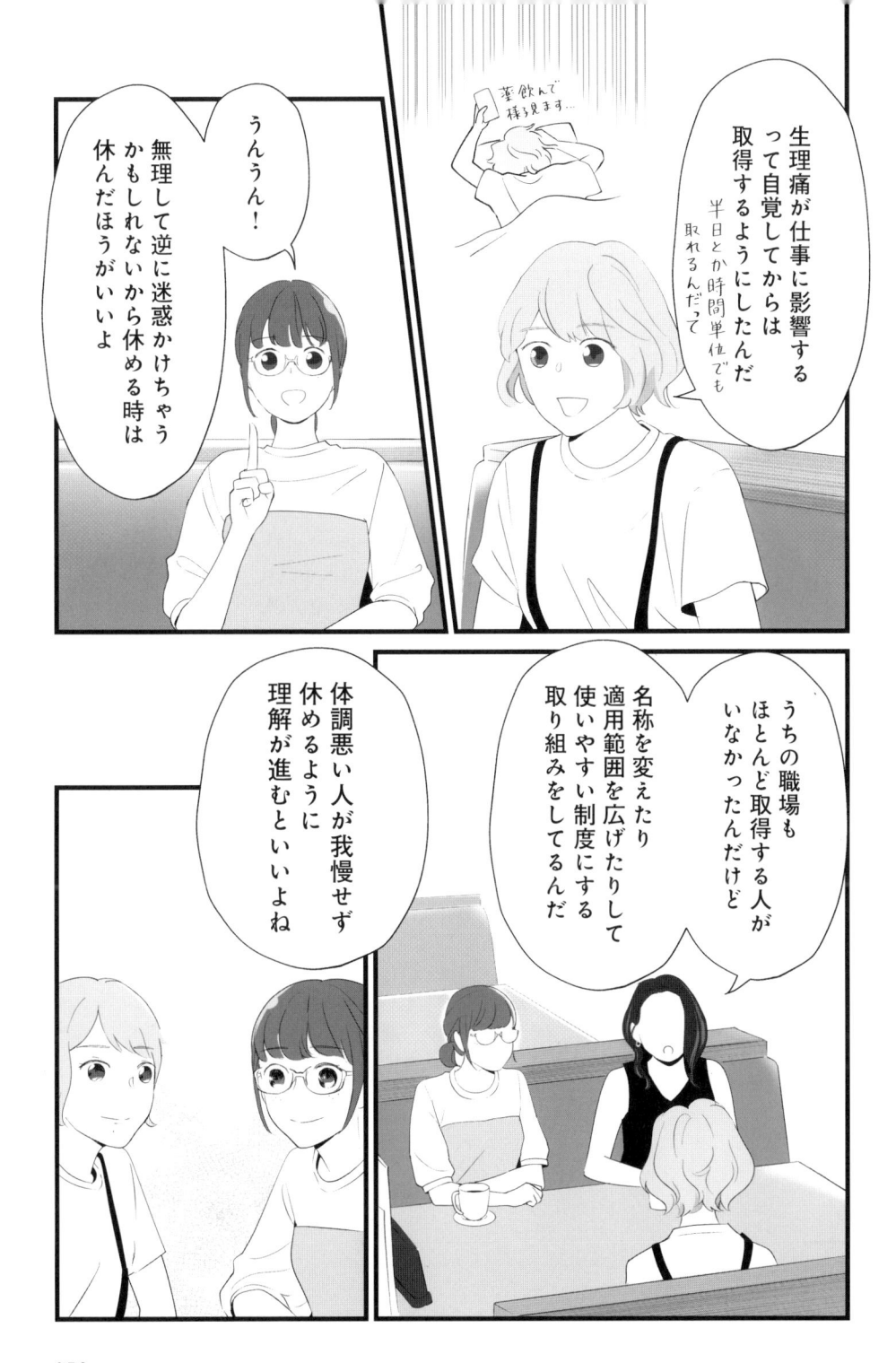

薬飲んで様子見ます…
生理痛が仕事に影響するって自覚してからは取得するようにしたんだ
半日とか時間単位でも取れるんだって
うんうん！
無理して逆に迷惑かけちゃうかもしれないから休める時は休んだほうがいいよ
うちの職場もほとんど取得する人がいなかったんだけど
名称を変えたり適用範囲を広げたりして使いやすい制度にする取り組みをしてるんだ
体調悪い人が我慢せず休めるように理解が進むといいよね

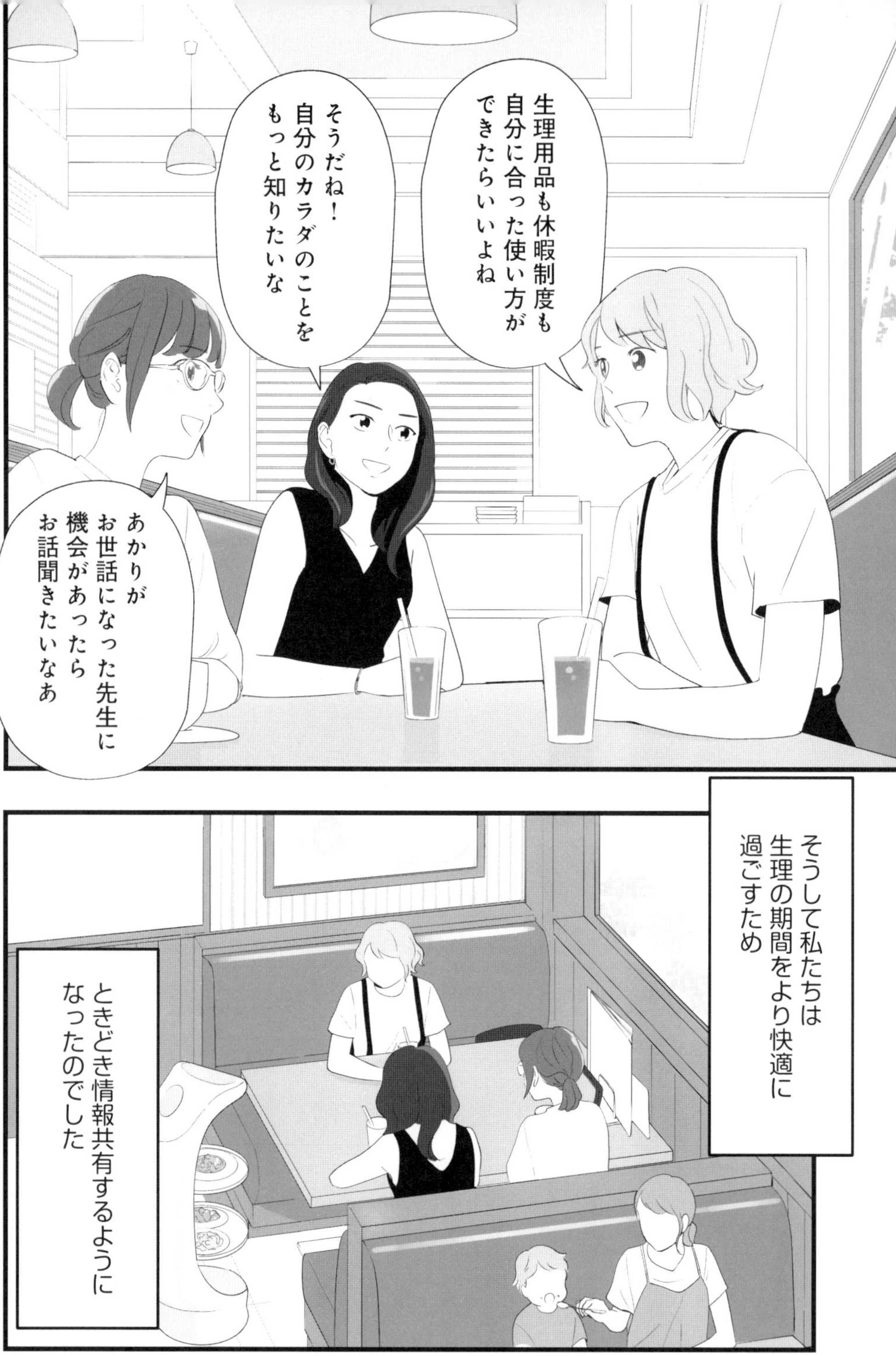
生理用品も休暇制度も自分に合った使い方ができたらいいよね
そうだね！自分のカラダのことをもっと知りたいな
あかりがお世話になった先生に機会があったらお話聞きたいなぁ
そうして私たちは生理の期間をより快適に過ごすため
ときどき情報共有するようになったのでした

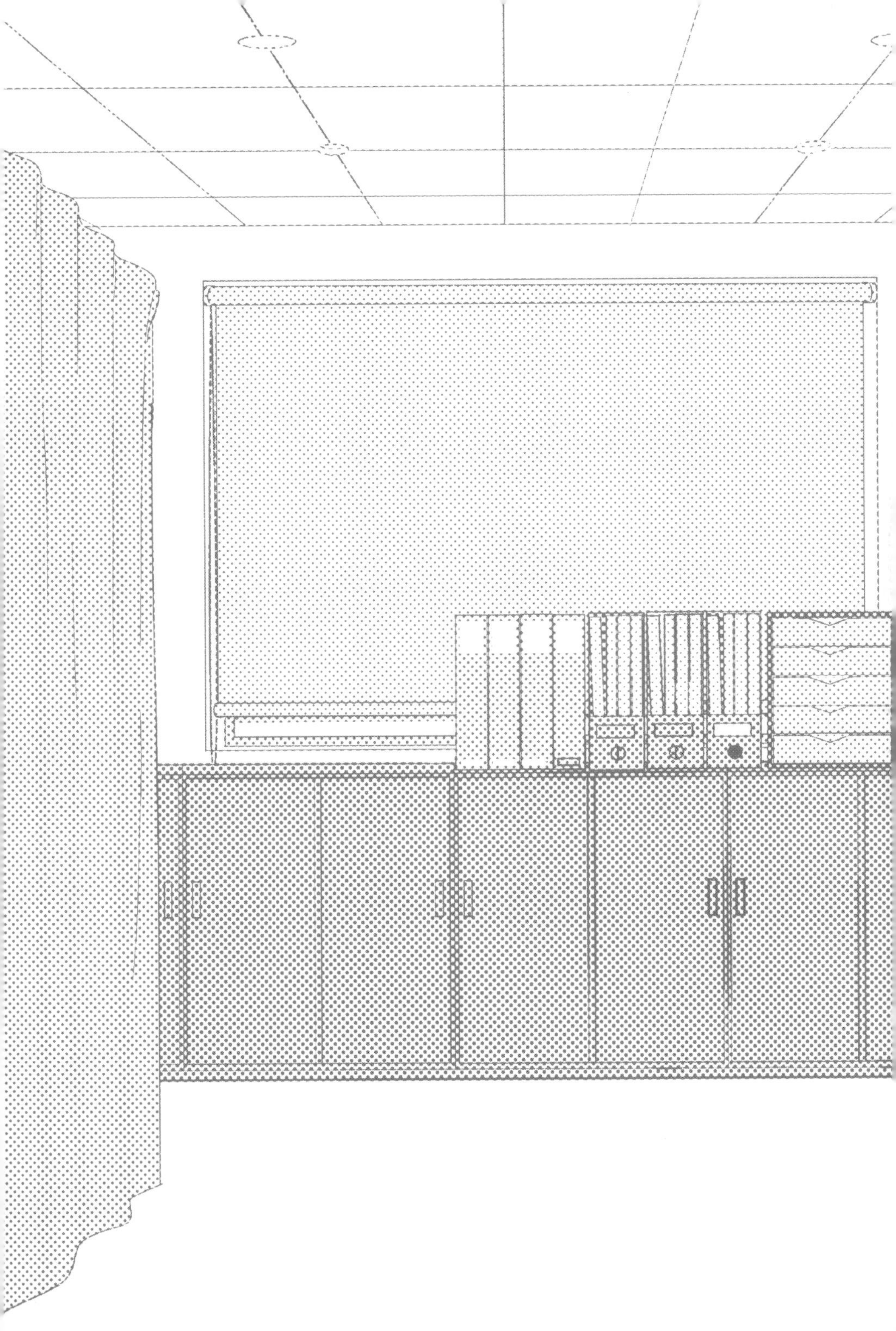

COLUMN

自分に合った生理グッズを見つけよう

● フェムテックとは？

Femtech（フェムテック） とは、**Female（女性）** と **Technology（テクノロジー）** をかけあわせた造語です。女性の健康をめぐる課題を、最新テクノロジーで解決するための**製品・サービス**を指します。

近年、**生理グッズの選択の幅が広がっています**。ナプキンやタンポンの種類が増えただけでなく、吸水ショーツや月経カップなど、これまでとは使用感の異なる、洗って繰り返し使えるグッズも続々登場しています。それぞれの特徴を知り、自分に合ったものを使っていきましょう!

ITEM 1

ナプキン

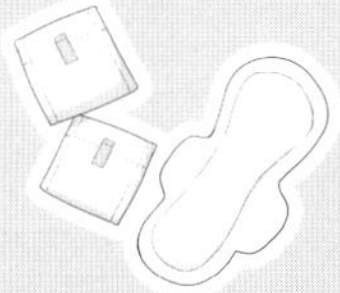

メリット

- 安い
- どこでも買える
- 使い捨てできるので楽
- 性交経験の有無にかかわらず、誰でも使いやすい

デメリット

- デリケートゾーンが蒸れる
- 敏感肌の人は肌が荒れることがある
- においやすい
- かさばる、持ち運びが面倒
- 海やプールで使えない

ITEM 2 タンポン

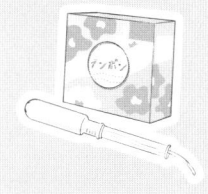

メリット

- デリケートゾーンが
  かぶれない
- 肌がかぶれない
- 使い捨てできるので楽
- 海やプールの時にも使える

デメリット

- 最初は着脱に慣れが必要
- 使い方によってはTSS※の危
  険性がある
- 取り忘れの可能性がある

※TSS（トキシックショック症候群）とは…急激に発症する細菌感染によるショック症状のこと

ITEM 3 月経カップ

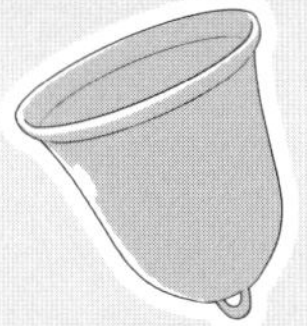

メリット

- 漏れない
- プールや海もOK
- デリケートゾーンが蒸れない
- 繰り返し使えるのでエコ
- におわない
- 肌がかぶれない
- 経血量がわかる

デメリット

- 初期投資に数千円かかる
- 最初は着脱に慣れが必要
- 性交経験のない方は難しい
- 生理終了時に
  煮沸消毒が必要

ITEM 4 吸水ショーツ

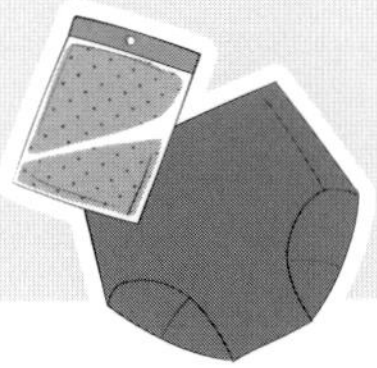

メリット

- 性交経験の有無にかかわらず、誰でも使いやすい
- パンツ型なので動いてもずれない
- •繰り返し使えるのでエコ
- ナプキンいらずなので、ナプキンのガサガサが苦手な人には良い

デメリット

- 毎回洗う必要がある
- 初期投資が数千円と高い
- デリケートゾーンが蒸れやすい
- においやすい
- 海やプールで使えない
- つけ心地がよくないものもある

ITEM 5
布ナプキン

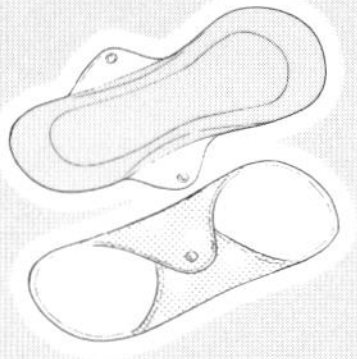

メリット

- 性交経験の有無にかかわらず、誰でも使いやすい
- 紙ナプキンが合わない人はかぶれが出にくい場合もある
- 繰り返し洗って使えてエコ
- 肌触りがいい
- 色んな柄があってかわいい

デメリット

- 毎回洗う必要がある
- 出先で交換したら、今までつけていたものを持ち歩く必要がある
- デリケートゾーンが蒸れやすい
- においやすい
- 海やプールで使えない

※布ナプキンのサイトなどで「生理痛がよくなる!」など書かれたものがありますが、デマです。布ナプキンで生理の症状はよくなりませんし、病気予防にもなりません。肌触りがいいので、肌荒れしやすい人は適切な交換ができるならいいかもしれません。

ITEM 6
シンクロフィット®

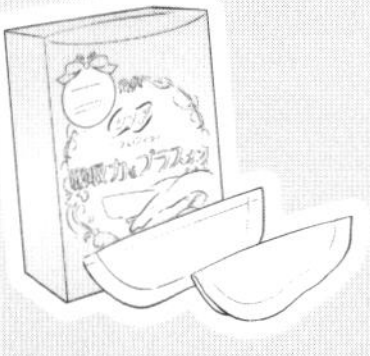

生理ナプキンをした上でさらに補助的に外陰部に挟むことで、経血を吸収してくれる生理アイテム!

メリット

- 性交経験の有無にかかわらず、誰でも使いやすい
- 肌トラブルが少なくなる
- トイレに流せる
- シンクロフィットを交換すればナプキンを毎回交換しなくて済む

デメリット

- 売っているところがまだ少ない
- ナプキンより高め
- 挟んでいる感覚が気になる人もいる

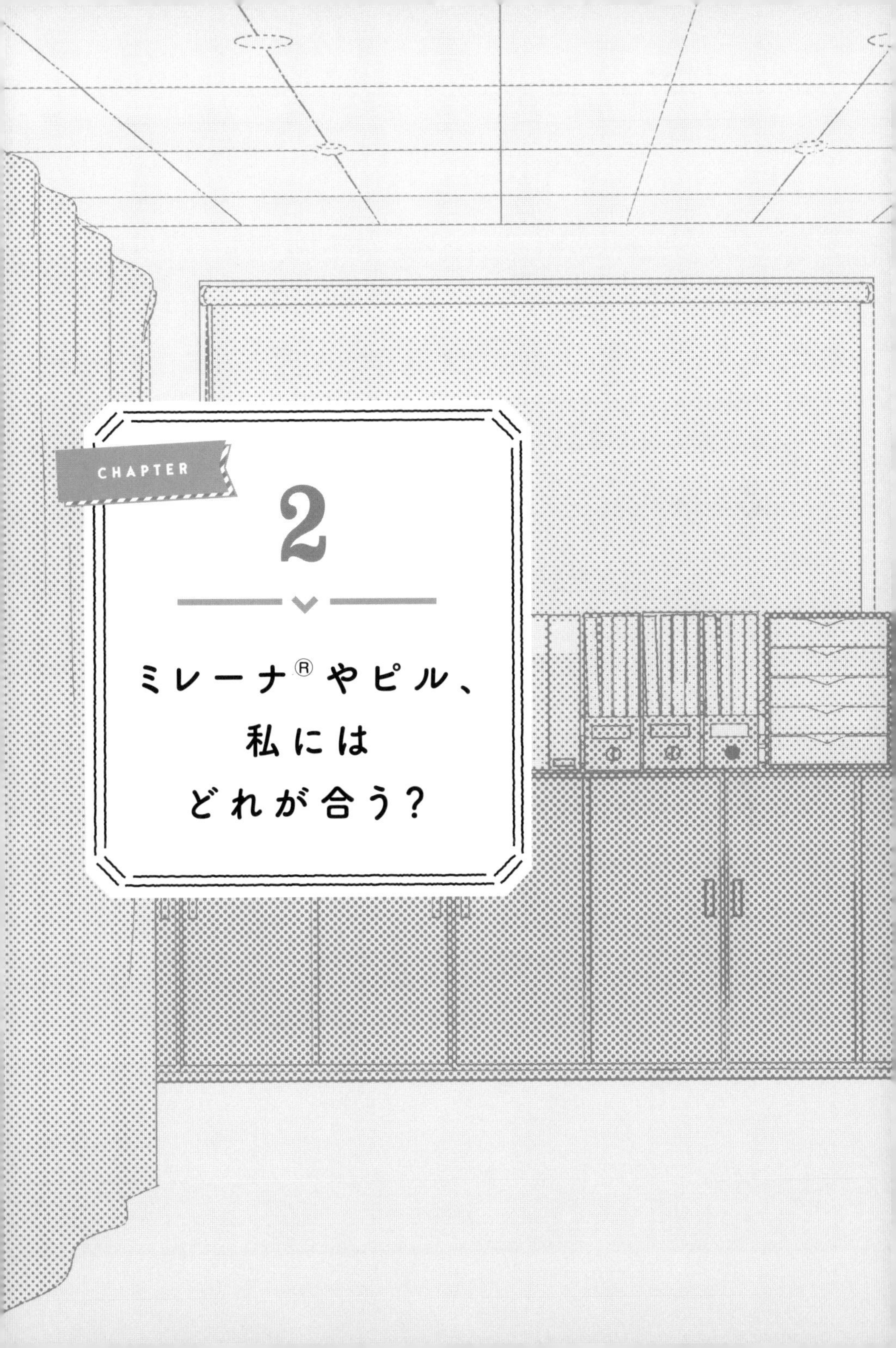

CHAPTER

2

ミレーナ®やピル、私にはどれが合う？

第5話 ミレーナ®って何？（前編）

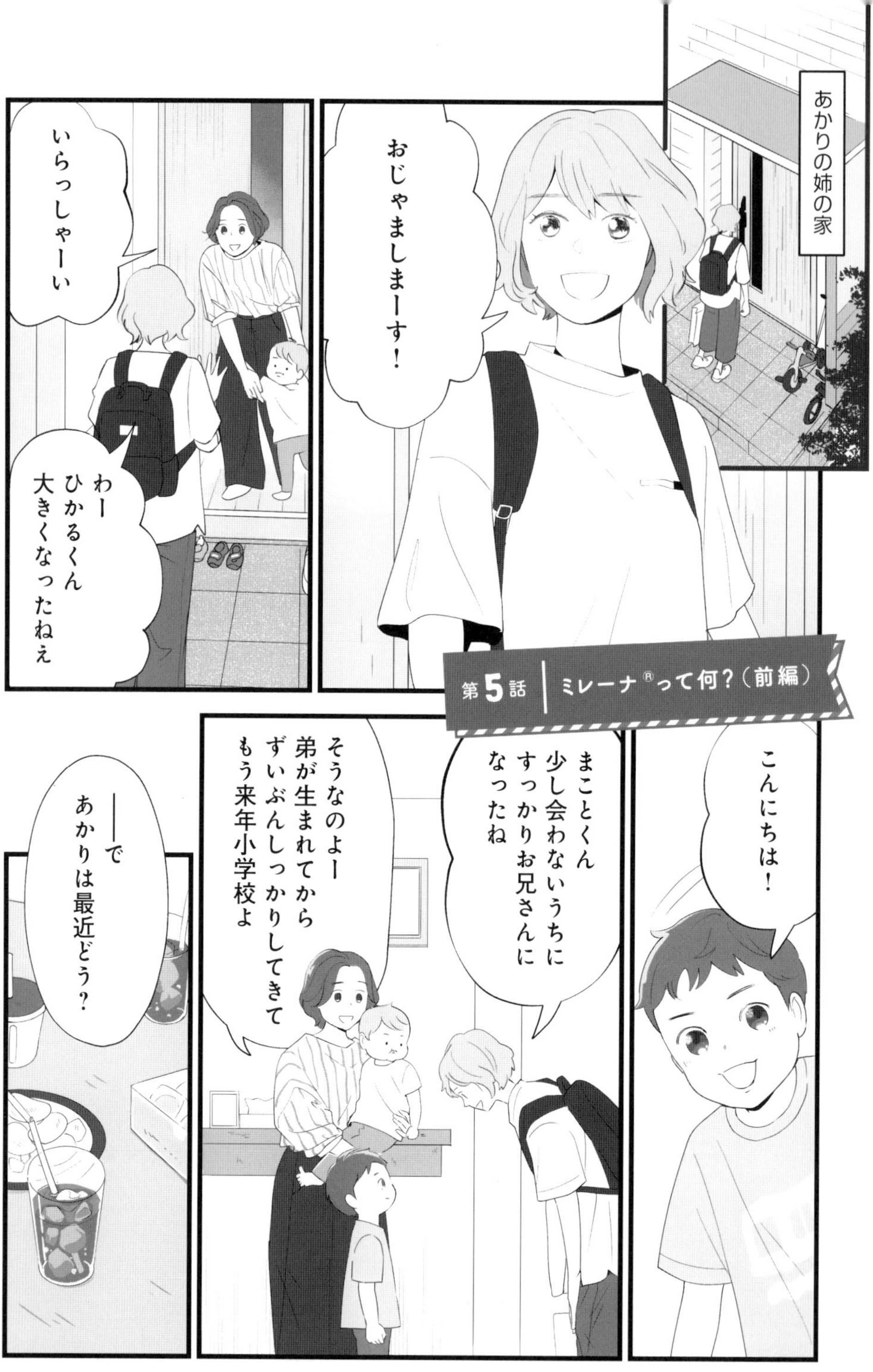
あかりの姉の家
おじゃましまーす！
いらっしゃーい
わー ひかるくん 大きくなったねぇ
こんにちは！
まことくん 少し会わないうちに すっかりお兄さんに なったね
そうなのよー 弟が生まれてから ずいぶんしっかりしてきて もう来年小学校よ
——で あかりは最近どう？

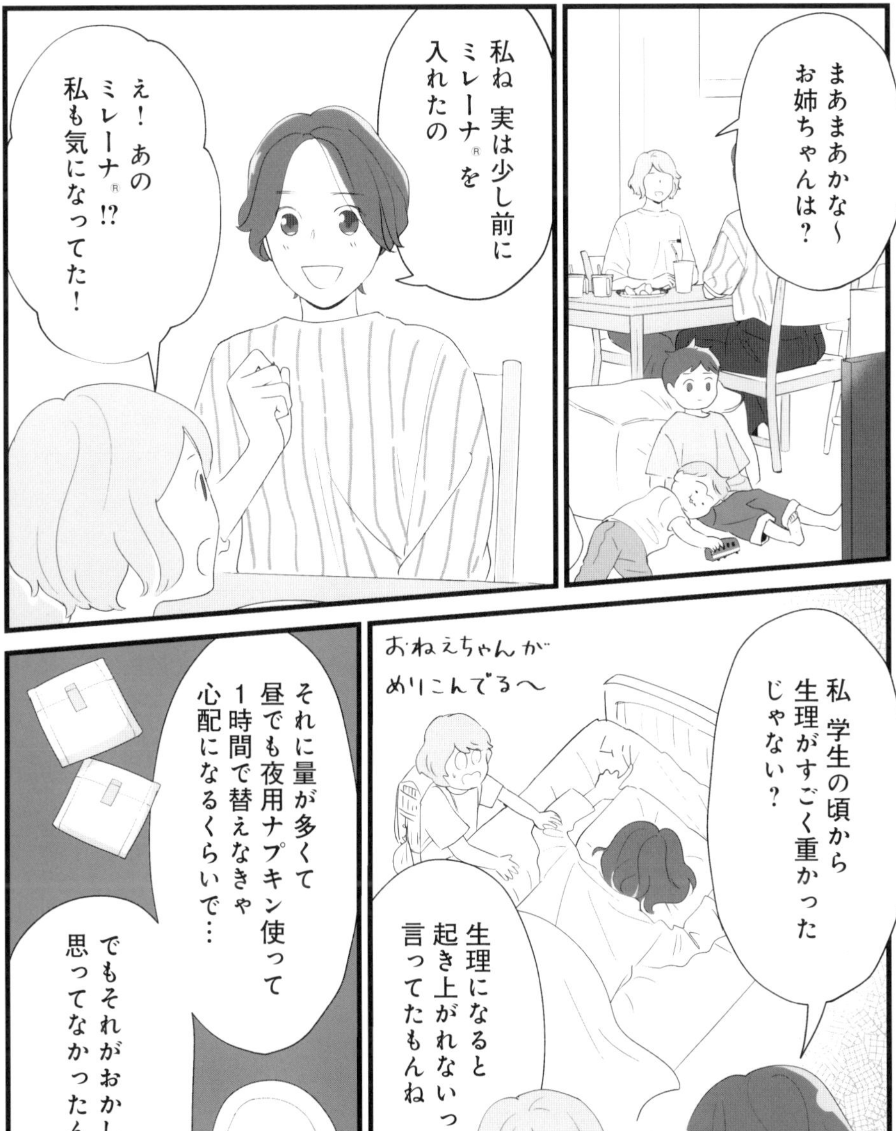
まあまあかな〜
お姉ちゃんは？
私ね 実は少し前に
ミレーナ®を
入れたの
え！あの
ミレーナ®!?
私も気になってた！
私 学生の頃から
生理がすごく重かった
じゃない？
おねえちゃんが
めりこんでる〜
生理になると
起き上がれないって
言ってたもんね
それに量が多くて
昼でも夜用ナプキン使って
1時間で替えなきゃ
心配になるくらいで…
でもそれがおかしいとは
思ってなかったんだよね

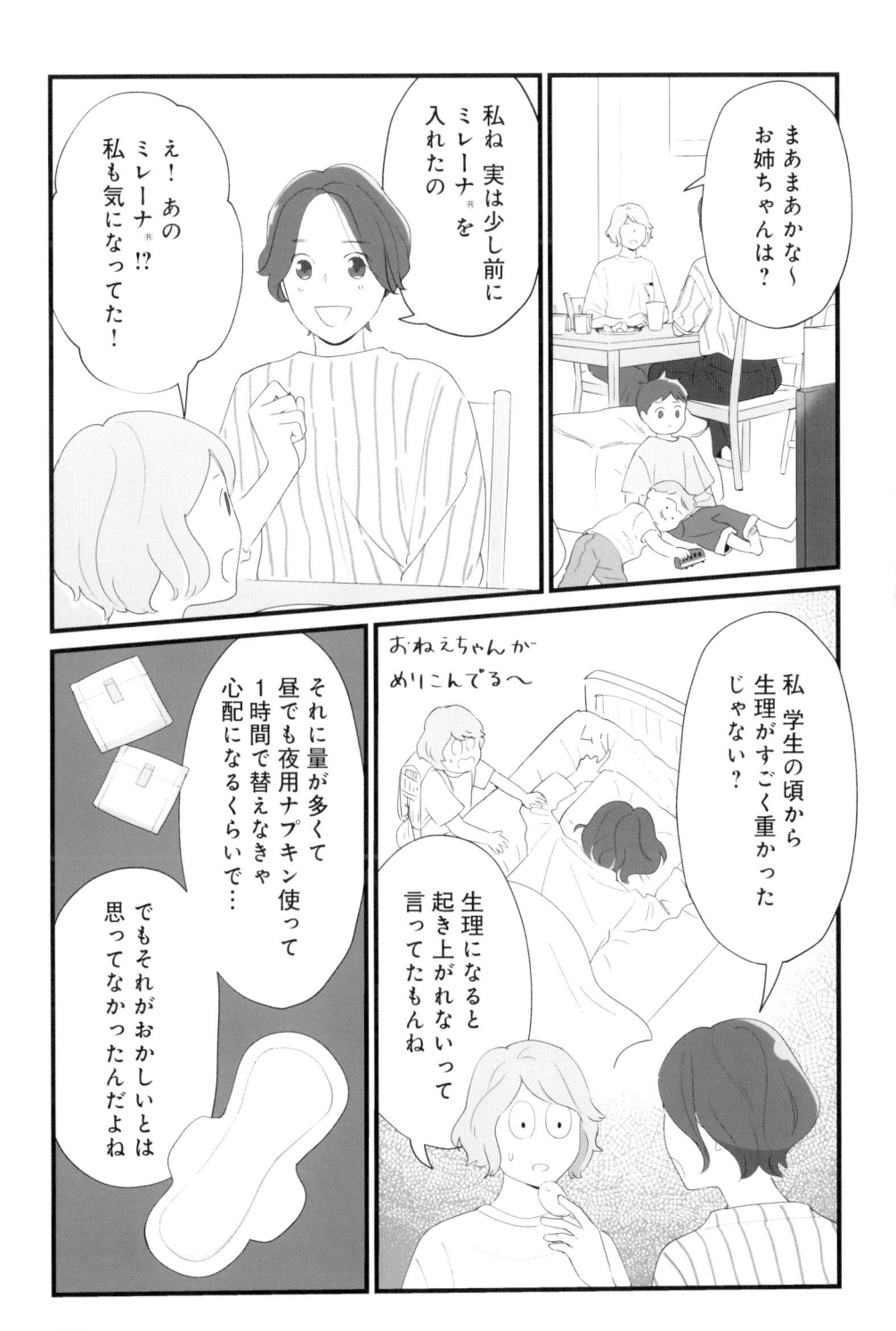

過多月経の相談に行きたかったんだけど産後なかなか余裕がなくてこないだやっと産婦人科に行ったのね
その時にミレーナ®を教えてもらったんだ
マーマ〜
バシャ〜
子どもがいるとトイレに行くのも大変って言ってたもんね
避妊効果があるそうだけど以前から子どもは2人かな〜って旦那と話してて
それならもうミレーナ®入れるのもありかなって思ったの
なるほど
それで実際どんな感じ？
それがね…

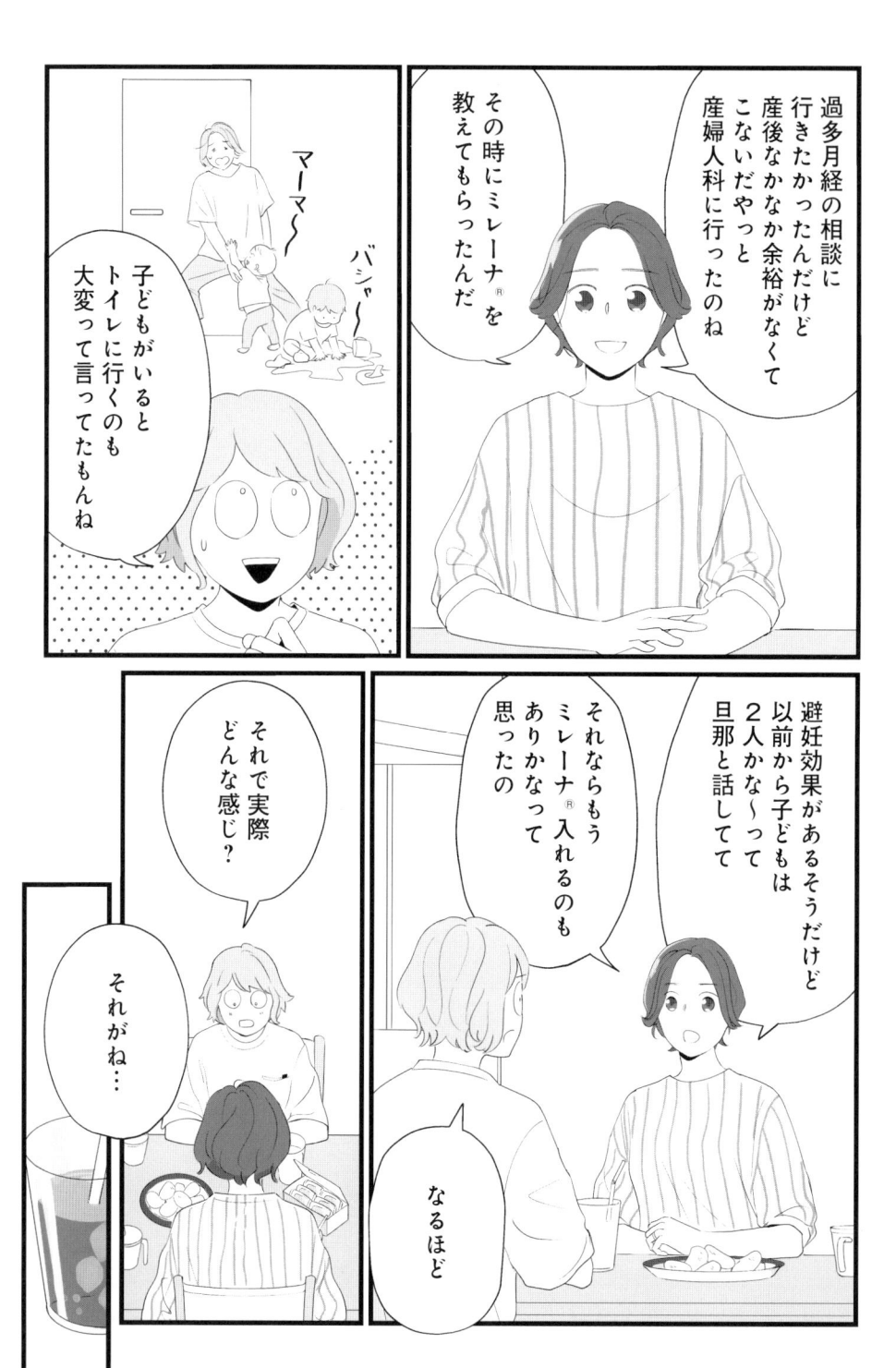

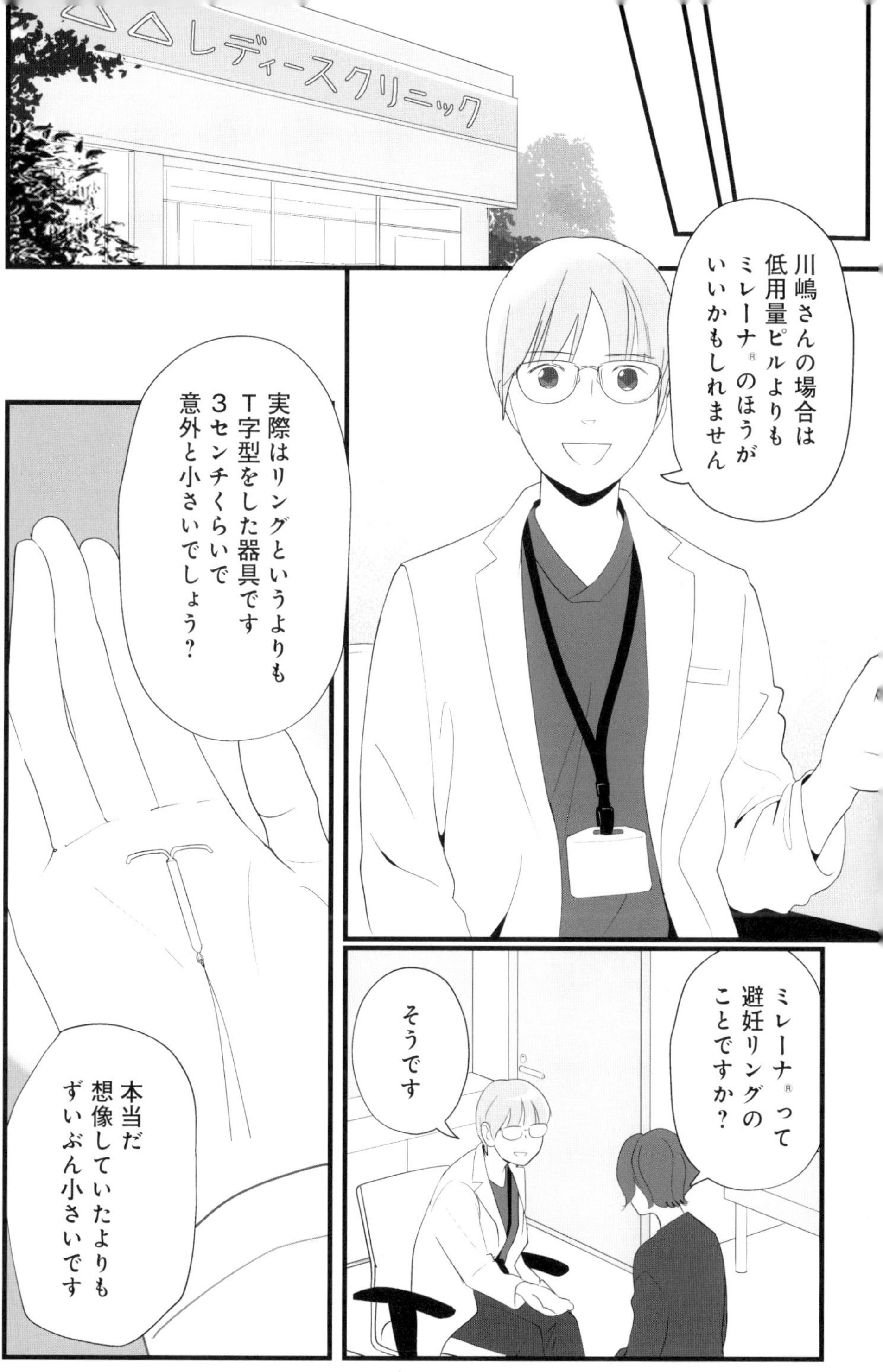
△△レディースクリニック
川嶋さんの場合は低用量ピルよりもミレーナ®のほうがいいかもしれません
ミレーナ®って避妊リングのことですか？
そうです
実際はリングというよりもT字型をした器具です３センチくらいで意外と小さいでしょう？
本当だ想像していたよりもずいぶん小さいです

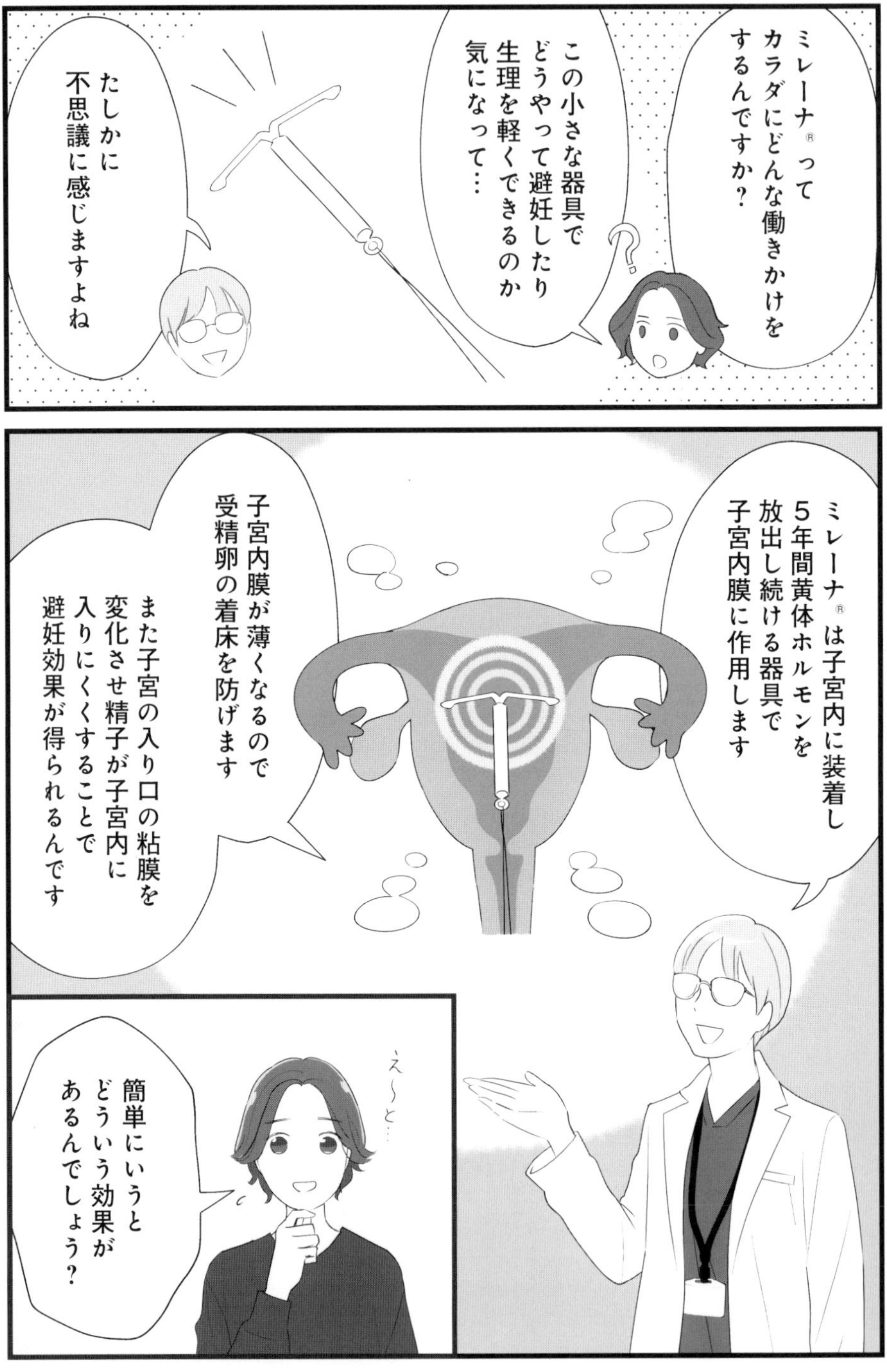
ミレーナ®ってカラダにどんな働きかけをするんですか？
この小さな器具でどうやって避妊したり生理を軽くできるのか気になって…
たしかに不思議に感じますよね
ミレーナ®は子宮内に装着し5年間黄体ホルモンを放出し続ける器具で子宮内膜に作用します
子宮内膜が薄くなるので受精卵の着床を防げます　また子宮の入り口の粘膜を変化させ精子が子宮内に入りにくくすることで避妊効果が得られるんです
え〜と…
簡単にいうとどういう効果があるんでしょう？

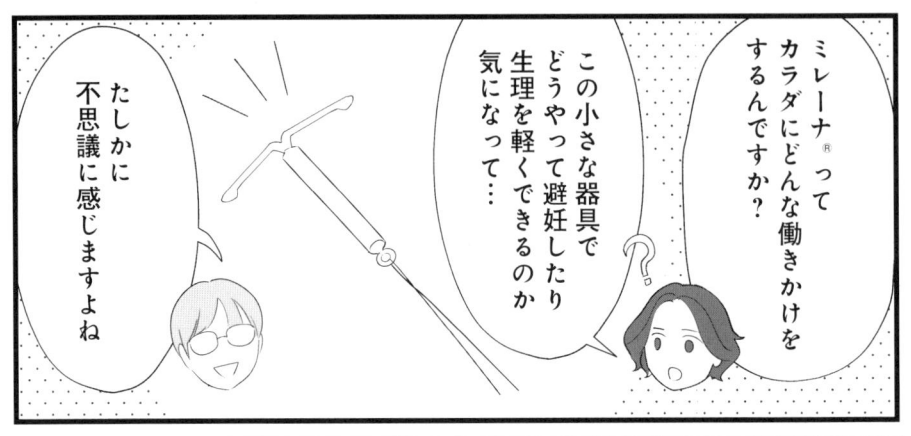

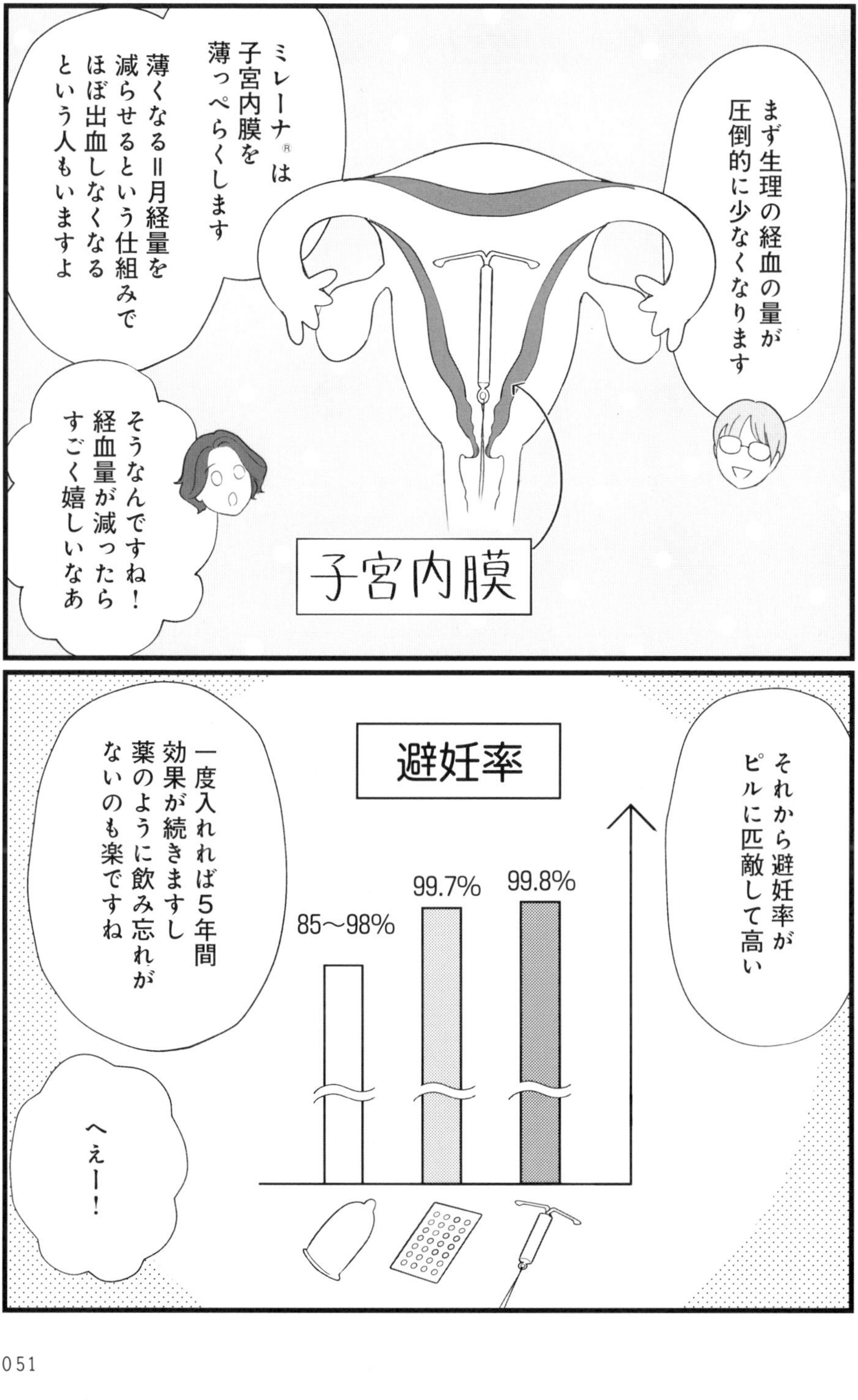
まず生理の経血の量が圧倒的に少なくなります
ミレーナ®は子宮内膜を薄っぺらくします
薄くなる＝月経量を減らせるという仕組みでほぼ出血しなくなるという人もいますよ
子宮内膜
そうなんですね！経血量が減ったらすごく嬉しいなあ
それから避妊率がピルに匹敵して高い
避妊率
85〜98%
99.7%
99.8%
一度入れれば5年間効果が続きますし薬のように飲み忘れがないのも楽ですね
へぇー！

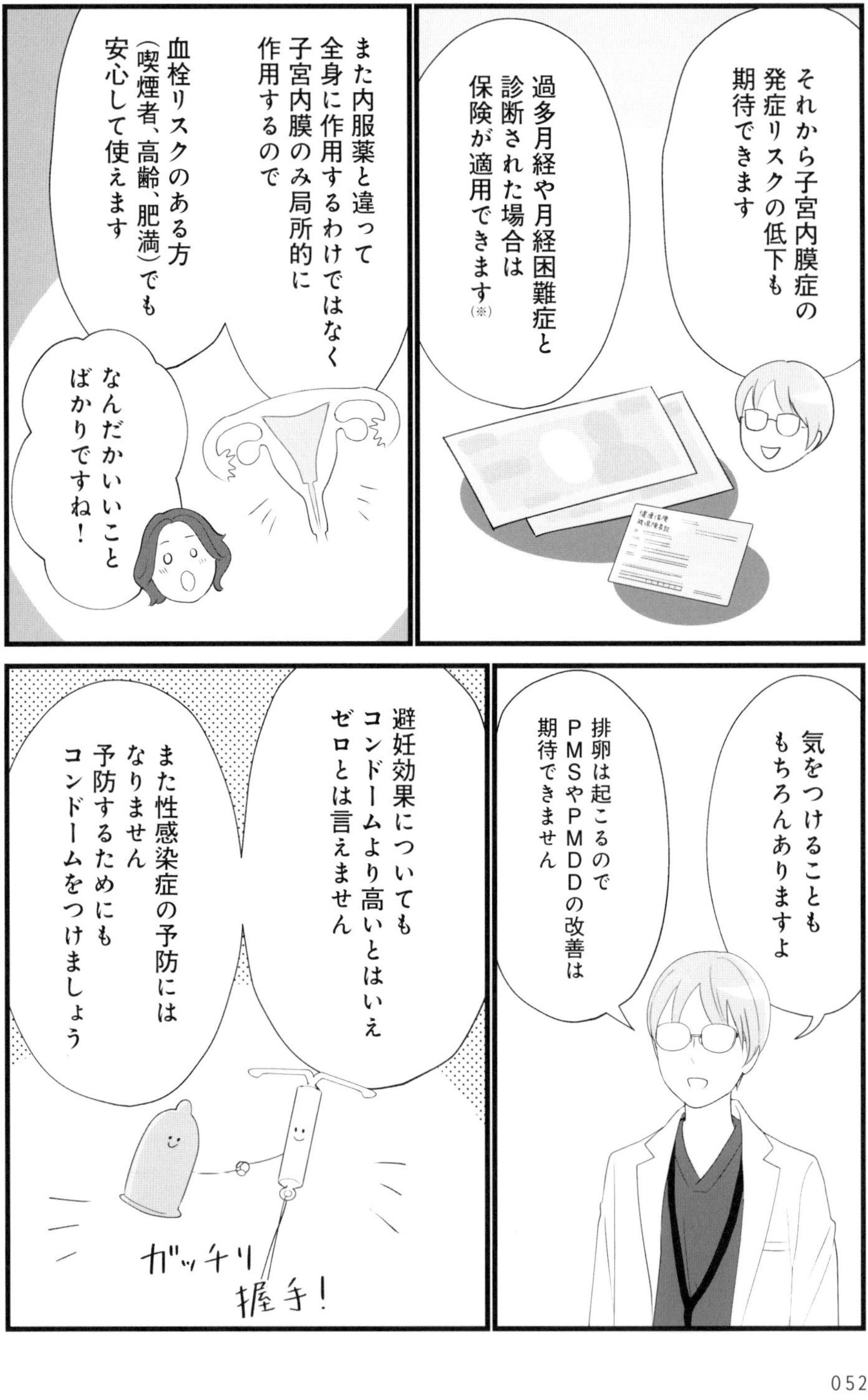
それから子宮内膜症の発症リスクの低下も期待できます
過多月経や月経困難症と診断された場合は保険が適用できます(※)
また内服薬と違って全身に作用するわけではなく子宮内膜のみ局所的に作用するので
血栓リスクのある方（喫煙者、高齢、肥満）でも安心して使えます
なんだかいいことばかりですね！
気をつけることももちろんありますよ
排卵は起こるのでPMSやPMDDの改善は期待できません
避妊効果についてもコンドームより高いとはいえゼロとは言えません
また性感染症の予防にはなりません予防するためにもコンドームをつけましょう
ガッチリ握手！

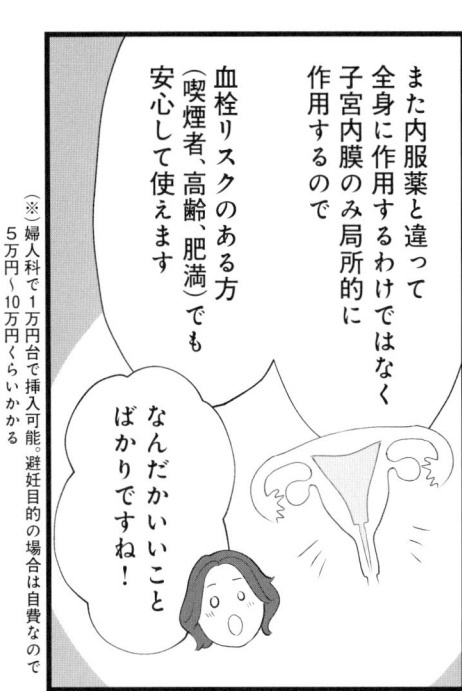

（※）婦人科で1万円台で挿入可能。避妊目的の場合は自費なので5万円～10万円くらいかかる

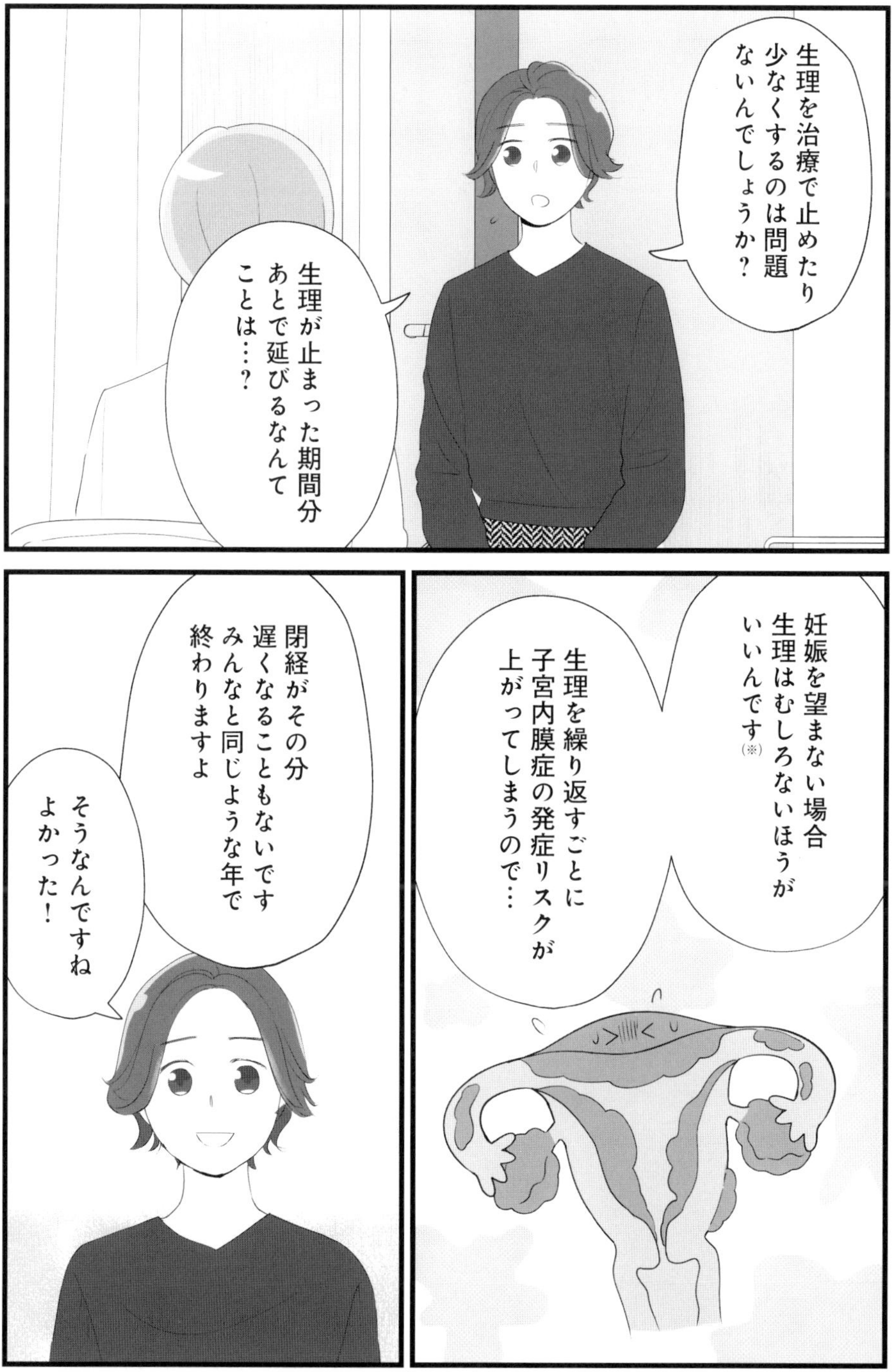
生理を治療で止めたり少なくするのは問題ないんでしょうか？
生理が止まった期間分あとで延びるなんてことは…？
妊娠を望まない場合生理はむしろないほうがいいんです(※)
生理を繰り返すごとに子宮内膜症の発症リスクが上がってしまうので…
閉経がその分遅くなることもないですみんなと同じような年で終わりますよ
そうなんですねよかった！

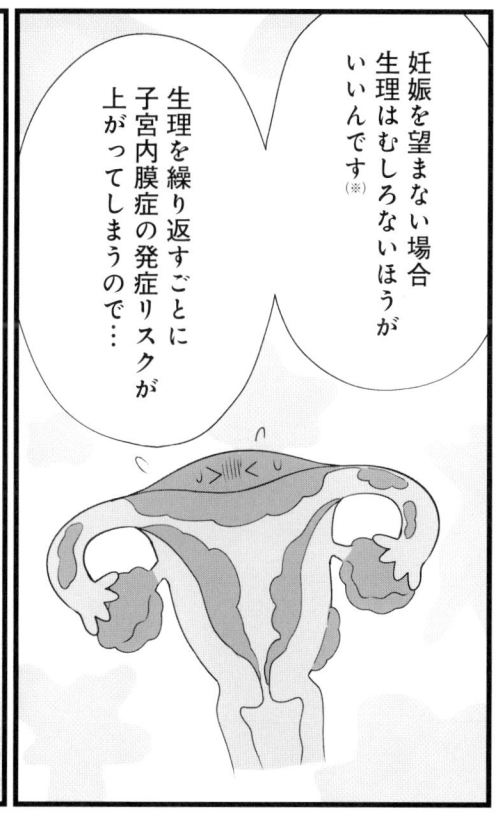

（※）ホルモン治療をしている場合

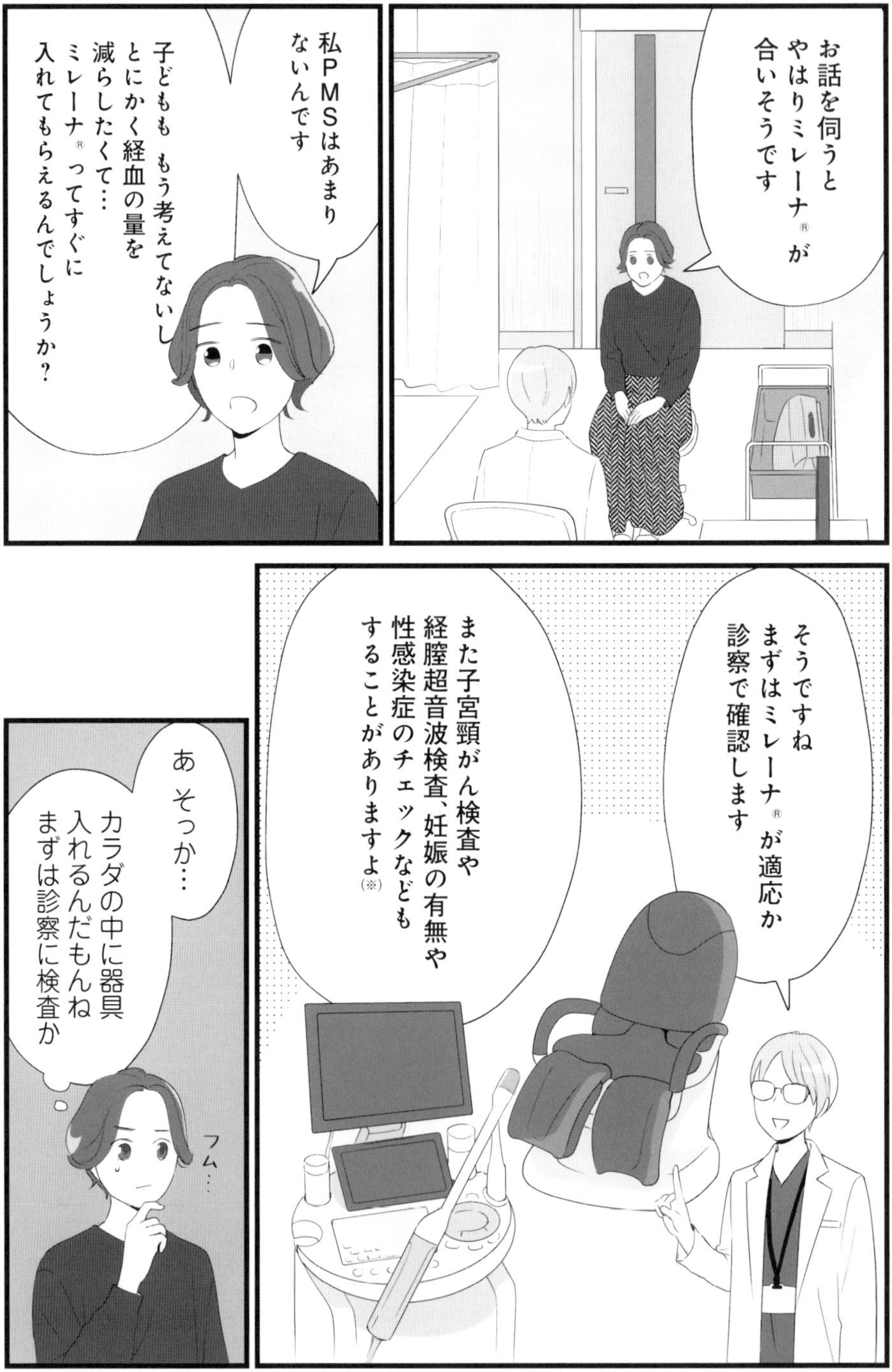
お話を伺うとやはりミレーナ®が合いそうです
私PMSはあまりないんです
子どもももう考えてないしとにかく経血の量を減らしたくて…ミレーナ®ってすぐに入れてもらえるんでしょうか？
そうですねまずはミレーナ®が適応か診察で確認します
また子宮頸がん検査や経膣超音波検査、妊娠の有無や性感染症のチェックなどもすることがありますよ(※)
あ そっか…カラダの中に器具入れるんだもんねまずは診察に検査か
フム…

(※)検査項目は医療機関で異なります

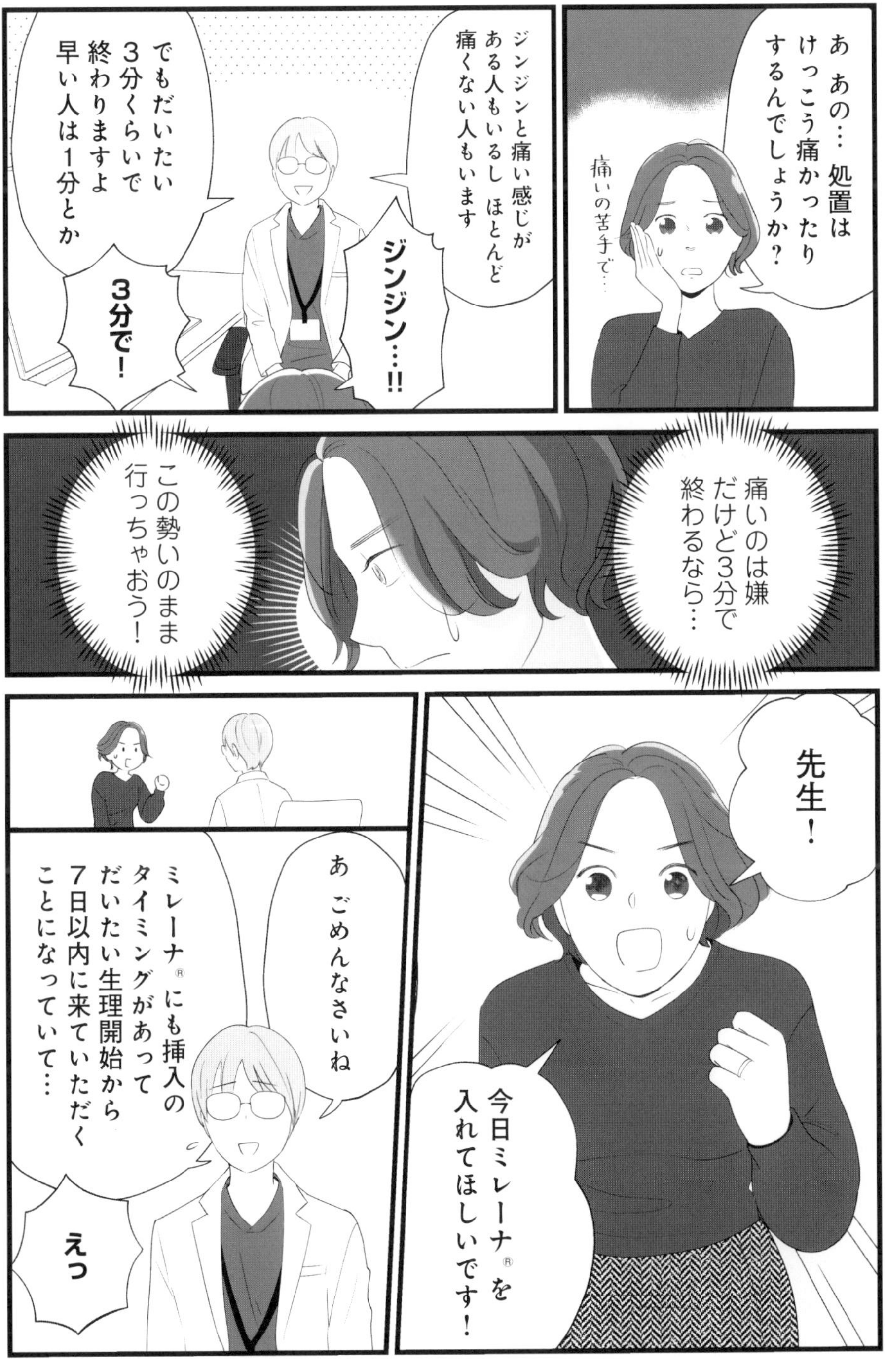
あ あの… 処置は けっこう痛かったり するんでしょうか?
痛いの苦手で…
ジンジンと痛い感じが ある人もいるし ほとんど 痛くない人もいます
ジンジン…!!
でもだいたい 3分くらいで 終わりますよ 早い人は1分とか
3分で!
痛いのは嫌 だけど3分で 終わるなら…
この勢いのまま 行っちゃおう!
先生!
今日ミレーナ®を 入れてほしいです!
あ ごめんなさいね
ミレーナ®にも挿入の タイミングがあって だいたい生理開始から 7日以内に来ていただく ことになっていて…
えっ

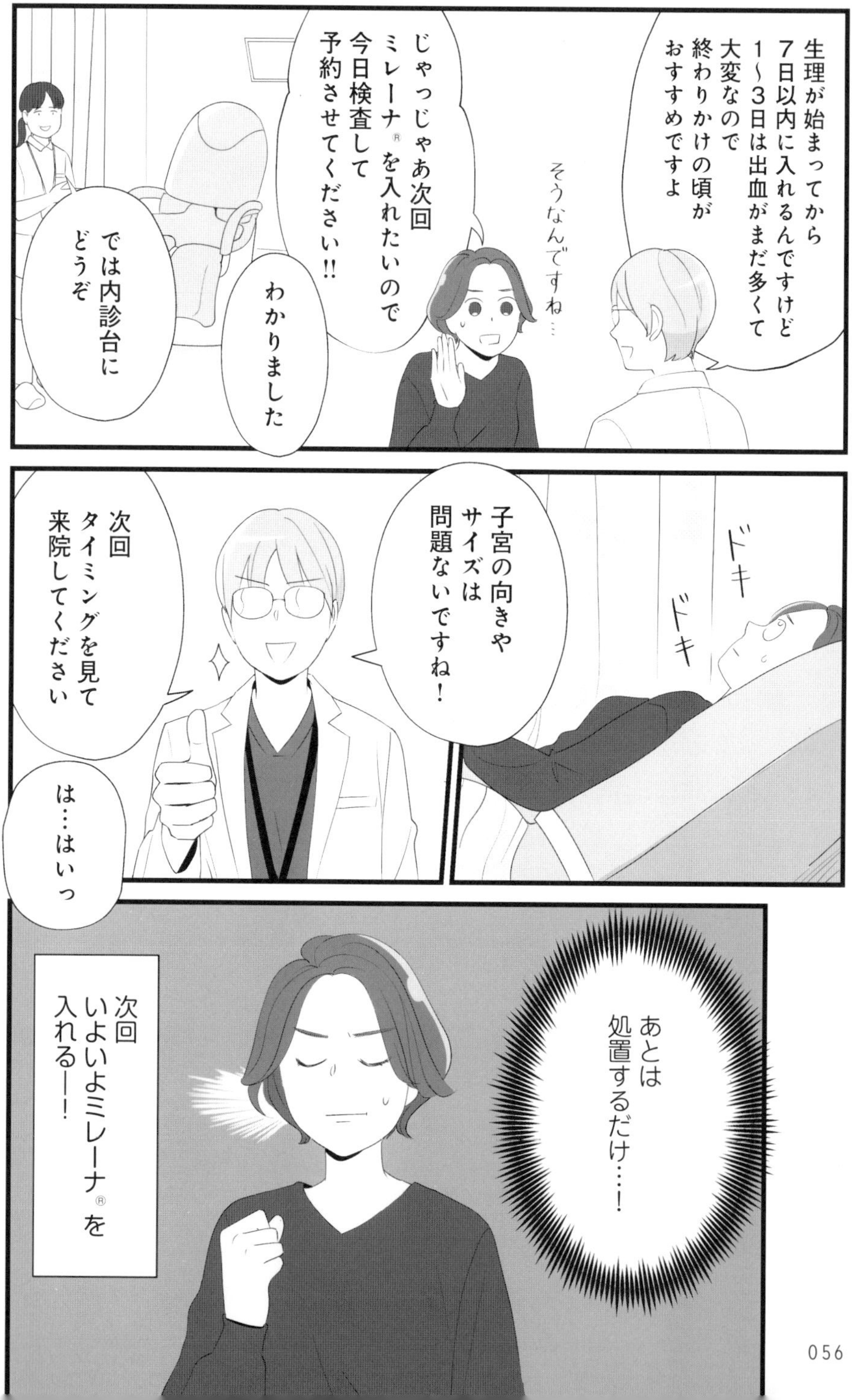
生理が始まってから
7日以内に入れるんですけど
1～3日は出血がまだ多くて
大変なので
終わりかけの頃が
おすすめですよ
そうなんですね…
じゃっじゃあ次回
ミレーナ®を入れたいので
今日検査して
予約させてください!!
わかりました
では内診台に
どうぞ
ドキ
ドキ
子宮の向きや
サイズは
問題ないですね！
次回
タイミングを見て
来院してください
は…はいっ
あとは
処置するだけ…！
次回
いよいよミレーナ®を
入れる──！

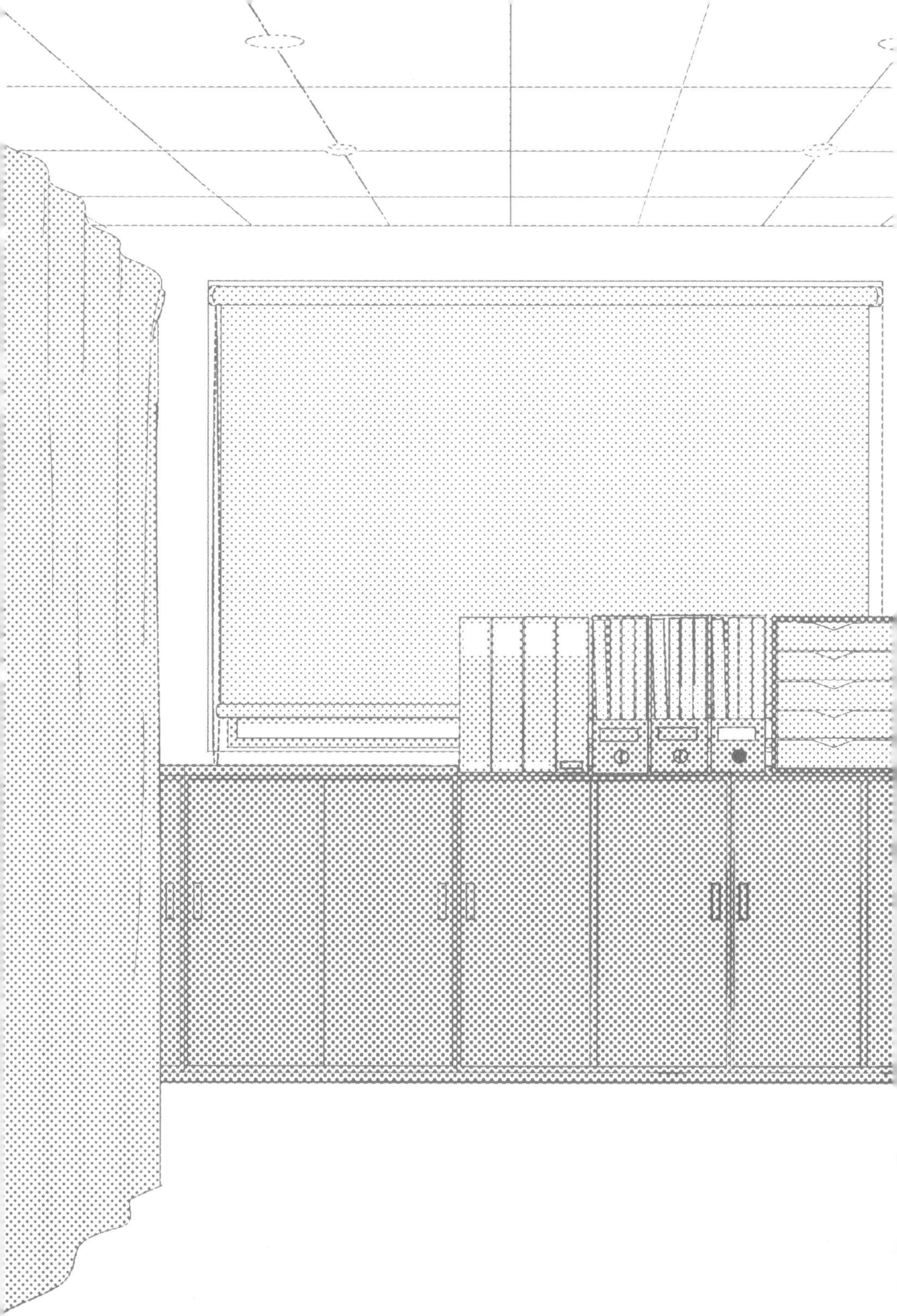

第6話 ミレーナ®って何?(後編)

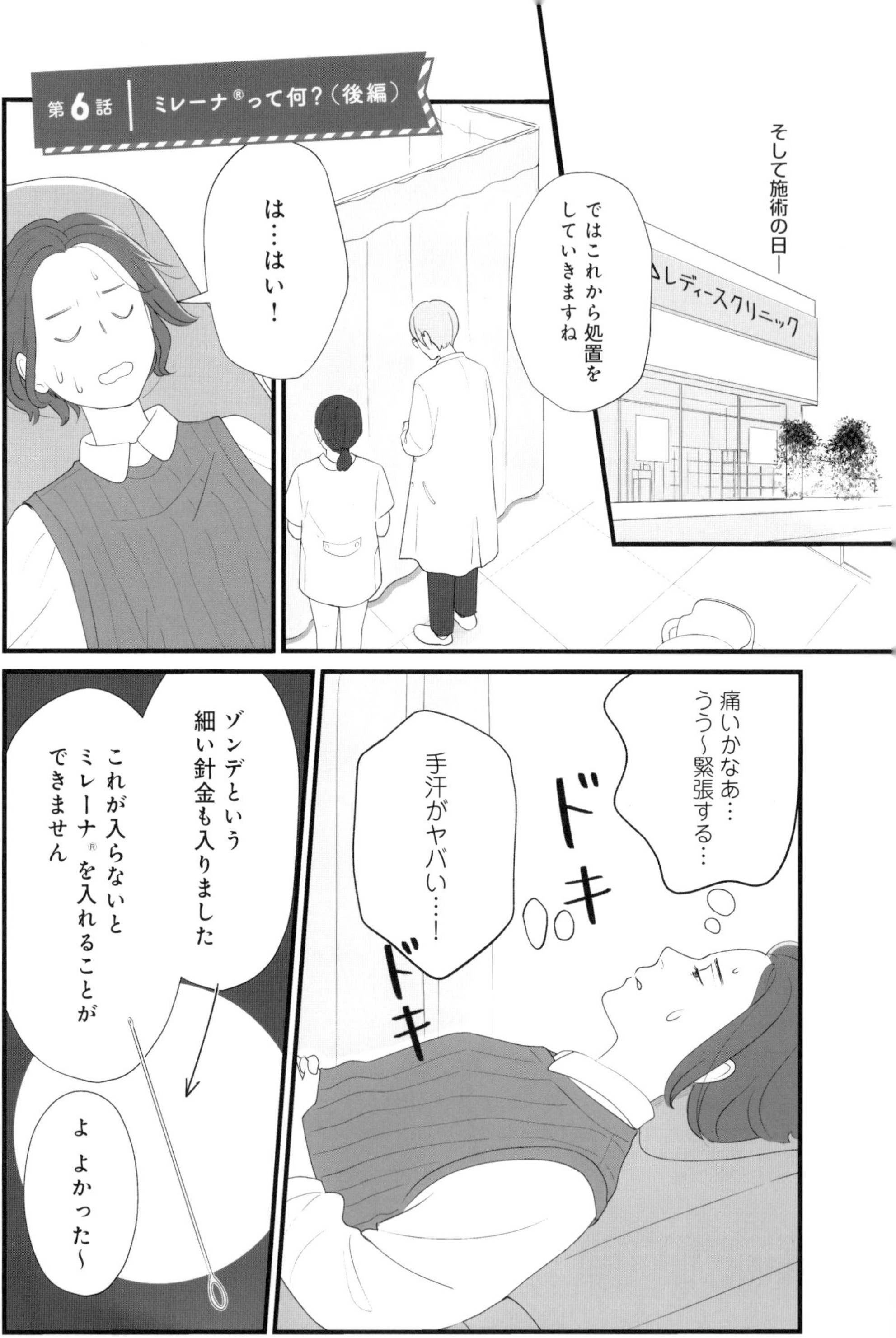
そして施術の日―
レディースクリニック
ではこれから処置をしていきますね
は…はい!
痛いかなあ… うう~緊張する…
ドキ
手汗がヤバい…!
ドキ
ゾンデという細い針金も入りました
これが入らないとミレーナ®を入れることができません
よ よかった~

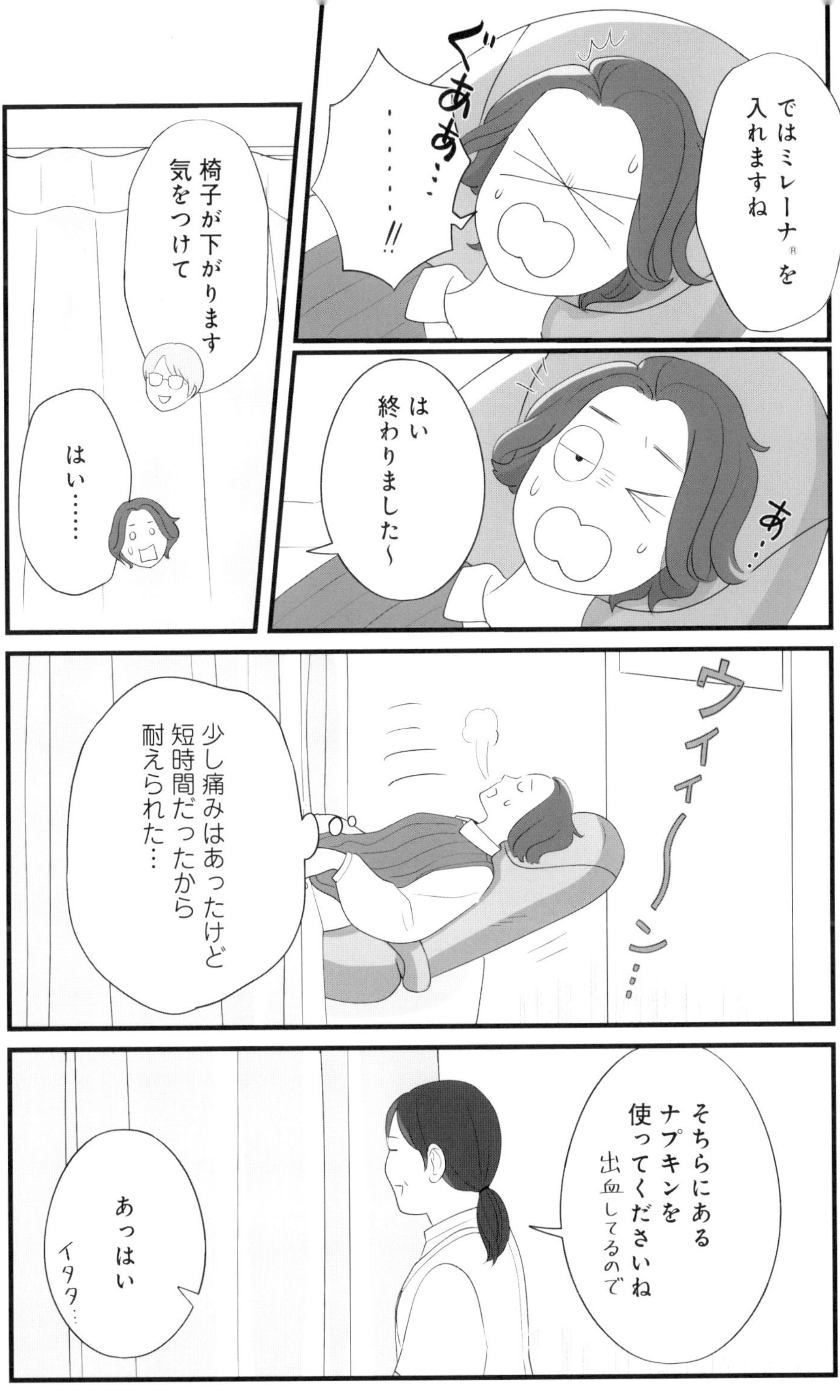
ではミレーナ®を入れますね
ぐああ…
……!!
はい終わりました〜
あ…
椅子が下がります気をつけて
はい……
ウィィーーン…
少し痛みはあったけど短時間だったから耐えられた…
そちらにあるナプキンを使ってくださいね 出血してるので
あっはい イタタ…

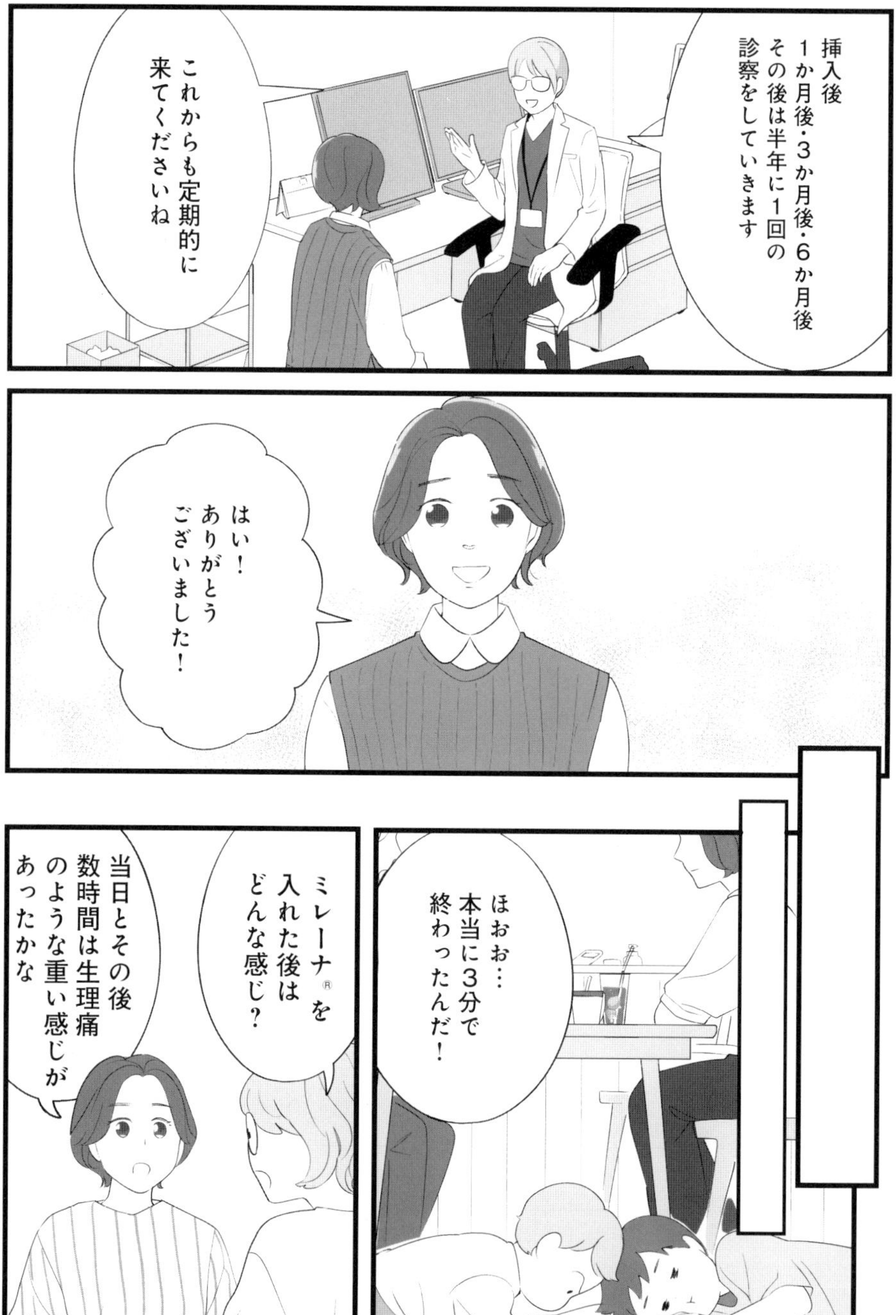
挿入後
1か月後・3か月後・6か月後
その後は半年に1回の
診察をしていきます
これからも定期的に
来てくださいね
はい！
ありがとう
ございました！
ほおお…
本当に3分で
終わったんだ！
ミレーナ®を
入れた後は
どんな感じ？
当日とその後
数時間は生理痛
のような重い感じが
あったかな

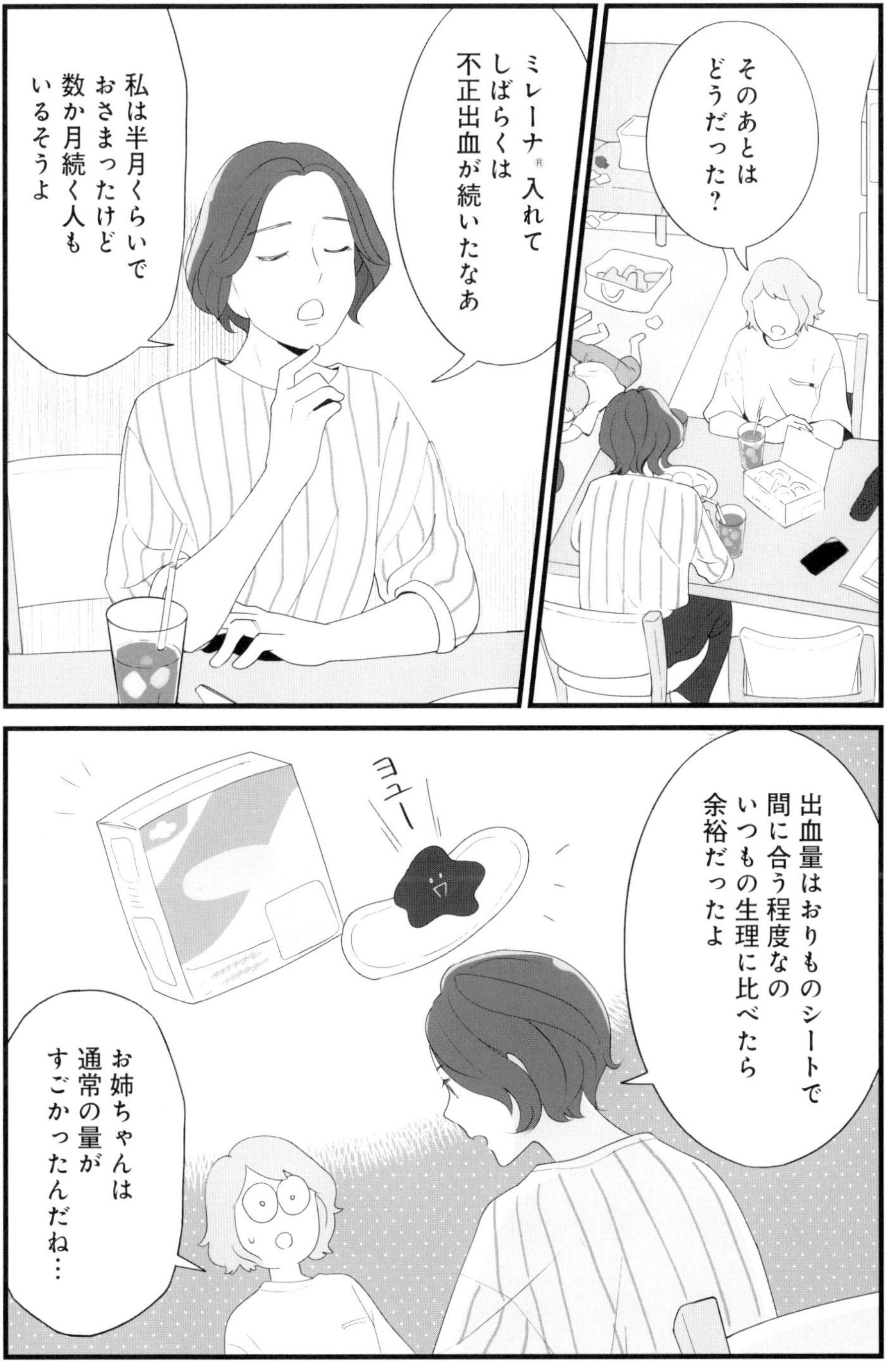
そのあとはどうだった？
ミレーナ®入れてしばらくは不正出血が続いたなあ
私は半月くらいでおさまったけど数か月続く人もいるそうよ
出血量はおりものシートで間に合う程度なのいつもの生理に比べたら余裕だったよ
ヨユー
お姉ちゃんは通常の量がすごかったんだね…

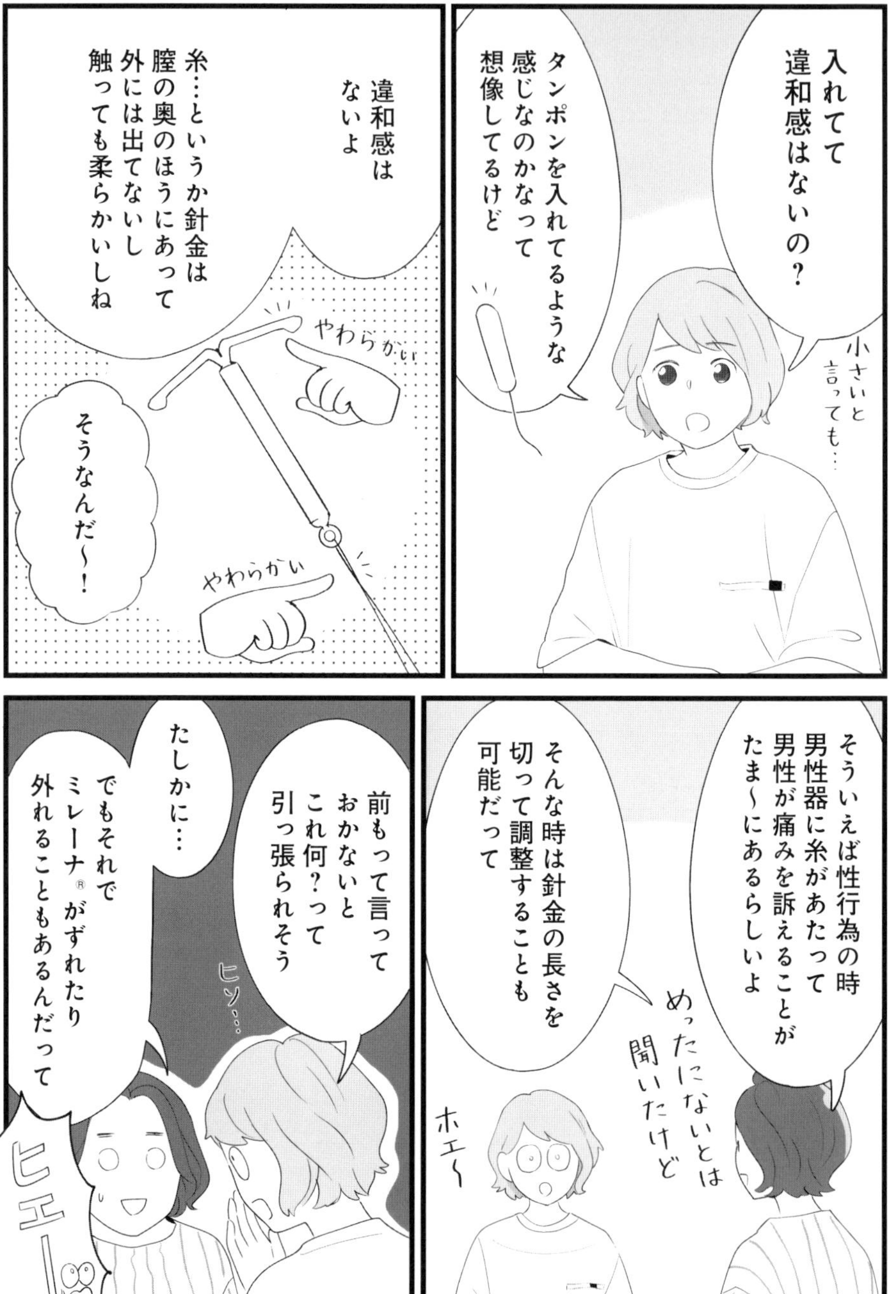
入れてて違和感はないの？
タンポンを入れてるような感じなのかなって想像してるけど
小さいと言っても…
違和感はないよ
糸…というか針金は膣の奥のほうにあって外には出てないし触っても柔らかいしね
やわらかい
やわらかい
そうなんだ〜！
そういえば性行為の時男性器に糸があたって男性が痛みを訴えることがたま〜にあるらしいよ
そんな時は針金の長さを切って調整することも可能だって
めったにないとは聞いたけど
ホエ〜
前もって言っておかないとこれ何？って引っ張られそう
ヒソ…
たしかに…
でもそれでミレーナ®がずれたり外れることもあるんだって
ヒエー!!

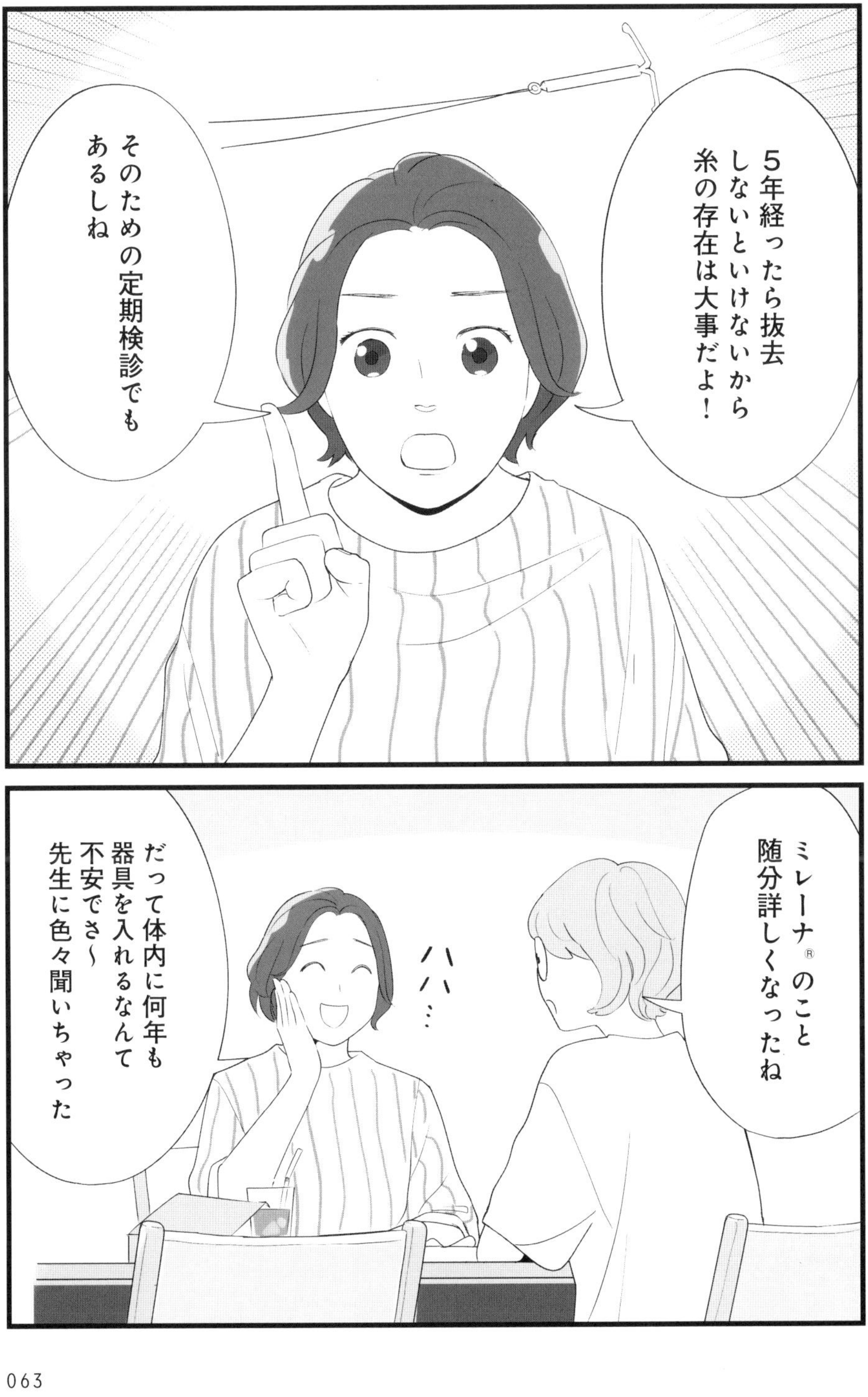
5年経ったら抜去しないといけないから糸の存在は大事だよ！
そのための定期検診でもあるしね
ミレーナ®のこと随分詳しくなったね
ハハ…
だって体内に何年も器具を入れるなんて不安でさ～先生に色々聞いちゃった

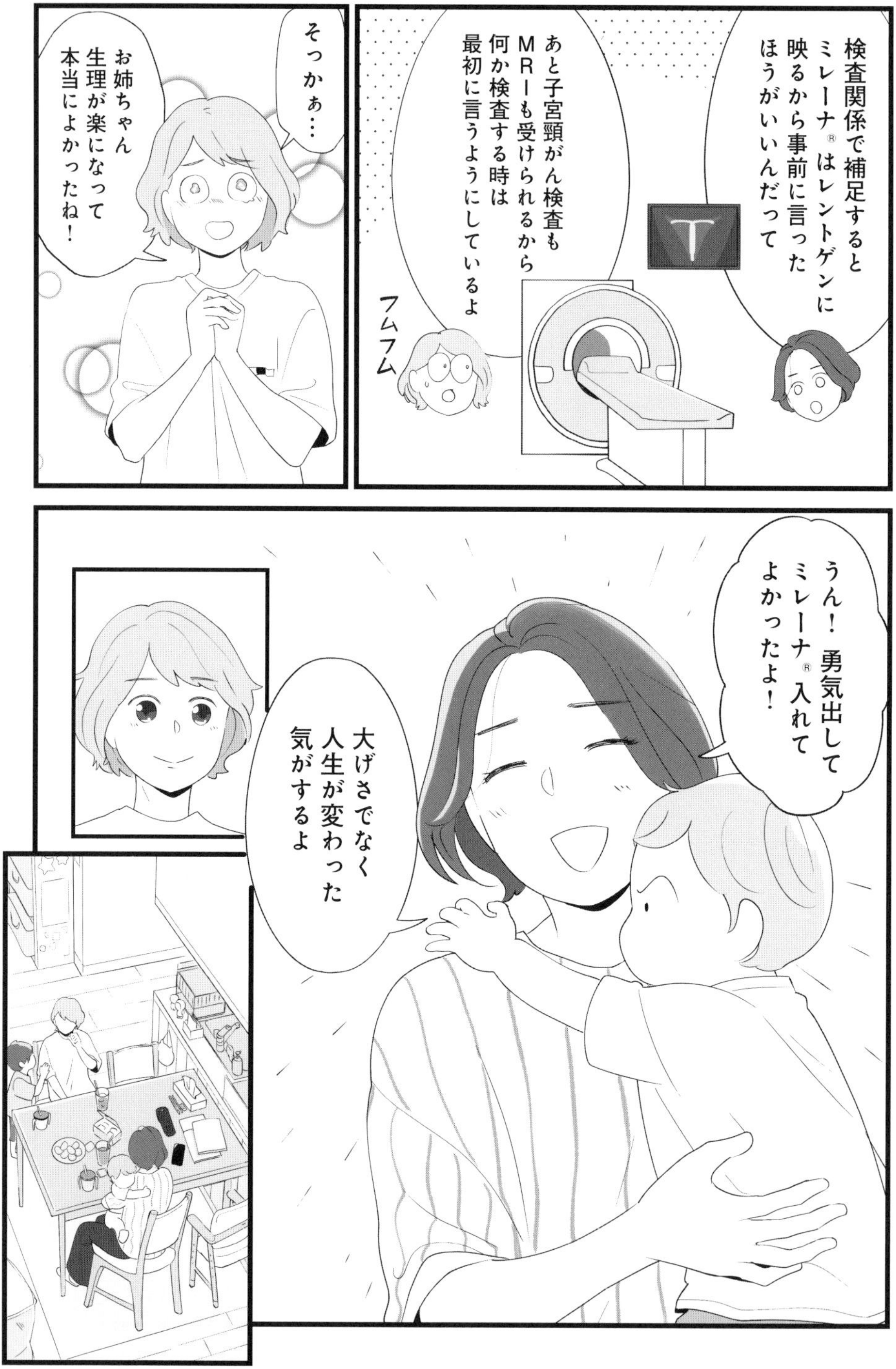
検査関係で補足するとミレーナ®はレントゲンに映るから事前に言ったほうがいいんだって
あと子宮頸がん検査もMRIも受けられるから何か検査する時は最初に言うようにしているよ
フムフム
そっかぁ…
お姉ちゃん生理が楽になって本当によかったね!
うん! 勇気出してミレーナ®入れてよかったよ!
大げさでなく人生が変わった気がするよ

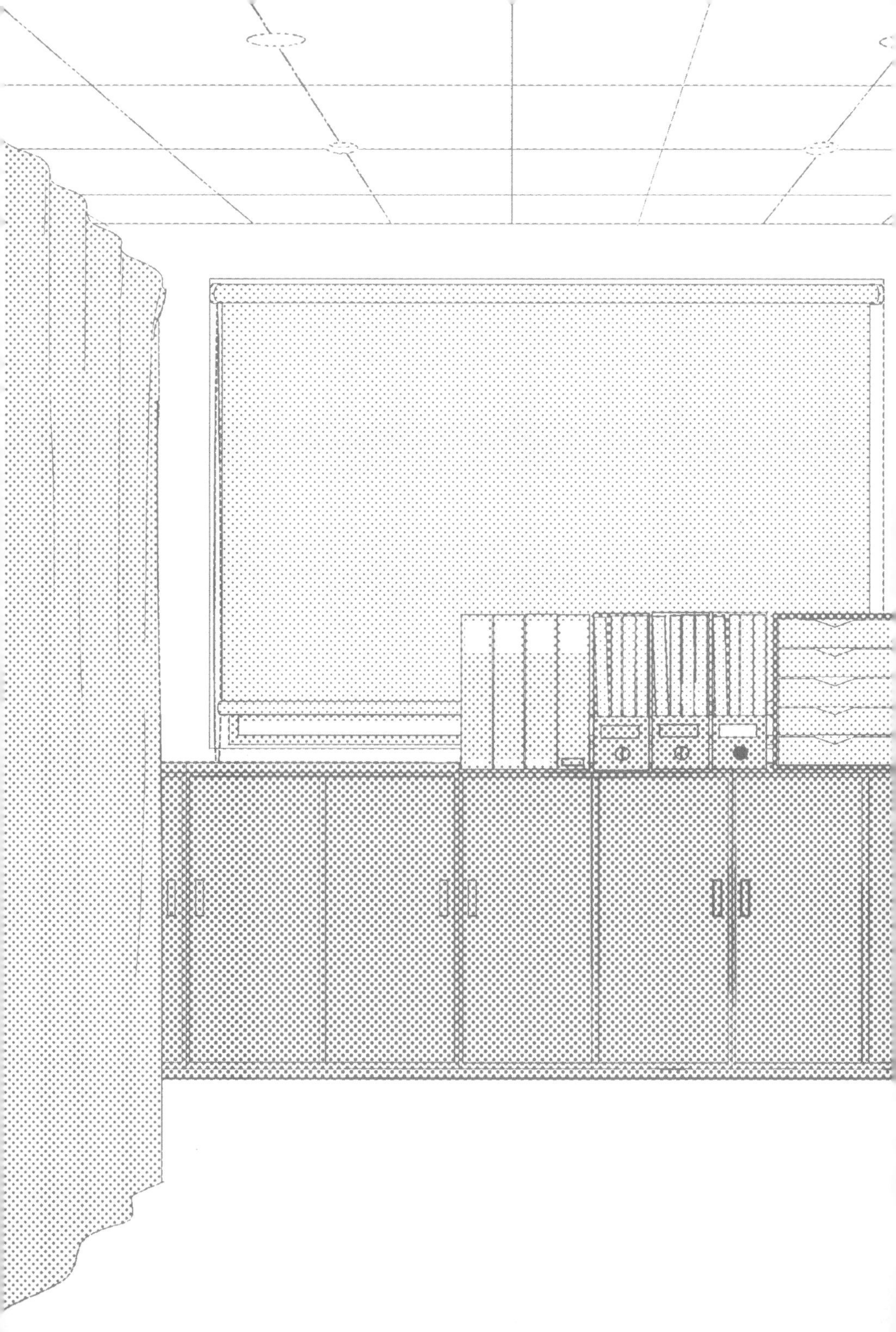

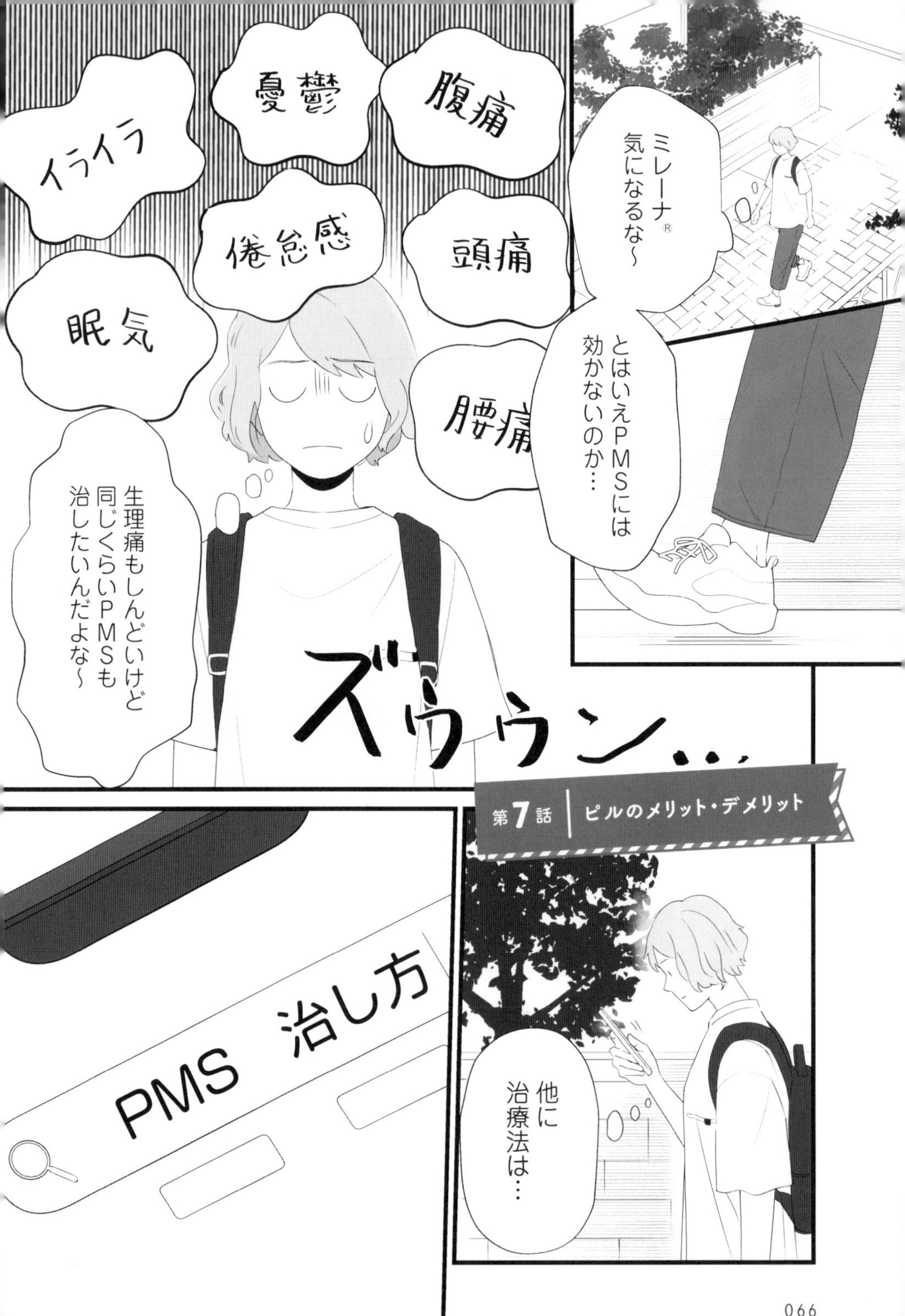
ミレーナ®
気になるな～
とはいえPMSには
効かないのか…
腹痛
憂鬱
イライラ
倦怠感
頭痛
眠気
腰痛
生理痛もしんどいけど
同じくらいPMSも
治したいんだよな～
ズゥウン…
第7話 ピルのメリット・デメリット
他に
治療法は…
PMS 治し方

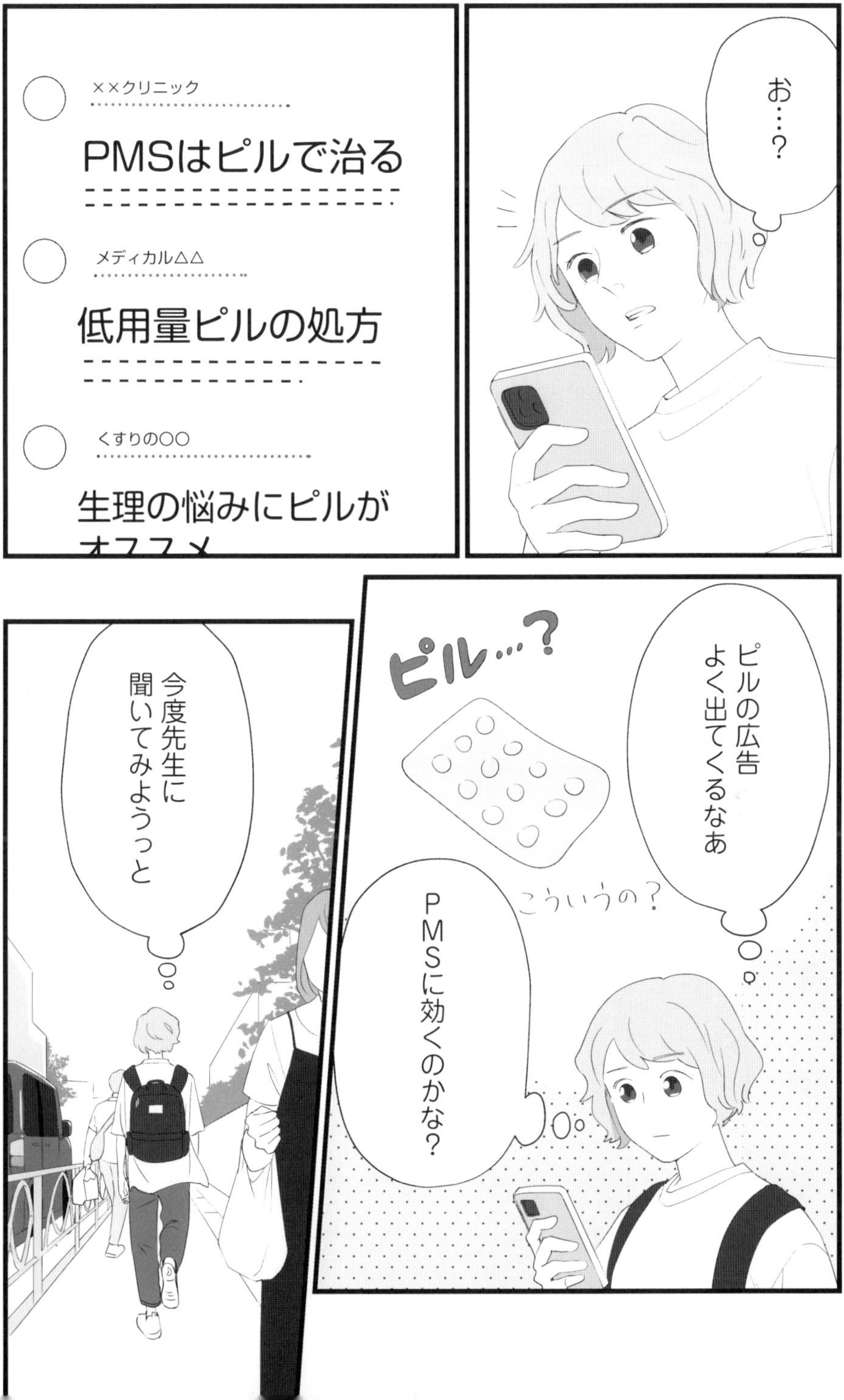
お…？
××クリニック
PMSはピルで治る
メディカル△△
低用量ピルの処方
くすりの○○
生理の悩みにピルが
ピルの広告よく出てくるなあ
ピル…？
こういうの？
PMSに効くのかな？
今度先生に聞いてみようっと

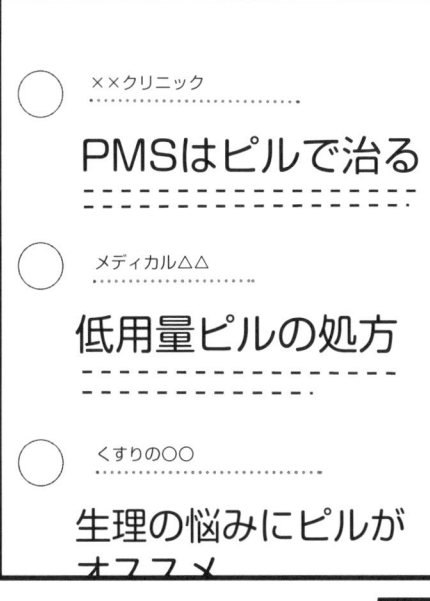

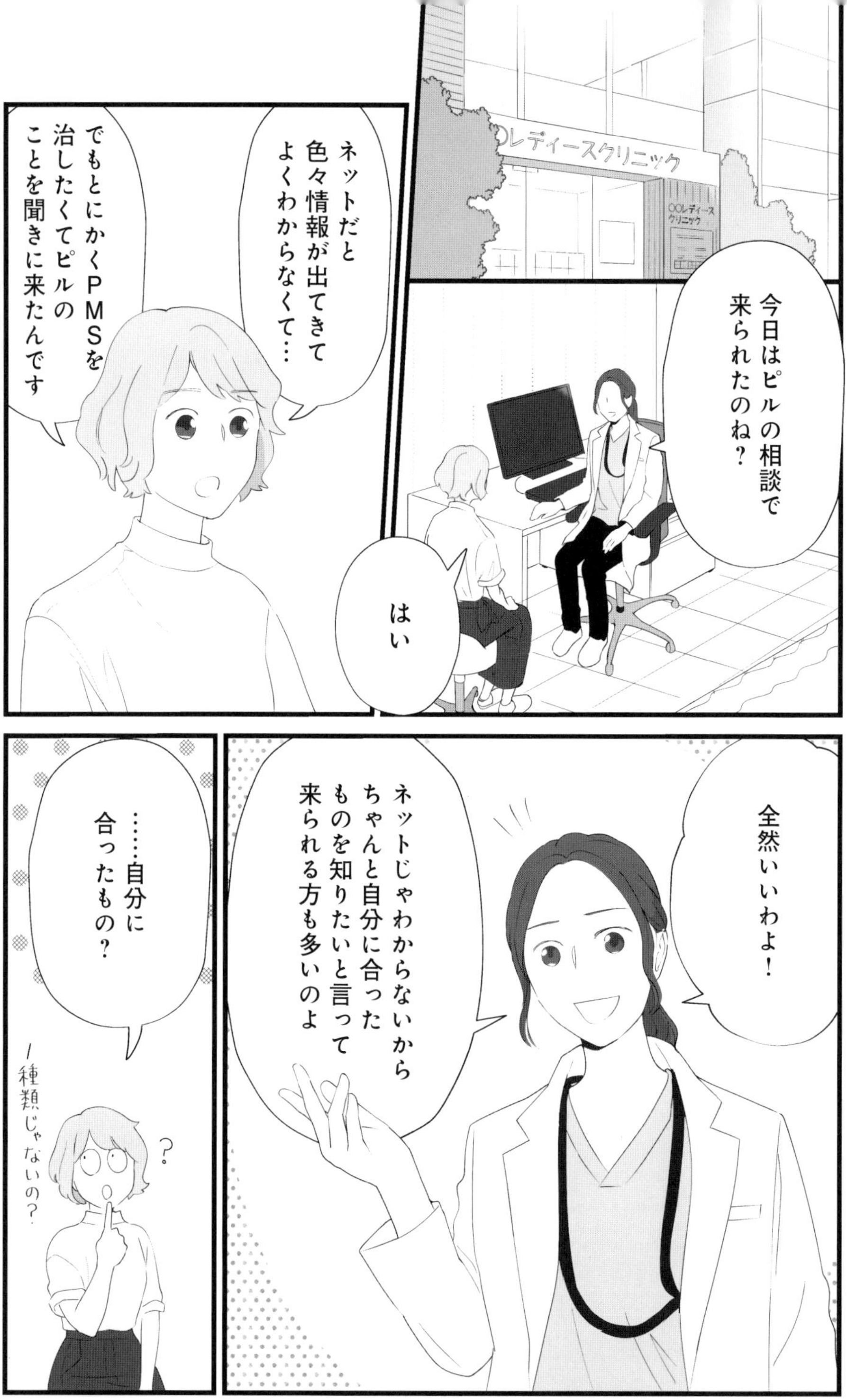
○○レディース
クリニック
今日はピルの相談で来られたのね？
はい
ネットだと色々情報が出てきてよくわからなくて…
でもとにかくPMSを治したくてピルのことを聞きに来たんです
全然いいわよ！
ネットじゃわからないからちゃんと自分に合ったものを知りたいと言って来られる方も多いのよ
……自分に合ったもの？
1種類じゃないの？
？

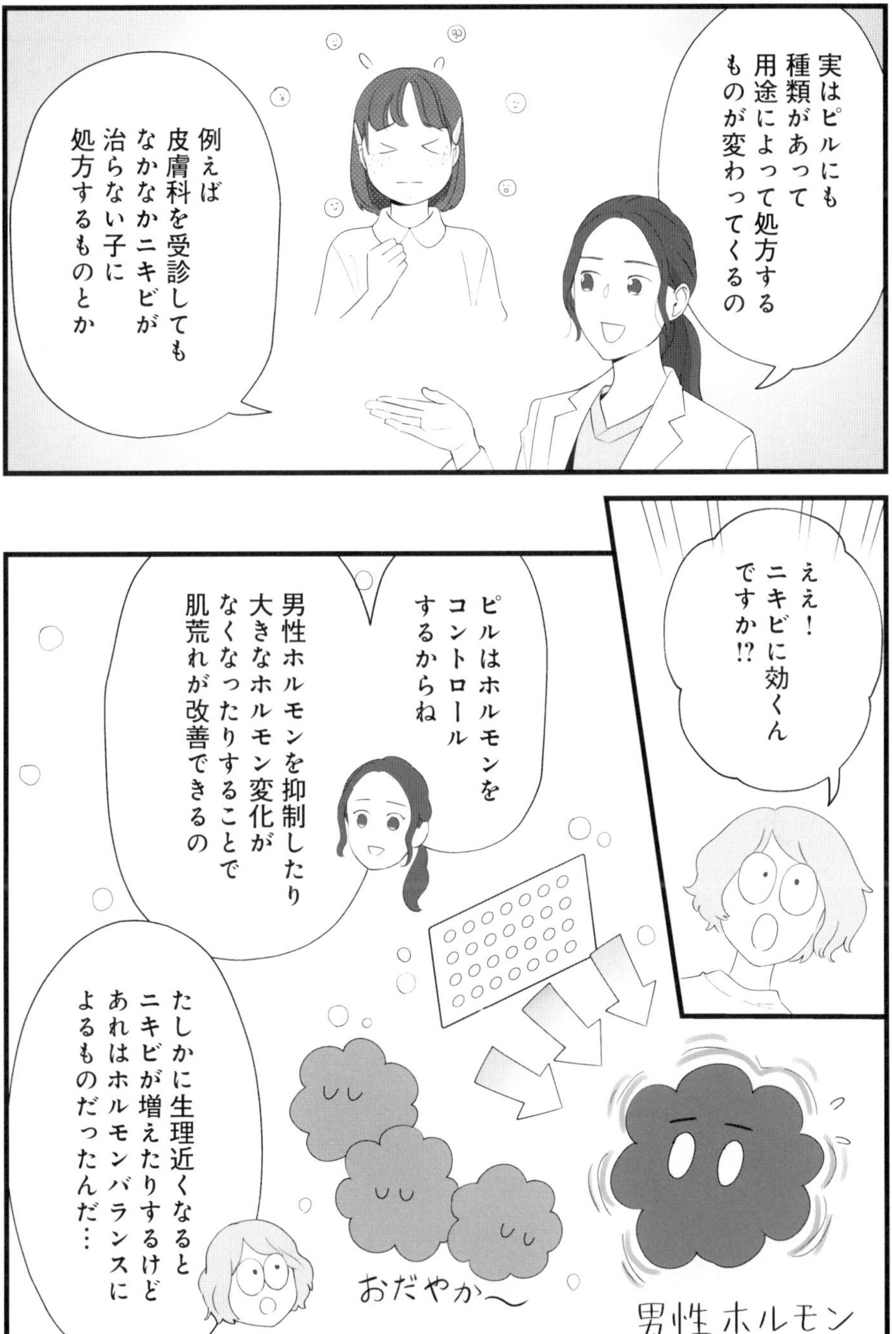
実はピルにも種類があって用途によって処方するものが変わってくるの
例えば皮膚科を受診してもなかなかニキビが治らない子に処方するものとか
ええ！ニキビに効くんですか!?
ピルはホルモンをコントロールするからね
男性ホルモンを抑制したり大きなホルモン変化がなくなったりすることで肌荒れが改善できるの
たしかに生理近くなるとニキビが増えたりするけどあれはホルモンバランスによるものだったんだ…
おだやか〜
男性ホルモン

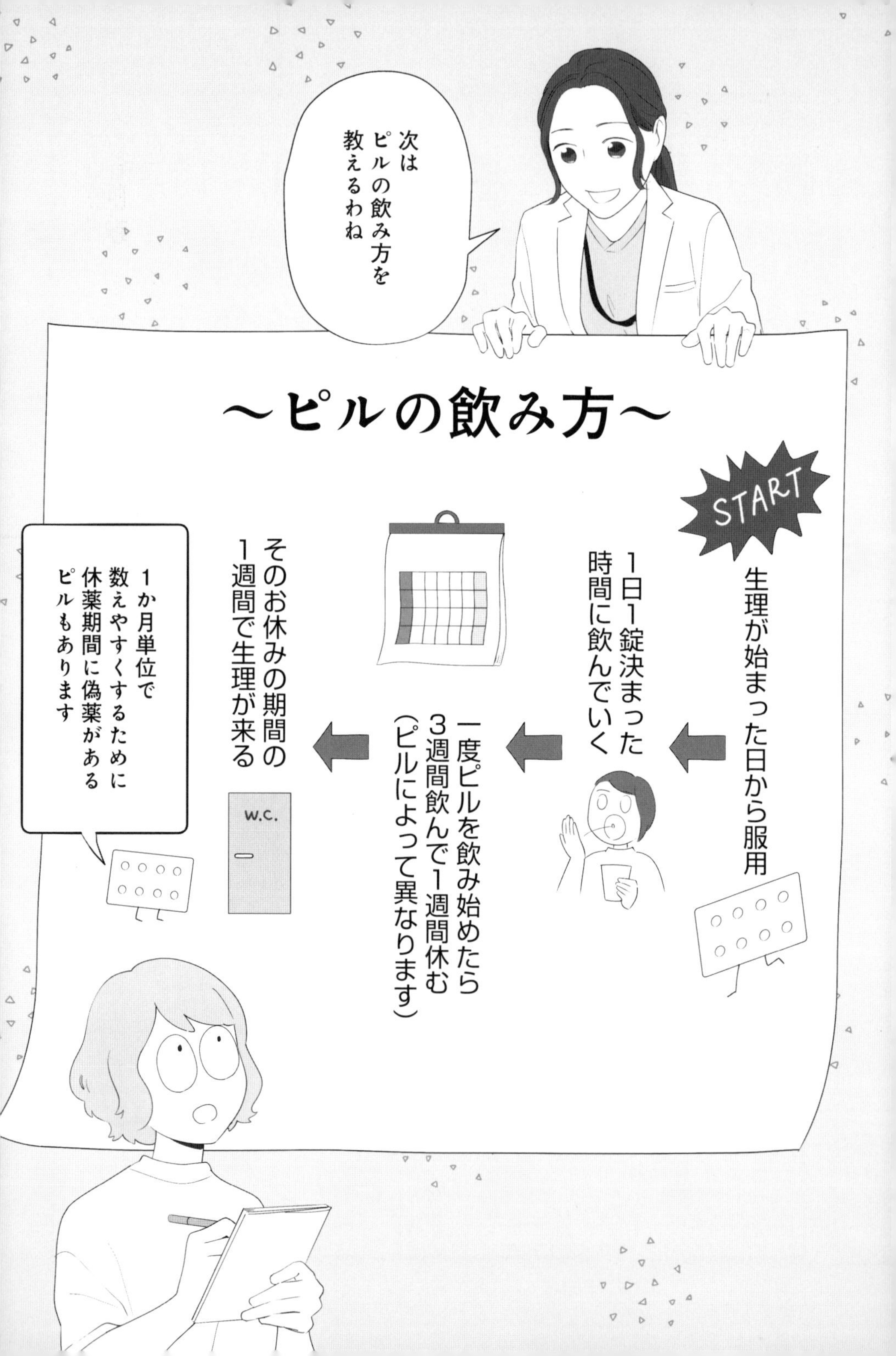
次はピルの飲み方を教えるわね
〜ピルの飲み方〜
START
生理が始まった日から服用
1日1錠決まった時間に飲んでいく
一度ピルを飲み始めたら3週間飲んで1週間休む（ピルによって異なります）
そのお休みの期間の1週間で生理が来る
W.C.
1か月単位で数えやすくするために休薬期間に偽薬があるピルもあります

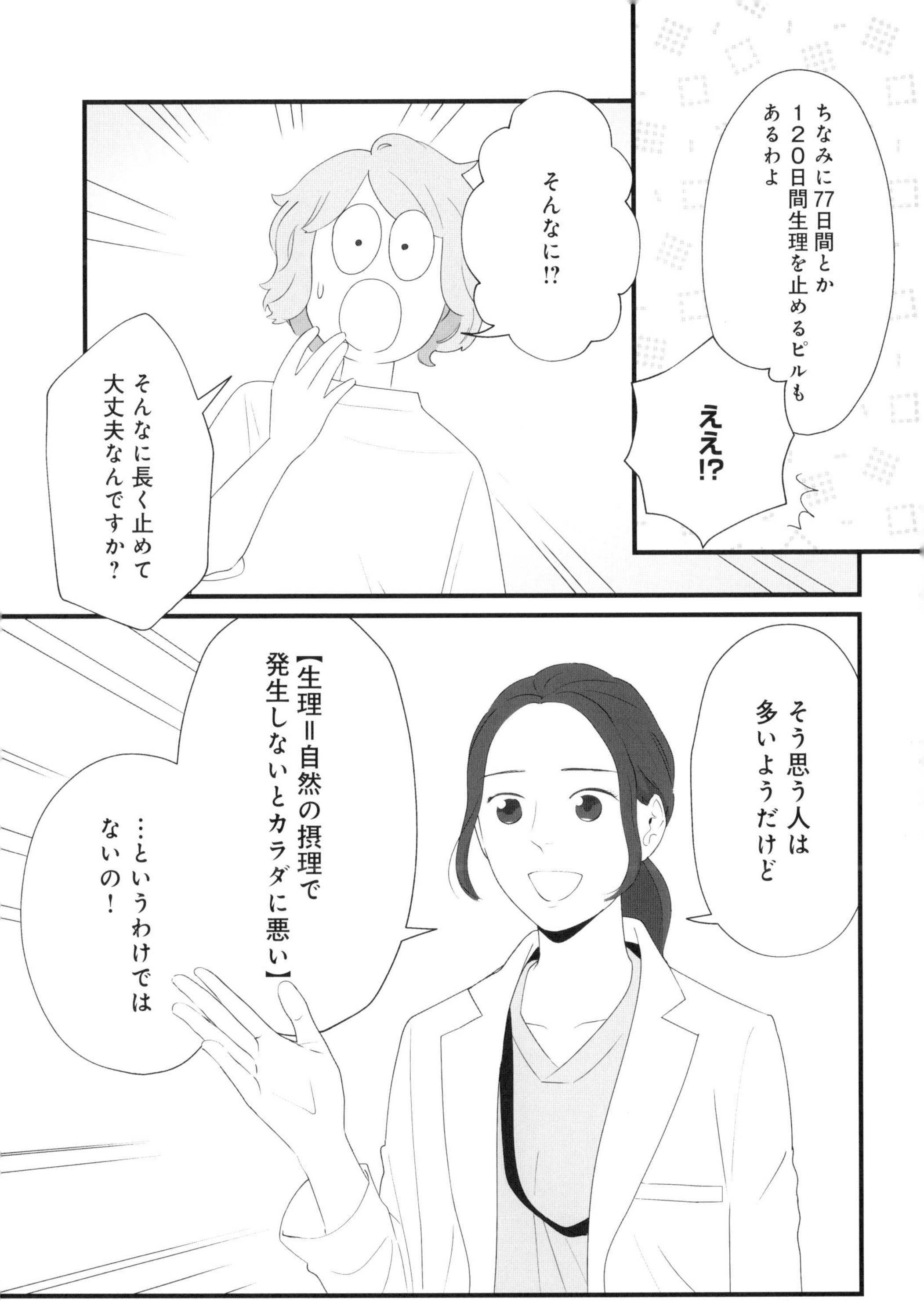
ちなみに77日間とか120日間生理を止めるピルもあるわよ
ええ!?
そんなに!?
そんなに長く止めて大丈夫なんですか?
そう思う人は多いようだけど
【生理=自然の摂理で発生しないとカラダに悪い】…というわけではないの!

え　でも…
生理をなくすなんてカラダによくないのでは…?
生理というのは妊娠のための現象よね
妊娠を希望していないのならむしろ生理のたびに子宮や卵巣に負担をかけているってことになるのよ

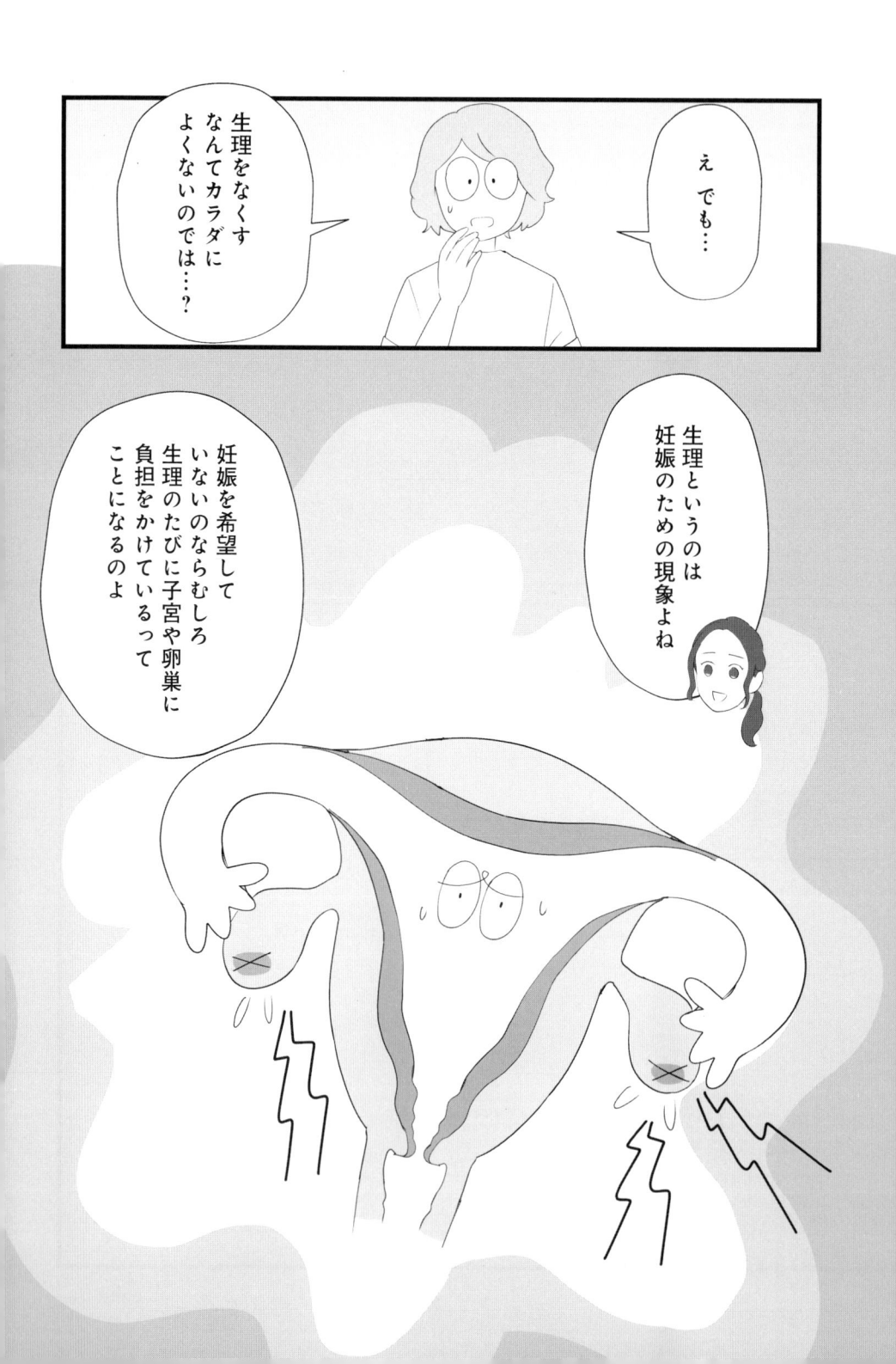

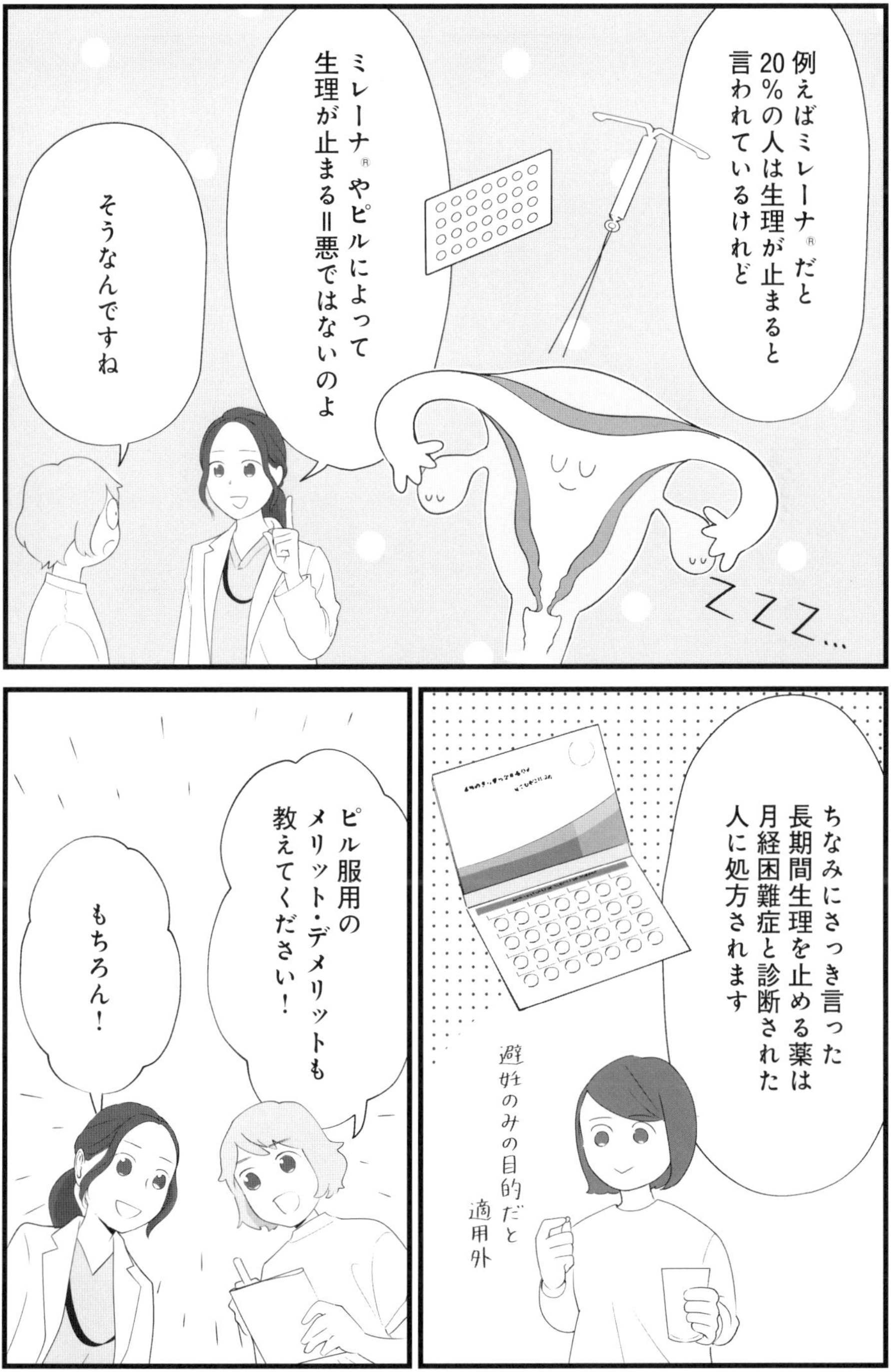
例えばミレーナ®だと20%の人は生理が止まると言われているけれど
ミレーナ®やピルによって生理が止まる＝悪ではないのよ
そうなんですね
ZZZ…
ちなみにさっき言った長期間生理を止める薬は月経困難症と診断された人に処方されます
避妊のみの目的だと適用外
ピル服用のメリット・デメリットも教えてください！
もちろん！

～メリット～

・避妊効果が高い
・排卵を抑制する
・生理痛の改善
・経血量が減る
・PMS、PMDDの改善
・子宮内膜症の予防、再発予防
・卵巣がんリスクの低下（排卵がなくなるため）
・子宮体がんのリスク低下
・大腸がんのリスク低下
・ニキビの改善（ホルモンの調整）
…など

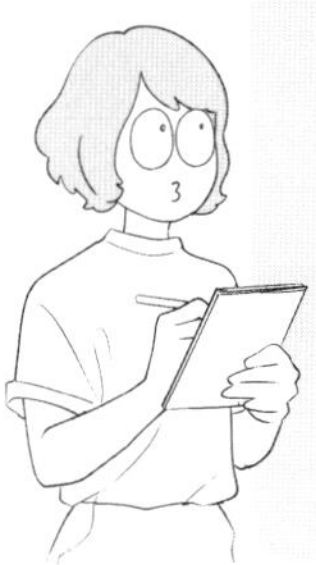

～デメリット～

・血栓症のリスクがある※1
・使えない人がいる
50歳以上、もしくは閉経後の人※2
35歳以上で1日15本以上吸う喫煙者
肥満の人
基礎疾患のある人
血栓症にかかったことのある人
前兆のある片頭痛を持っている人など

※1 起こる可能性は少ない
※2 日本産科婦人科学会のガイドライン上、50歳以上は使用できません。40歳以上で慎重投与

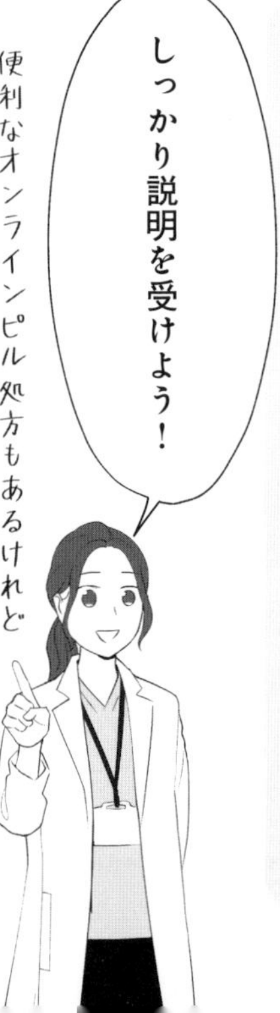

便利なオンラインピル処方もあるけれど
最初は病院で先生に相談して
種類を決めるのがおすすめ

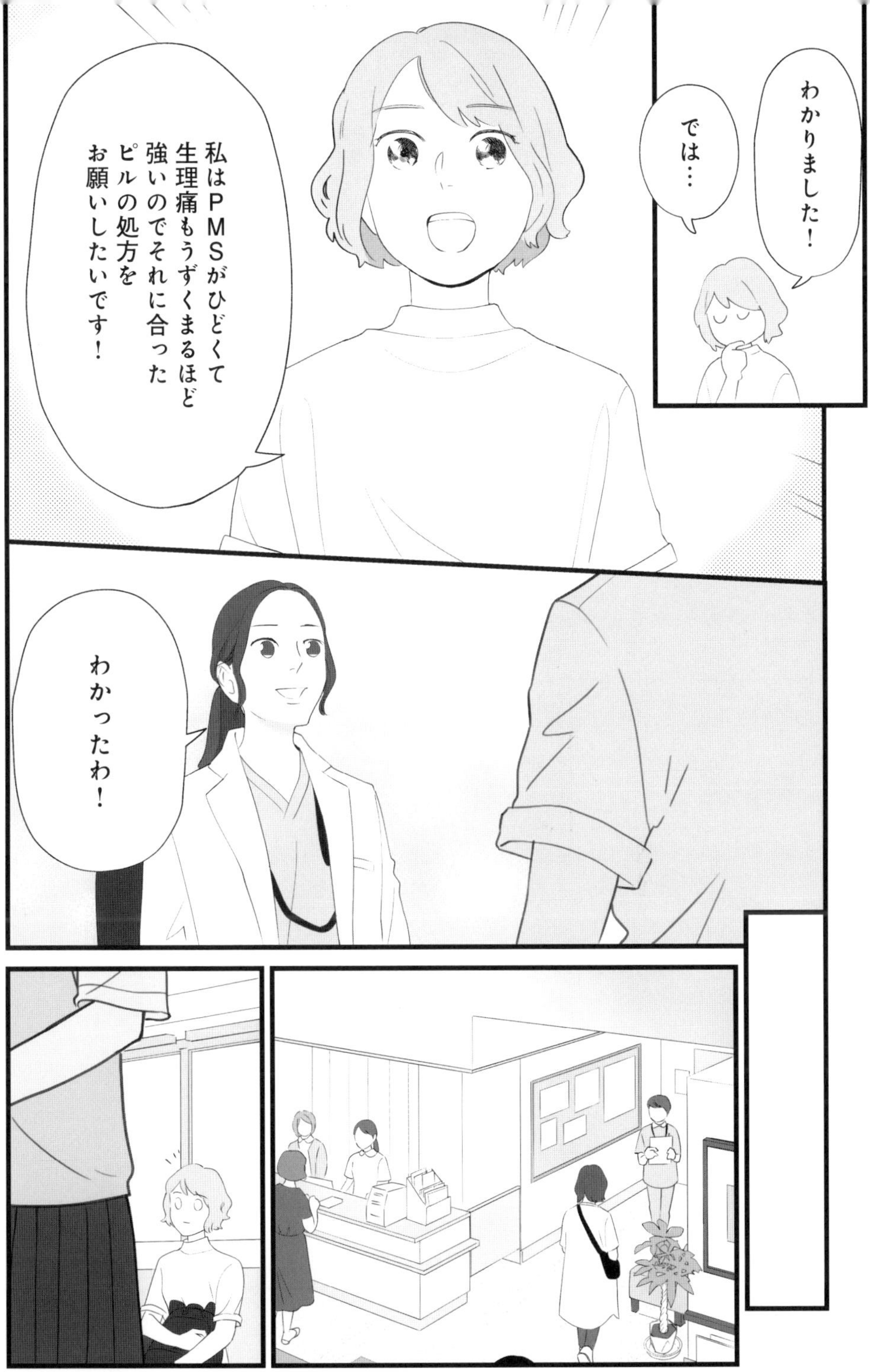
わかりました！
では…
私はPMSがひどくて生理痛もうずくまるほど強いのでそれに合ったピルの処方をお願いしたいです！
わかったわ！

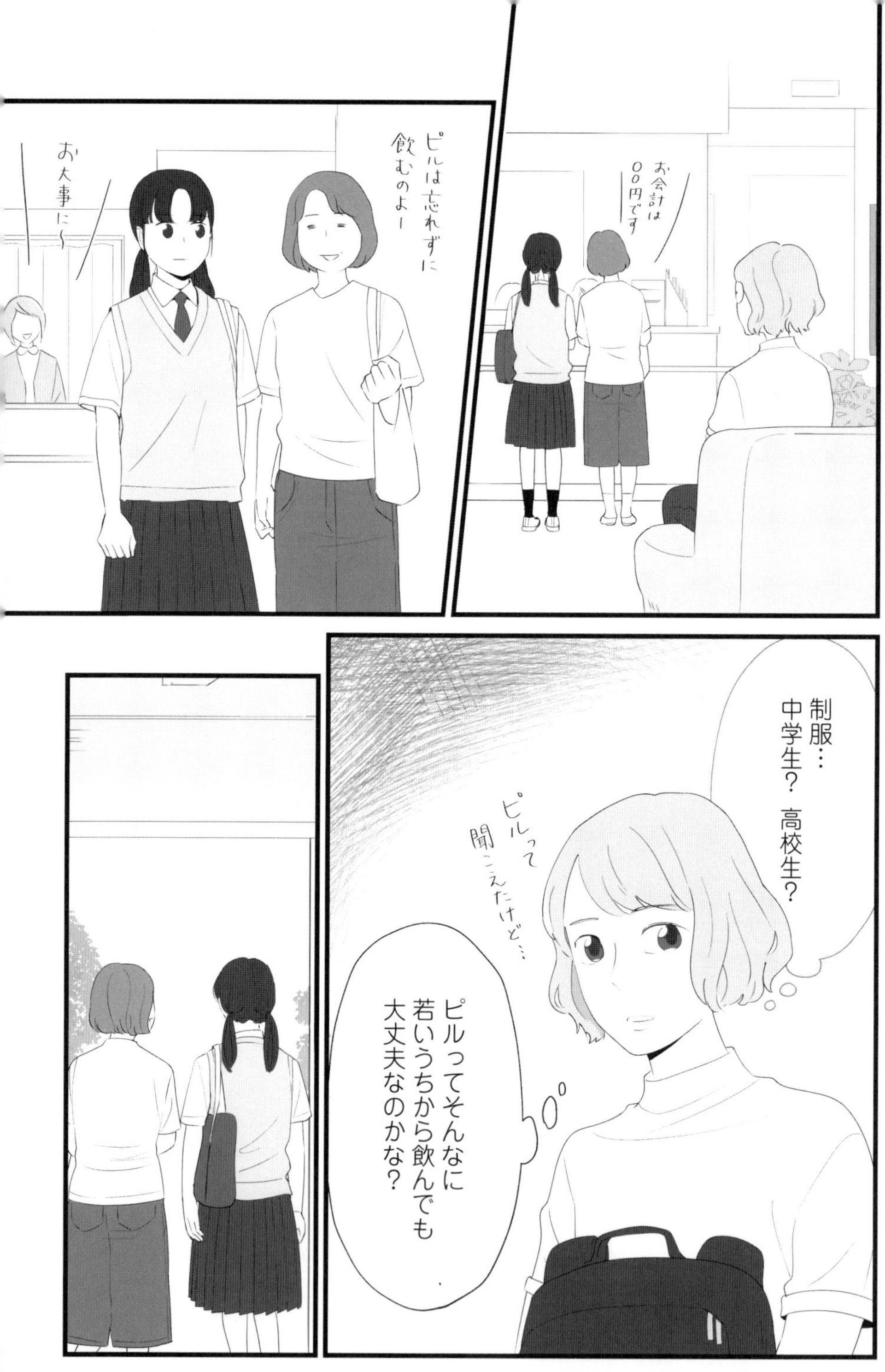
お会計は○○円です
ピルは忘れずに飲むのよー
お大事に〜
制服…中学生？ 高校生？
ピルって聞こえたけど…
ピルってそんなに若いうちから飲んでも大丈夫なのかな？

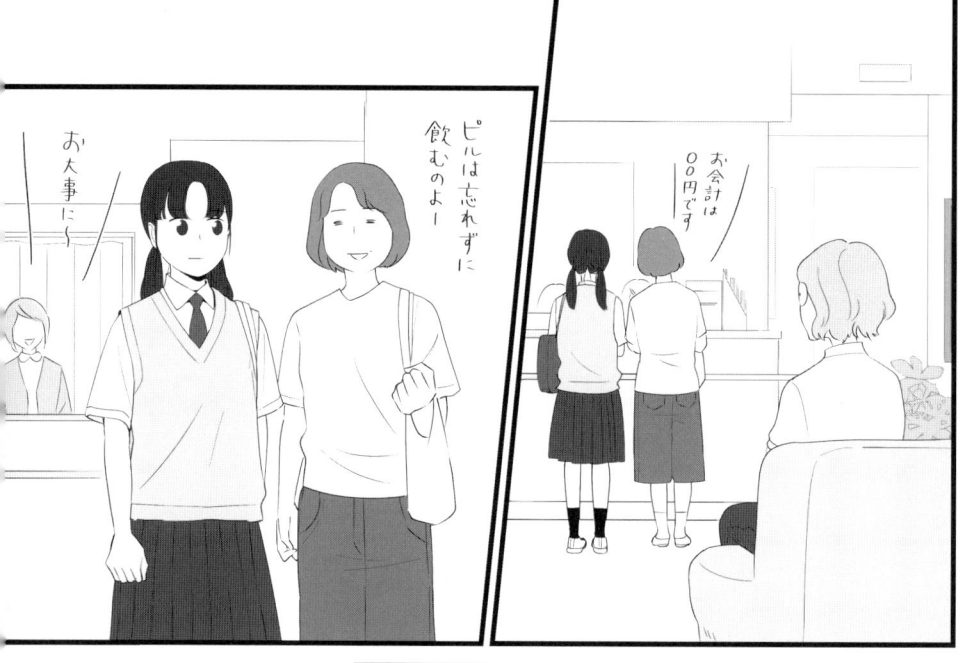

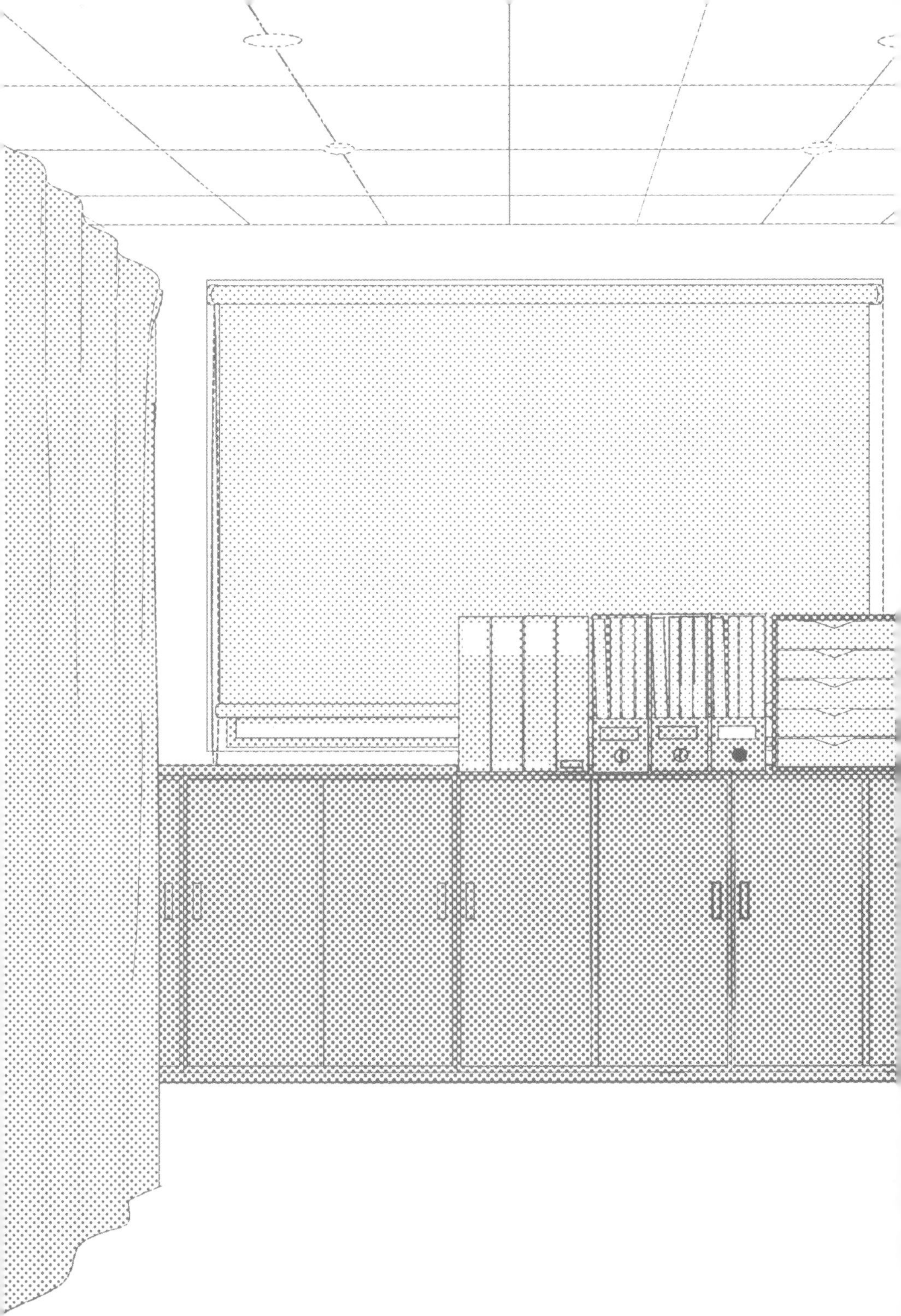

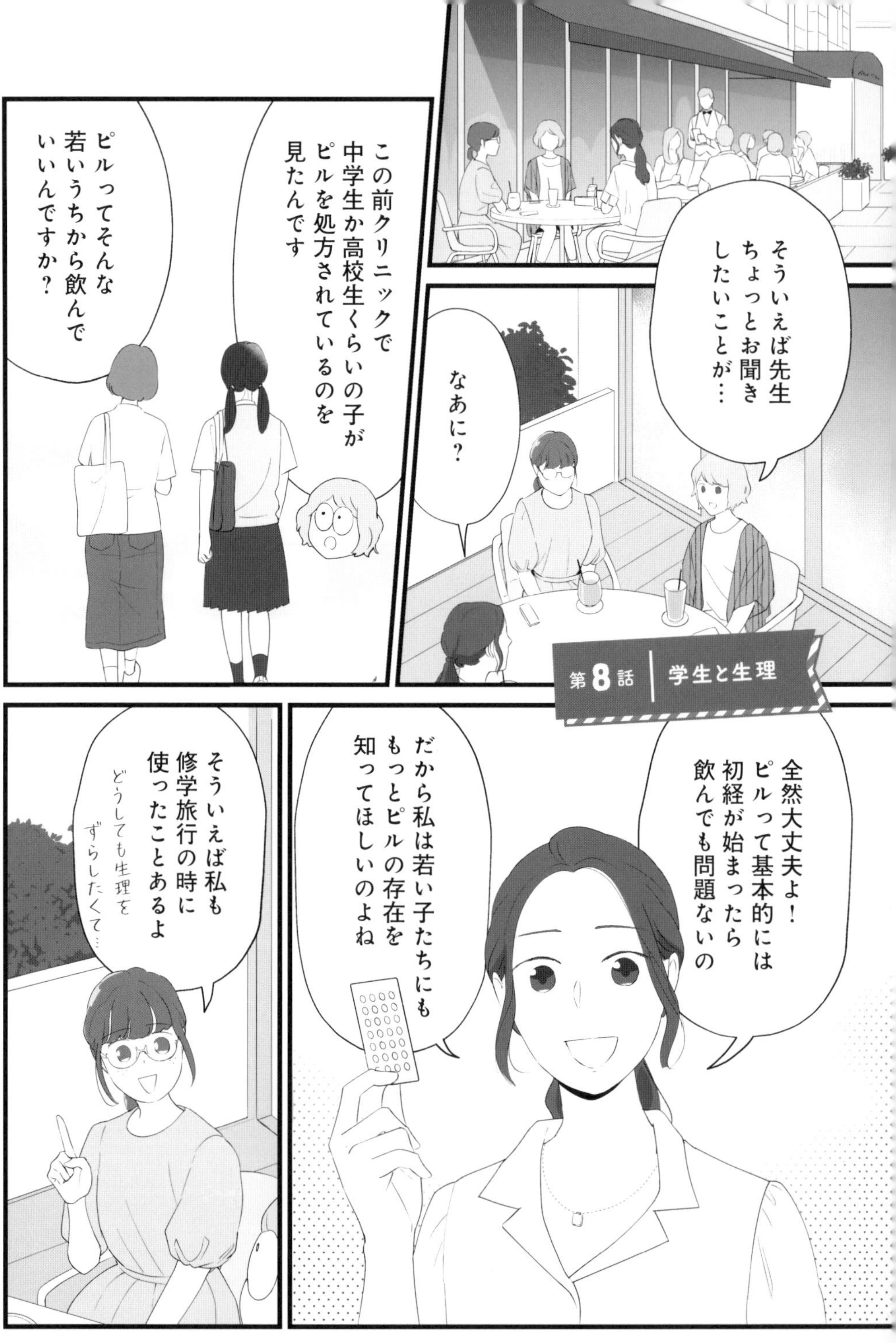
そういえば先生ちょっとお聞きしたいことが…
なあに？
第8話 学生と生理
この前クリニックで中学生か高校生くらいの子がピルを処方されているのを見たんです
ピルってそんな若いうちから飲んでいいんですか？
全然大丈夫よ！ピルって基本的には初経が始まったら飲んでも問題ないの
だから私は若い子たちにももっとピルの存在を知ってほしいのよね
そういえば私も修学旅行の時に使ったことあるよ
どうしても生理をずらしたくて…

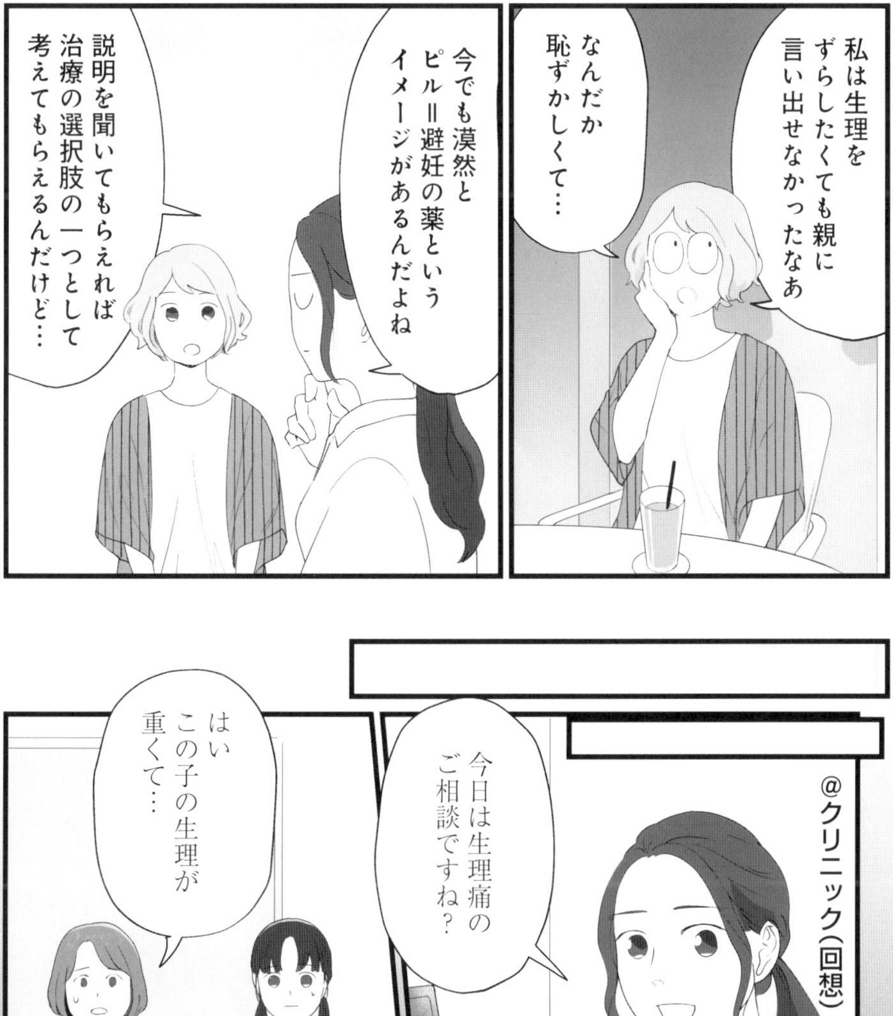
私は生理をずらしたくても親に言い出せなかったなぁ
なんだか恥ずかしくて…
今でも漠然とピル＝避妊の薬というイメージがあるんだよね
説明を聞いてもらえれば治療の選択肢の一つとして考えてもらえるんだけど…
@クリニック（回想）
今日は生理痛のご相談ですね？
はい この子の生理が重くて…

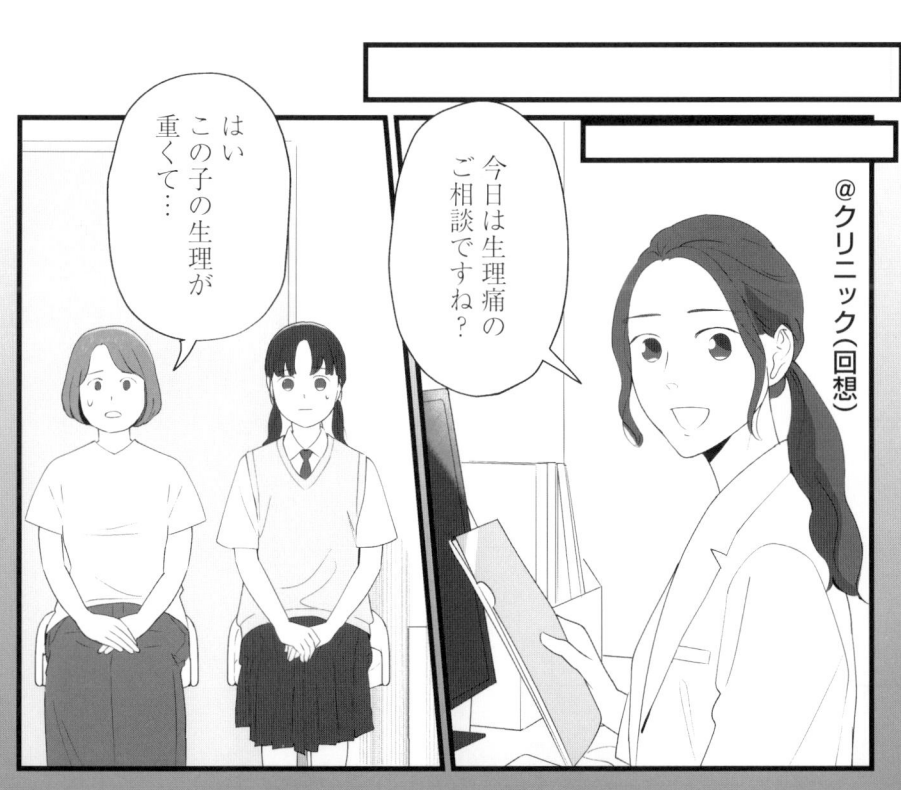

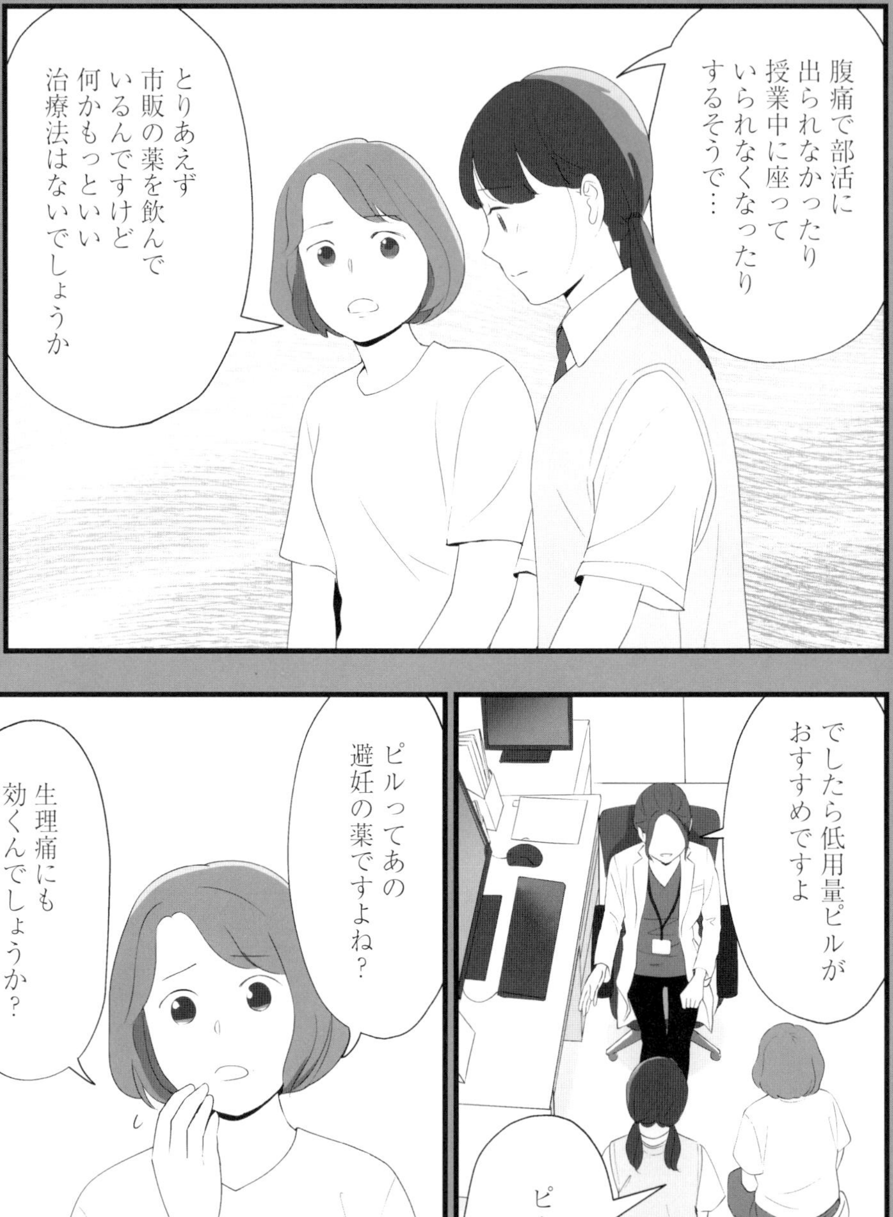
腹痛で部活に出られなかったり授業中に座っていられなくなったりするそうで…
とりあえず市販の薬を飲んでいるんですけど何かもっといい治療法はないでしょうか
でしたら低用量ピルがおすすめですよ
ピルですか
ピルってあの避妊の薬ですよね？
生理痛にも効くんでしょうか？

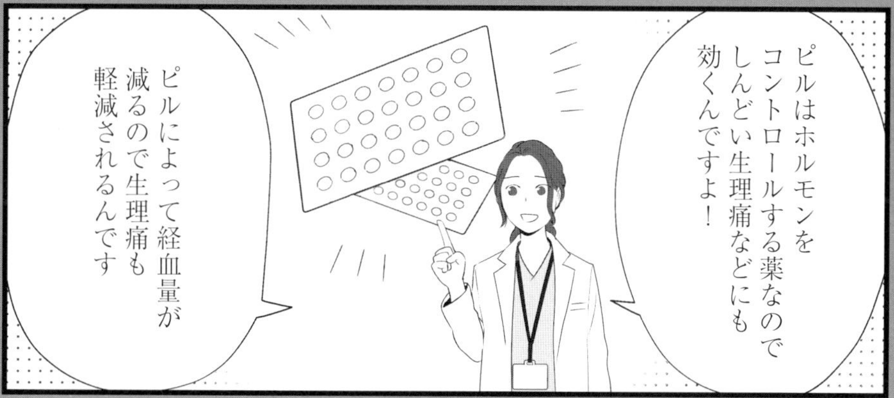
ピルはホルモンを
コントロールする薬なので
しんどい生理痛などにも
効くんですよ！
ピルによって経血量が
減るので生理痛も
軽減されるんです

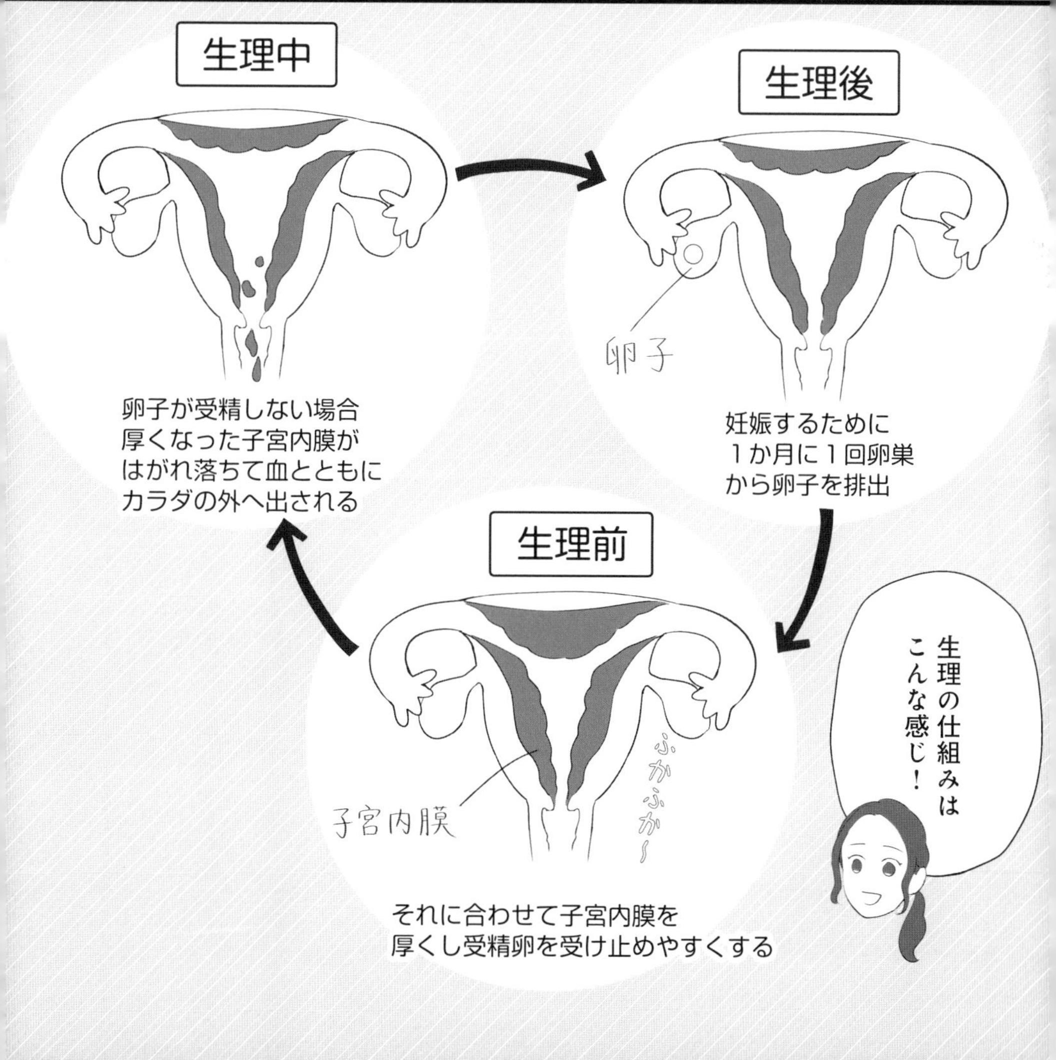
生理中
卵子が受精しない場合
厚くなった子宮内膜が
はがれ落ちて血とともに
カラダの外へ出される
生理後
卵子
妊娠するために
１か月に１回卵巣
から卵子を排出
生理前
子宮内膜
ふかふか〜
それに合わせて子宮内膜を
厚くし受精卵を受け止めやすくする
生理の仕組みは
こんな感じ！

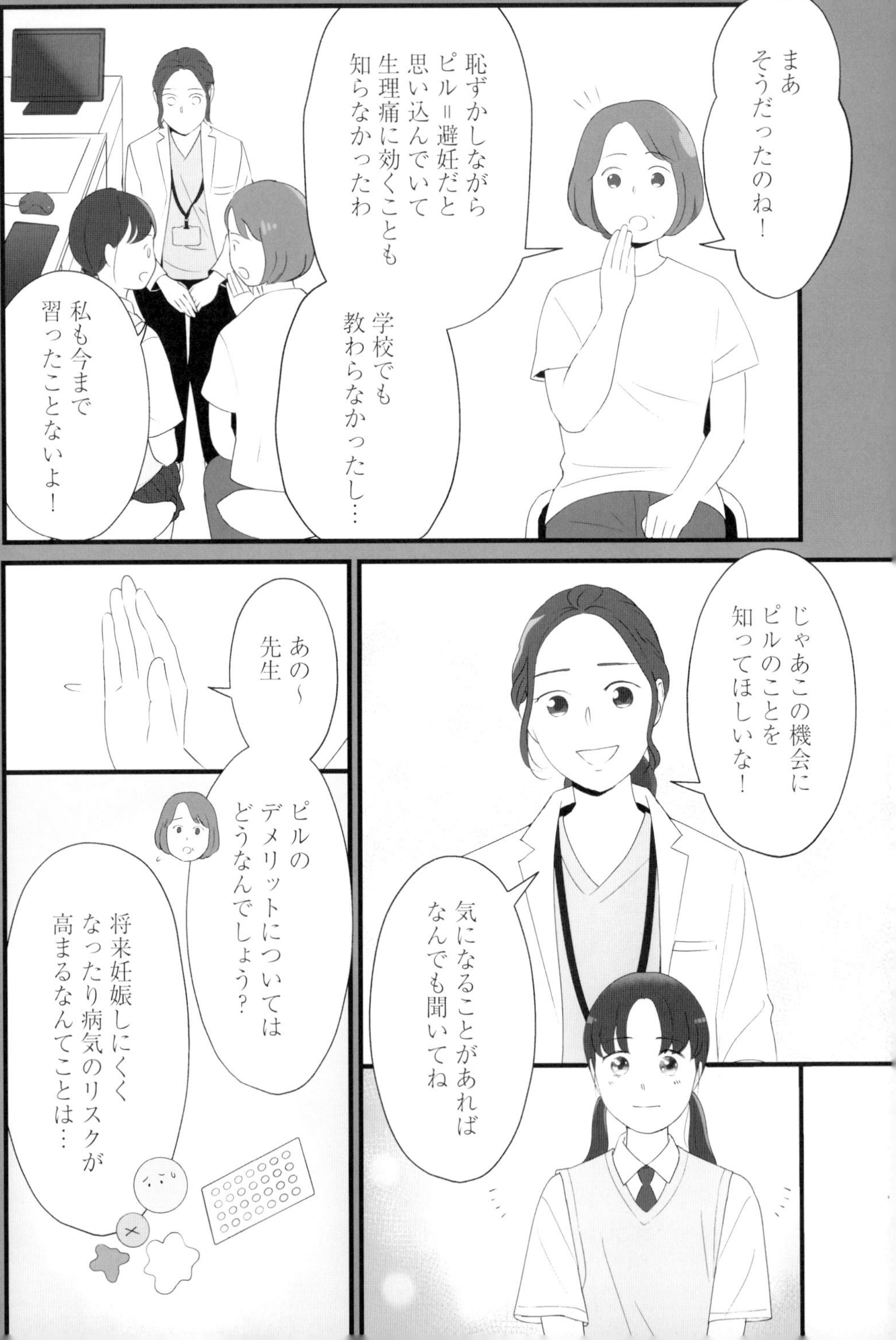
まあ
そうだったのね！
恥ずかしながら
ピル＝避妊だと
思い込んでいて
生理痛に効くことも
知らなかったわ
学校でも
教わらなかったし…
私も今まで
習ったことないよ！
じゃあこの機会に
ピルのことを
知ってほしいな！
気になることがあれば
なんでも聞いてね
あの〜
先生
ピルの
デメリットについては
どうなんでしょう？
将来妊娠しにくく
なったり病気のリスクが
高まるなんてことは…

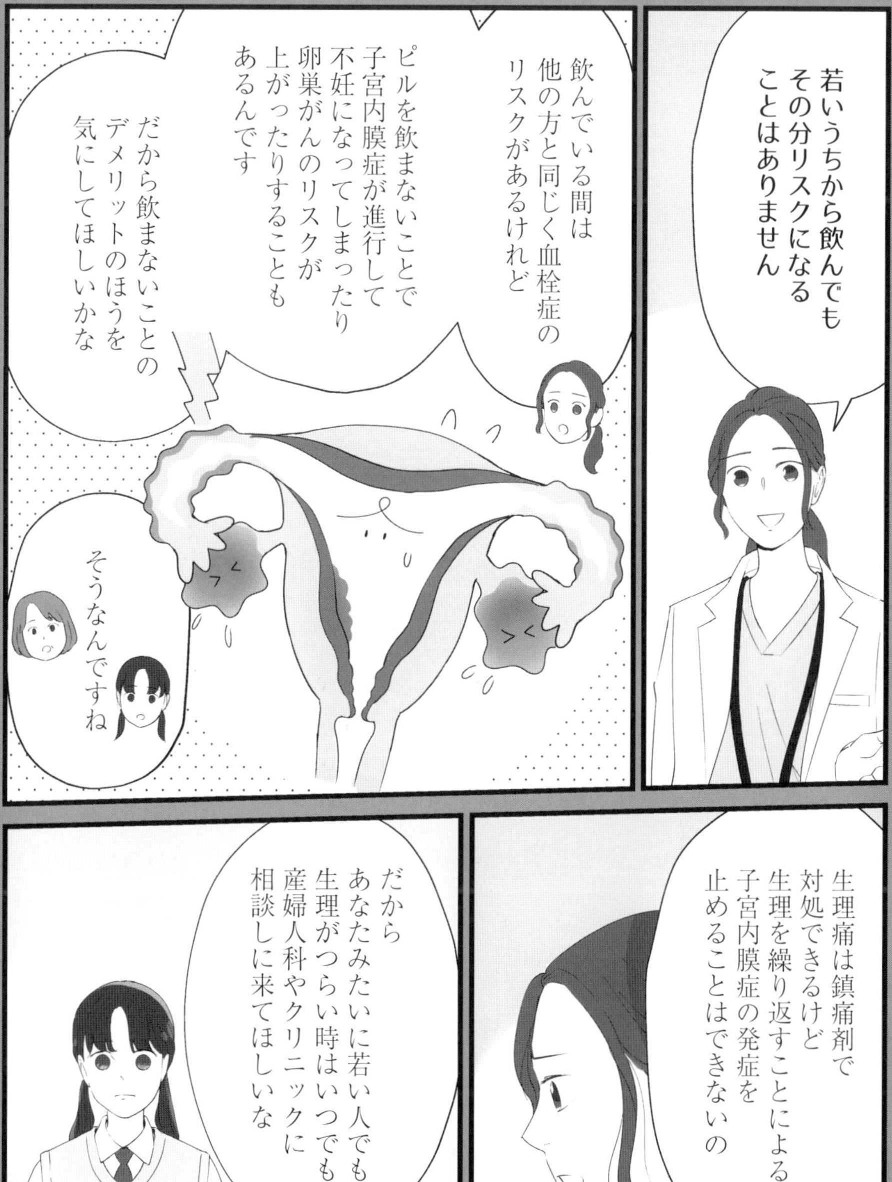
若いうちから飲んでもその分リスクになることはありません
飲んでいる間は他の方と同じく血栓症のリスクがあるけれど
ピルを飲まないことで子宮内膜症が進行して不妊になってしまったり卵巣がんのリスクが上がったりすることもあるんです
だから飲まないことのデメリットのほうを気にしてほしいかな
そうなんですね
生理痛は鎮痛剤で対処できるけど生理を繰り返すことによる子宮内膜症の発症を止めることはできないの
だからあなたみたいに若い人でも生理がつらい時はいつでも産婦人科やクリニックに相談しに来てほしいな

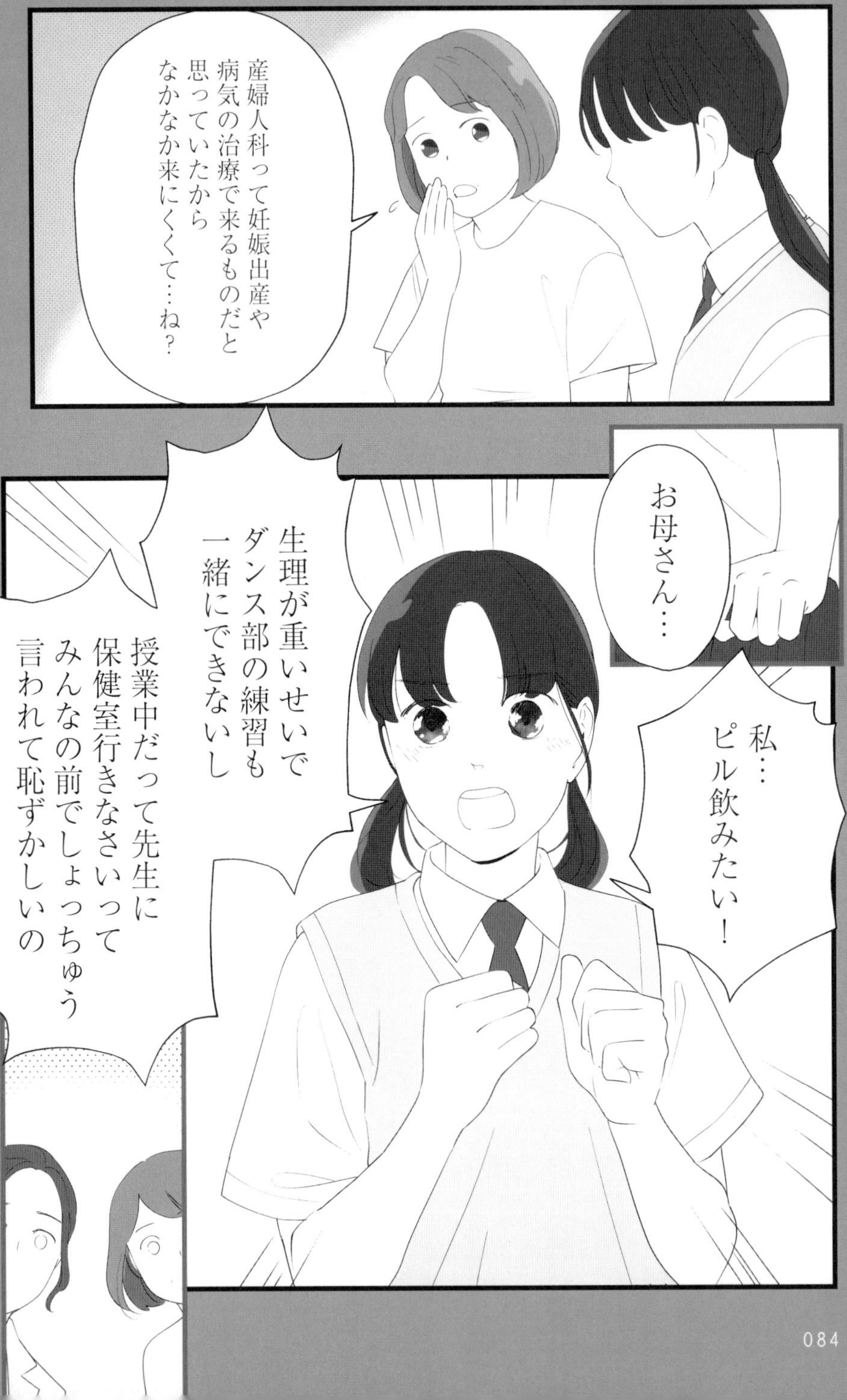
産婦人科って妊娠出産や病気の治療で来るものだと思っていたからなかなか来にくくて…ね？
お母さん…
私…ピル飲みたい！
生理が重いせいでダンス部の練習も一緒にできないし
授業中だって先生に保健室行きなさいってみんなの前でしょっちゅう言われて恥ずかしいの

今まで我慢してたんだね…
もちろんいいよ
今日はピルのお話が聞けてよかったね
1日1錠決まった時間にこの低用量ピルを飲んでください
タイマーやスマホのリマインド機能を使うといいですよ
わかりました！

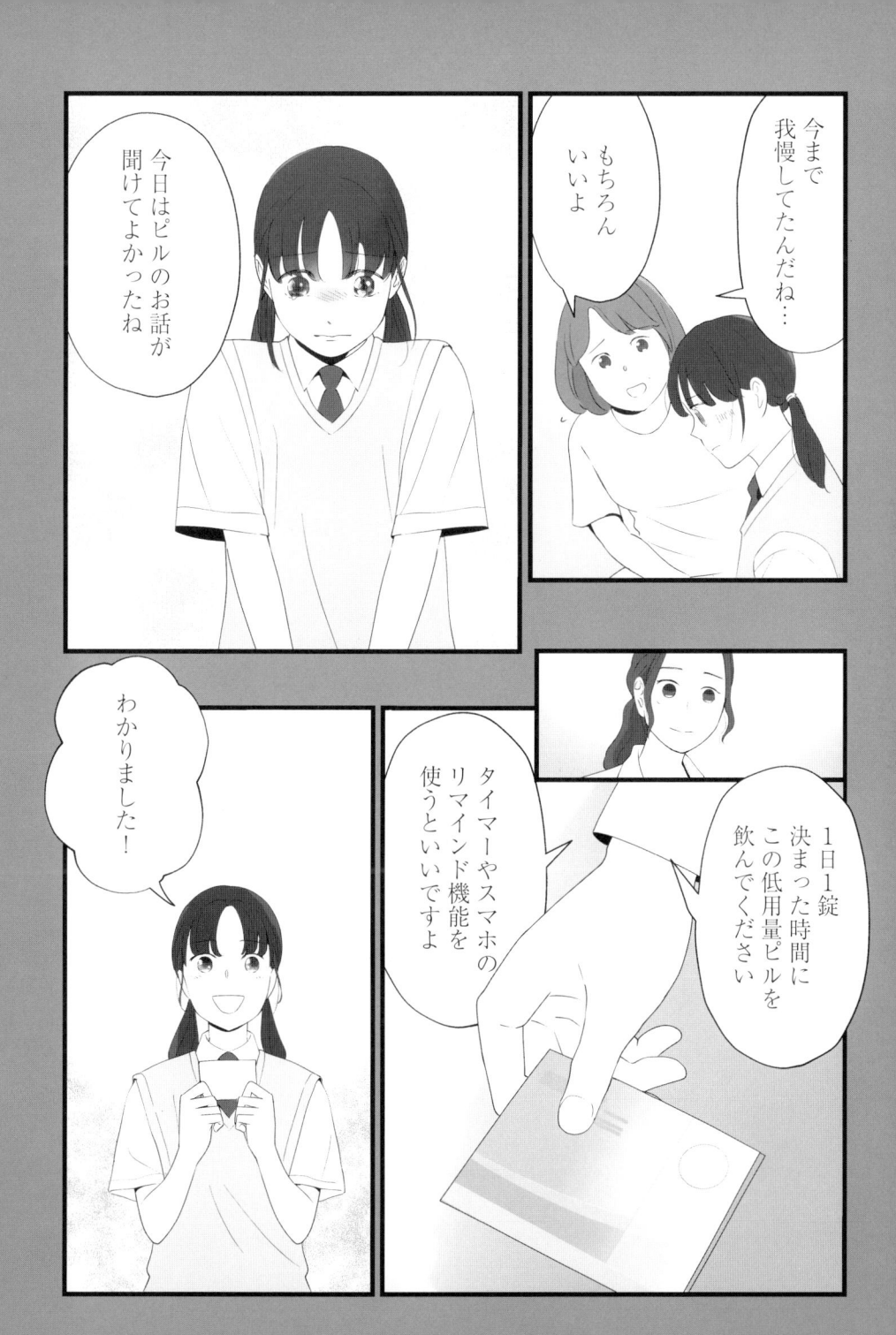

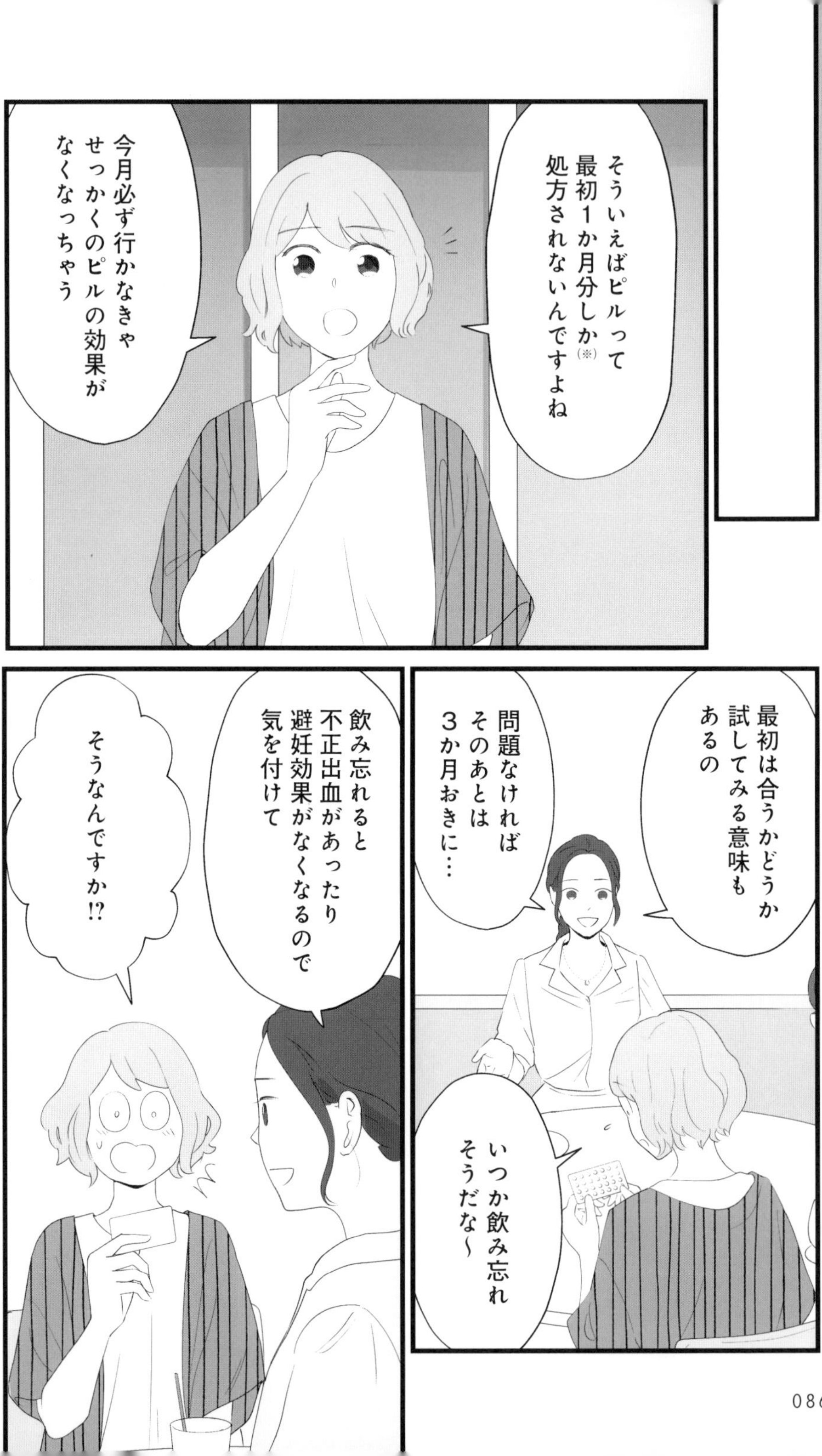
そういえばピルって最初1か月分しか(※)処方されないんですよね
今月必ず行かなきゃ せっかくのピルの効果がなくなっちゃう
最初は合うかどうか試してみる意味もあるの
問題なければそのあとは3か月おきに…
いつか飲み忘れそうだな～
飲み忘れると不正出血があったり避妊効果がなくなるので気を付けて
そうなんですか!?

(※)医療機関によります

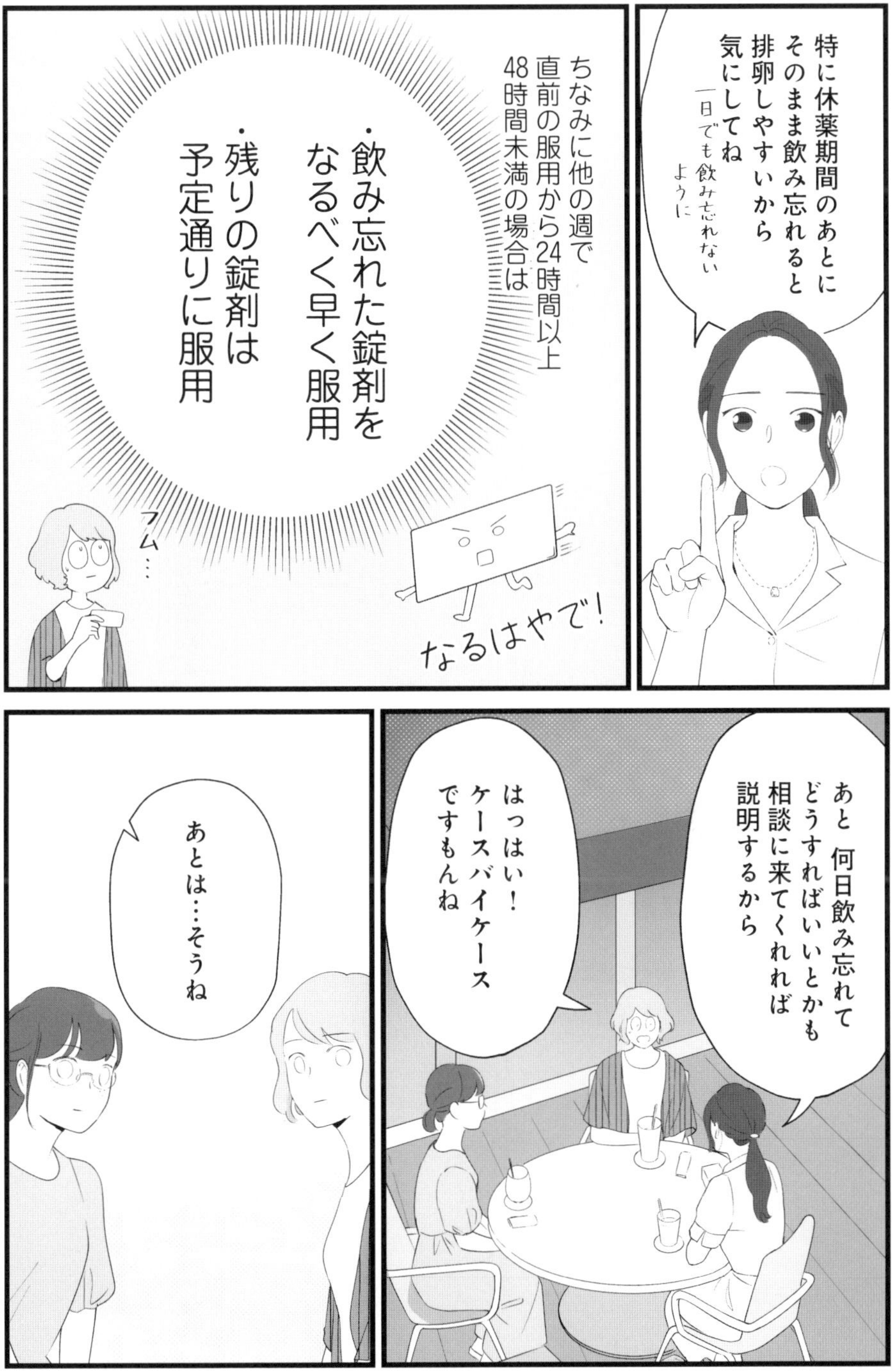
特に休薬期間のあとに
そのまま飲み忘れると
排卵しやすいから
気にしてね
一日でも飲み忘れないように
ちなみに他の週で
直前の服用から24時間以上
48時間未満の場合は
・飲み忘れた錠剤を
なるべく早く服用
・残りの錠剤は
予定通りに服用
フム…
なるはやで!
あと 何日飲み忘れて
どうすればいいとかも
相談に来てくれれば
説明するから
はっはい!
ケースバイケース
ですもんね
あとは…そうね

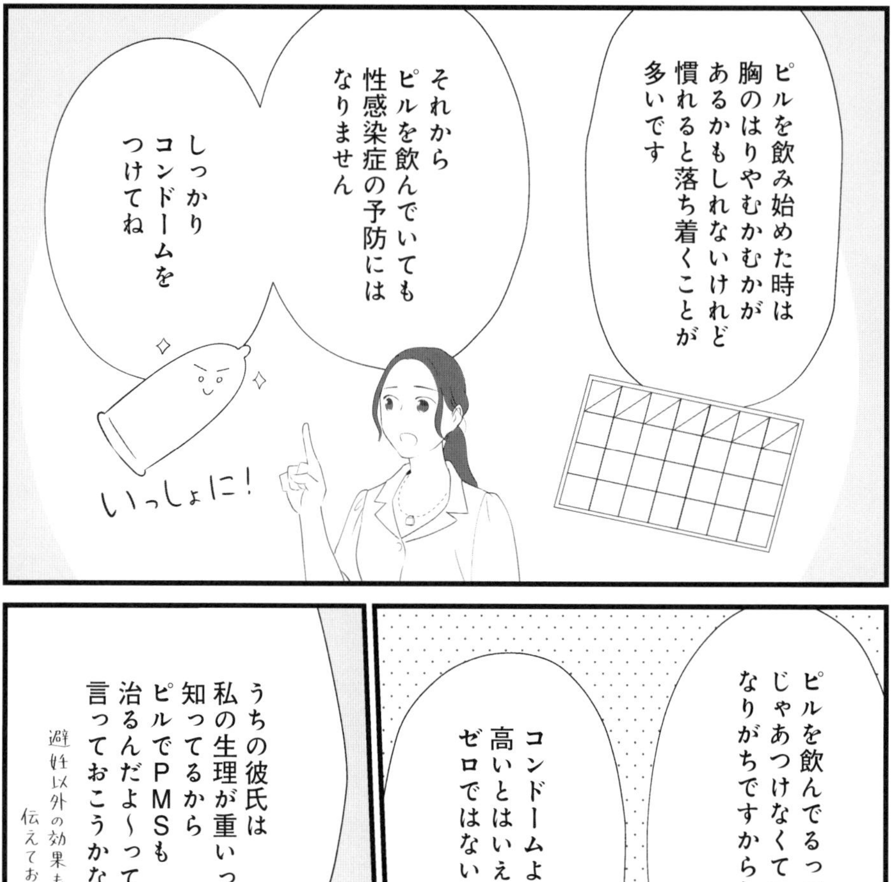
ピルを飲み始めた時は
胸のはりやむかむかが
あるかもしれないけれど
慣れると落ち着くことが
多いです
それから
ピルを飲んでいても
性感染症の予防には
なりません
しっかり
コンドームを
つけてね
いっしょに!
ピルを飲んでるって言うと
じゃあつけなくていいんだ、と
なりがちですからね
コンドームより避妊効果は
高いとはいえまったく
ゼロではないからね
避妊率
85〜98%
99.7%
99.8%
うちの彼氏は
私の生理が重いって
知ってるから
ピルでPMSも
治るんだよ〜って
言っておこうかな
避妊以外の効果も
伝えておきたい!
腰?
腹?
どっちも…

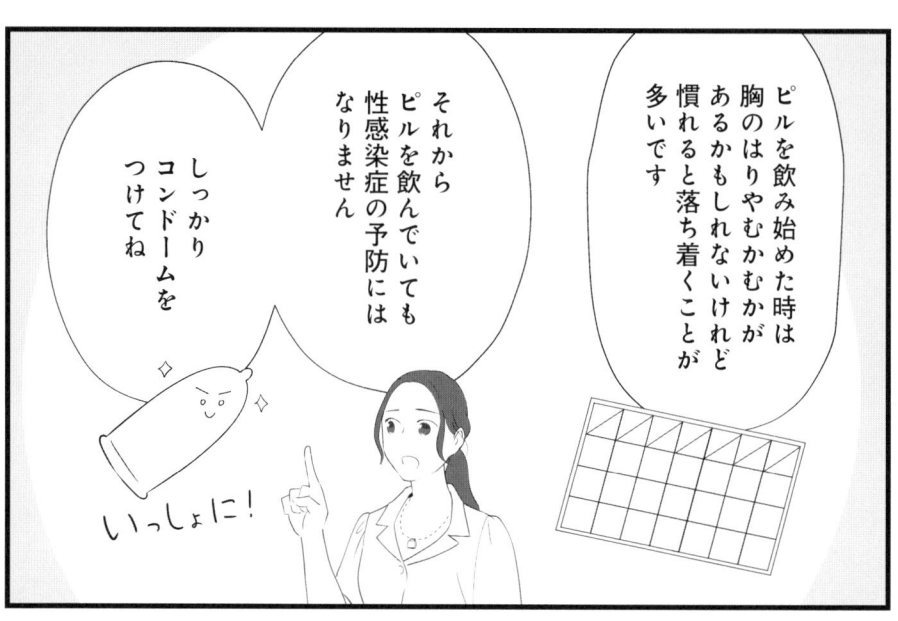

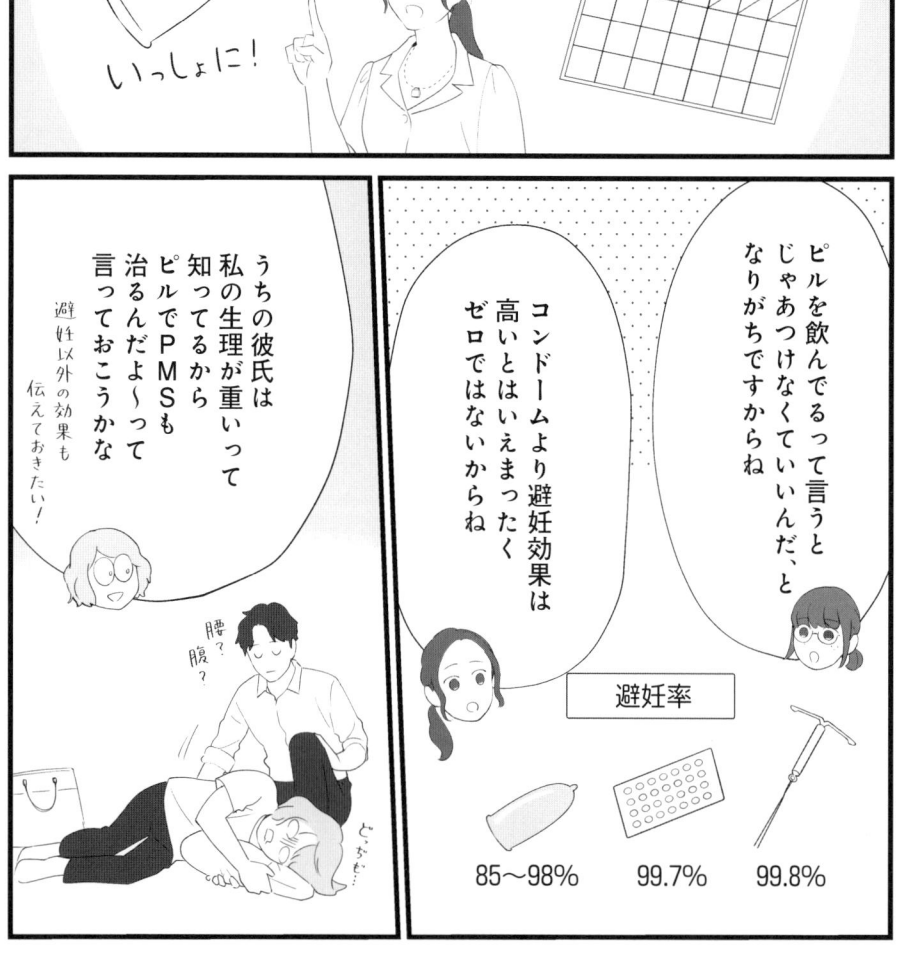

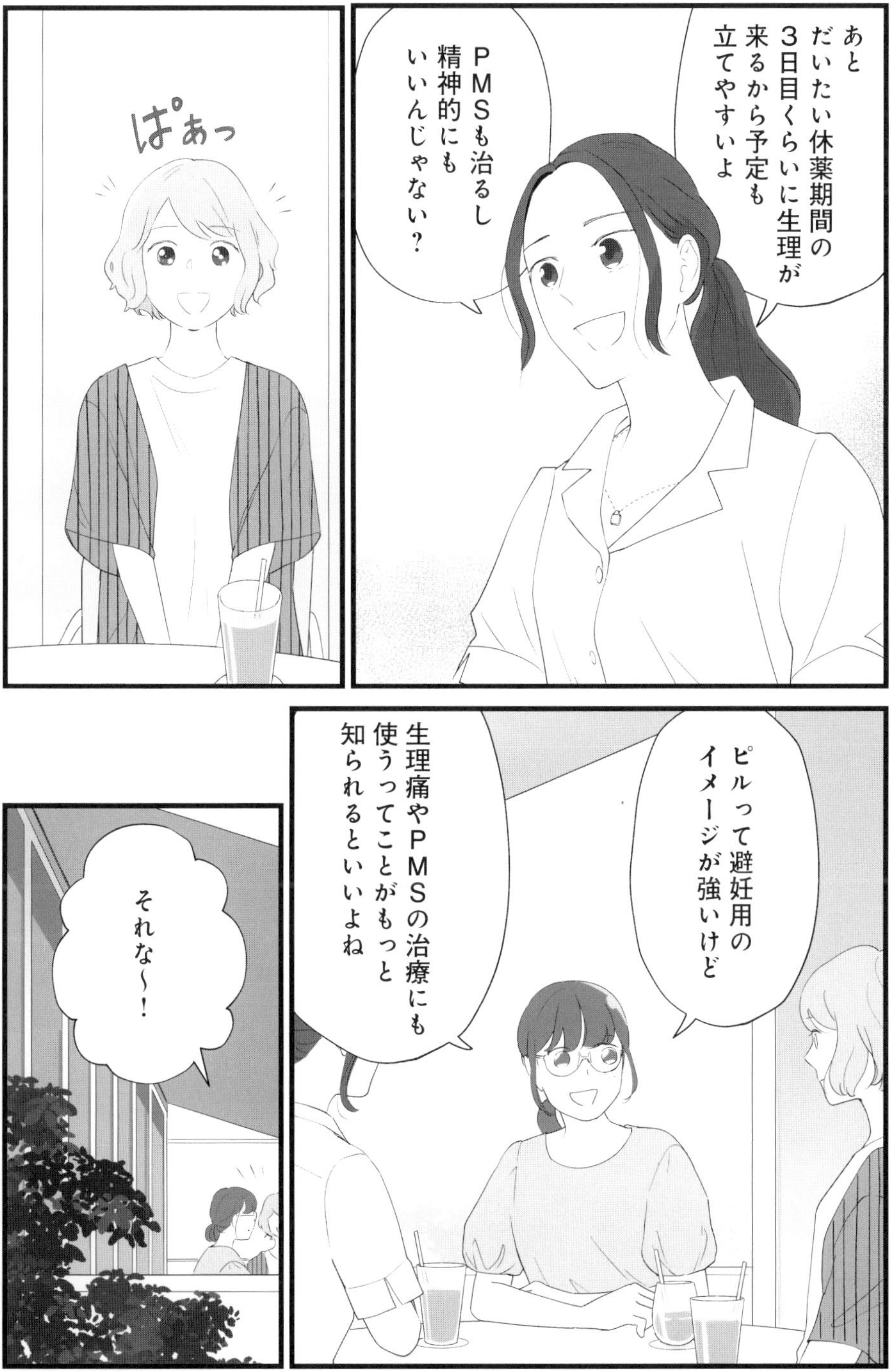
あとだいたい休薬期間の3日目くらいに生理が来るから予定も立てやすいよ
PMSも治るし精神的にもいいんじゃない？
ぱあっ
ピルって避妊用のイメージが強いけど
生理痛やPMSの治療にも使うってことがもっと知られるといいよね
それな〜！

COLUMN

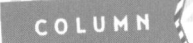

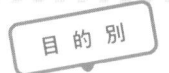

目的別

ピルについて もっと詳しく知りたい！

低用量ピルのメカニズム

低用量ピルにはエストロゲン、プロゲステロンの2種類のホルモンが含まれており、以下のようなメカニズムで効果を発揮します。

ピルを飲む（ホルモンが体内に入る）

↓

脳の視床下部と下垂体に作用し、
排卵に必要なホルモンの分泌が抑えられる

↓

排卵が止まる（避妊できる）

↓

本来は排卵後に分泌されるはずの
ホルモンも分泌が抑えられる
（月経困難症やPMSといった症状の改善につながる）

なお、低用量ピルは、21日間飲み、残り7日間は休薬期間となるのが一般的ですが、24日飲み、4日間休薬のものや、120日に1回休薬のもの、77日に1回休薬のものなどもあります。休薬期間がプラセボ（お薬の成分が入っていない偽薬）になっている種類もありますが、いずれにしても、休薬期間に生理のような出血（消退出血）が起きます。

目的別で選ぶ低用量ピル

POINT 1

避妊が目的

避妊のみを目的に低用量ピルを選ぶなら、［**アンジュ、トリキュラー、マーベロン、ファボワール、ラベルフィーユ**］などの自費のピルになります。

POINT 2

ニキビ改善が目的

ニキビ改善のみを目的に低用量ピルを選ぶなら、［**マーベロン、ファボワール**］などを提案することが多いです。
ニキビや肌荒れに影響があると言われる「男性ホルモン作用」が少なく、ニキビや多毛症への効果が期待できます。ヤーズ、ヤーズフレックスやドロエチは月経困難症改善のための保険適用のピルですが、男性ホルモン作用が少ないもののため、副効用としてニキビの改善も期待できます。ただしほかのピルがニキビの改善に効果がないというわけではなく、ピルの服用自体が男性ホルモンの低下につながるため、ほかのピルでもニキビの改善は期待ができます。

POINT 3

生理周期のコントロールが目的

生理周期のコントロールのみを目的に低用量ピルを選ぶなら**［マーベロン、ファボワール］**などがおすすめ。これらは1相性といってすべて同じホルモン量のピルを飲み続けるため、自分で月経移動をしたいときにコントロールしやすいという特徴があります。

POINT 4

月経困難症の改善が目的

生理期間になんらかの不快な症状があることを月経困難症といい、少しでも当てはまる場合には**保険適用のピルの処方が可能**です。
保険適用のピルは、［ヤーズ、ヤーズフレックス、ドロエチ、ルナベルULD、ルナベルLD　フリウェルULD、フリウェルLD、ジェミーナ、アリッサ］があります。
保険適用のものも自費のピルもおおまかな作用は同じですが、それぞれホルモンの種類の違いにより使用感が異なるため、まずは試してみて、合わなければ種類を変更することができます。

超低用量ピルとは？

低用量ピルよりも卵胞ホルモン量（エストロゲン量）の含有量が少ないピルを超低用量ピルといいます。メカニズムは低用量ピルと同じですが、超低用量ピルは、エストロゲンの含有量が少ないお薬です。一般にエストロゲンなどのホルモン含有量が少ないほど副作用が少ないとされています。超低用量ピルには以下のようなものがあります。［ヤーズ、ヤーズフレックス、ドロエチ、ルナベルULD、フリウェルULD、ジェミーナ、アリッサ］が、不正出血が一時的に増える人もいます。

内服期間

ピルは3週間飲んで、1週間休む、28日（4週間）周期が多いですが、最近は生理を年に数回にするピルもあります。日本ではヤーズフレックスとジェミーナが長期内服できるピルです。

そのほか

ピルとは違う月経困難症治療薬　ジエノゲスト0.5mg

ピルにはエストロゲンが含まれていることにより、血栓症のリスク、飲み初めの吐き気や頭痛といったマイナートラブルが欠点ですが、ジエノゲスト0.5mgはエストロゲンを含有せず、黄体ホルモンのみの薬のため、血栓リスクが上がらず、吐き気や頭痛の副作用が起きにくいです。そのため、血栓リスクでピルを服用できない方や、副作用が心配な方も服用できます。
またジエノゲスト0.5mgは、服用している間ずっと生理を止めることができます。1日2回服用が必要で、避妊効果はないのですが、それらがクリアできる方にはとてもいい選択肢になります。

ミレーナ®

子宮内に挿入することで5年間、月経困難症、過多月経の改善、避妊効果が続きます。子宮内膜への局所作用のため血栓リスクがなく、服用する必要がないのでとても楽です。ただし排卵を抑制しないのでPMSやPMDDに対する効果は期待できません。

自分に合ったホルモン治療を！

ピルやホルモン治療はたくさん種類があって、1種類飲んでみて合わない！　と思っても別のものに変えたら合うことも多いです。使っているホルモンの種類によって微妙に合う・合わないが変わってくるので、些細なことでも産婦人科にご相談ください。

CHAPTER

3

自分のカラダを大切にするための性とケア

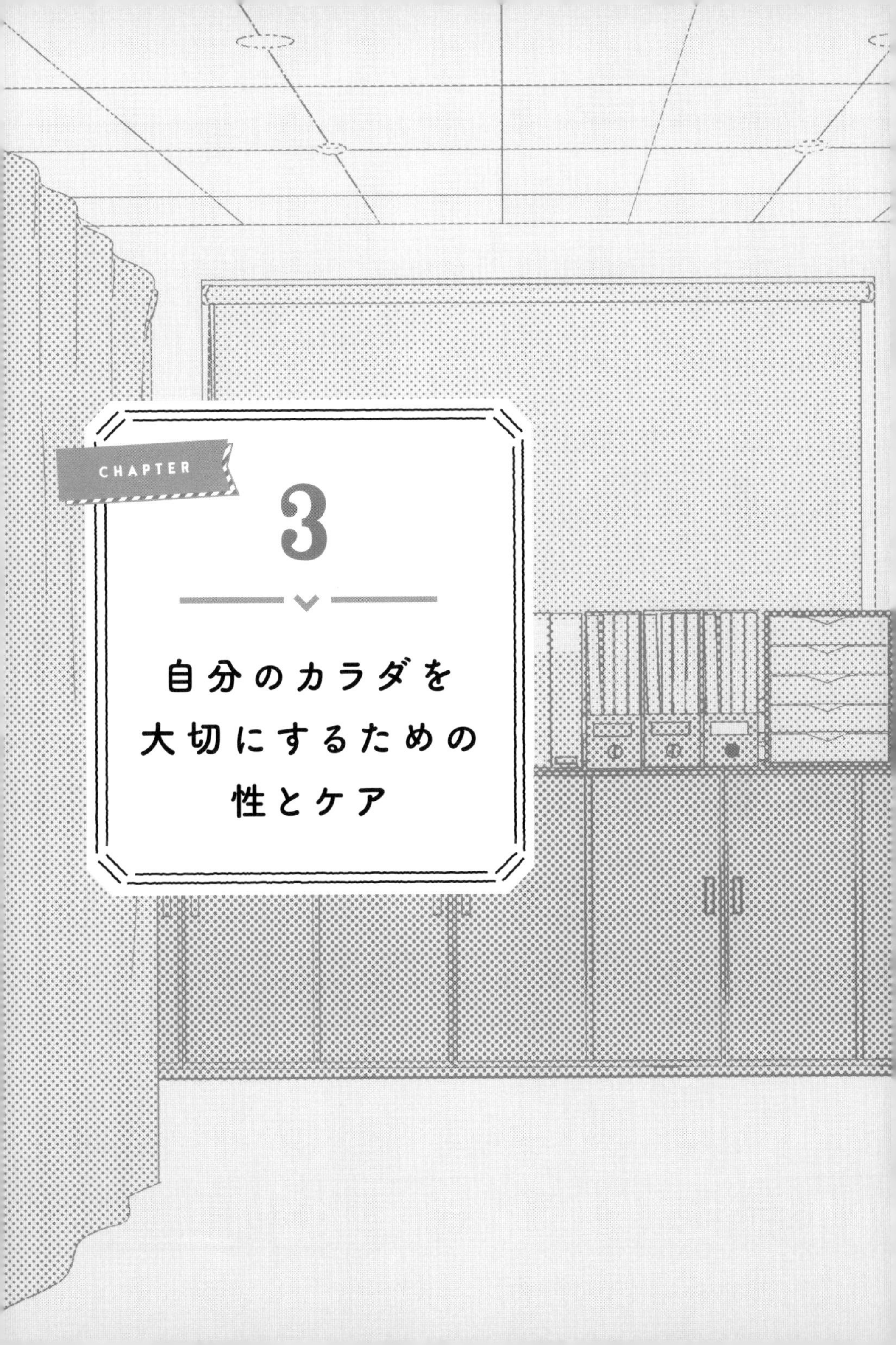

第9話 セックスについて

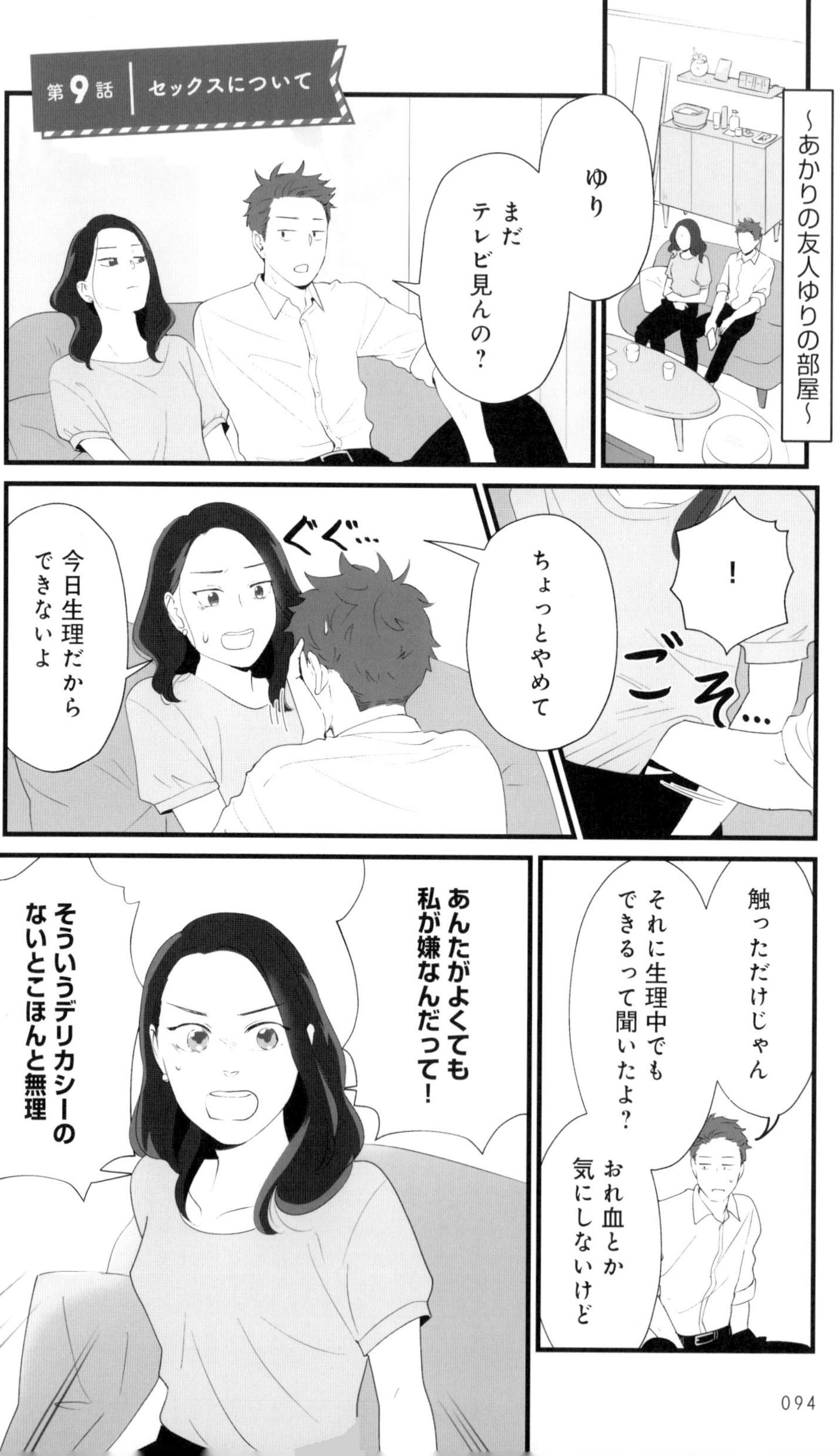
～あかりの友人ゆりの部屋～
ゆり まだ テレビ見んの？
！
ごそ…
ちょっとやめて
ぐぐ…
今日生理だから できないよ
触っただけじゃん それに生理中でも できるって聞いたよ？
おれ血とか 気にしないけど
あんたがよくても 私が嫌なんだって！
そういうデリカシーの ないとこほんと無理

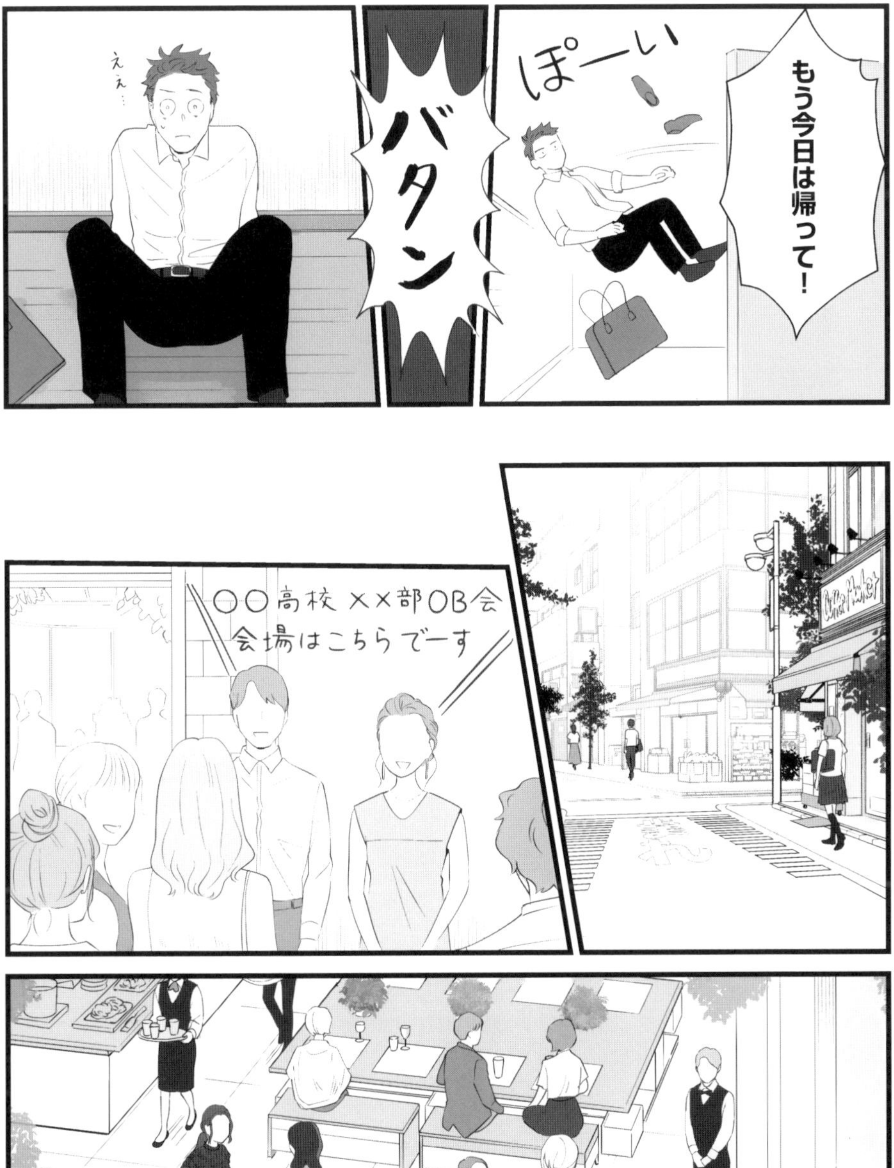
もう今日は帰って！
ぽーい
バタン
えぇ…
○○高校 ××部OB会
会場はこちらでーす

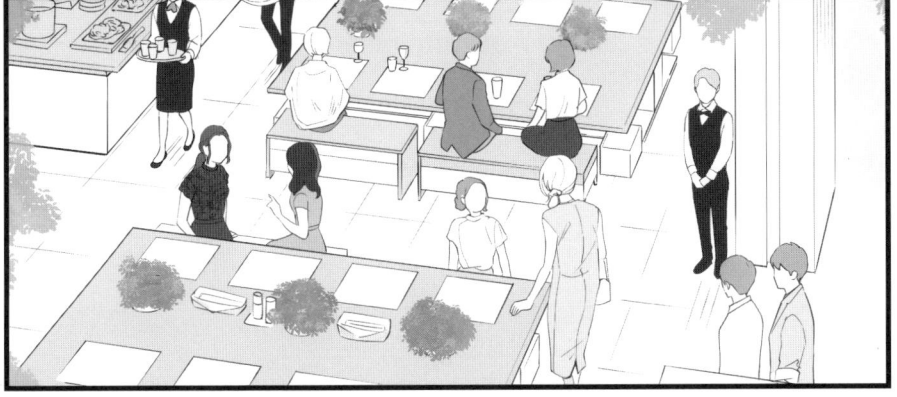

…あかりが相談してる産婦人科の先生って先輩だったんですね！
世間は狭いねー
私も聞いてもらいたいことがあるんですがいいでしょうか…？
いいわよ
あの　実は…
こないだ彼氏にこんなことを言われまして
生理でもできるらしいよ
結構強めに「無理」と伝えたんですが
実は前にも迫られたことがあってなんか嫌だなーと…
うーん
ちょっとデートDVにつながりそうな雰囲気があるかもね

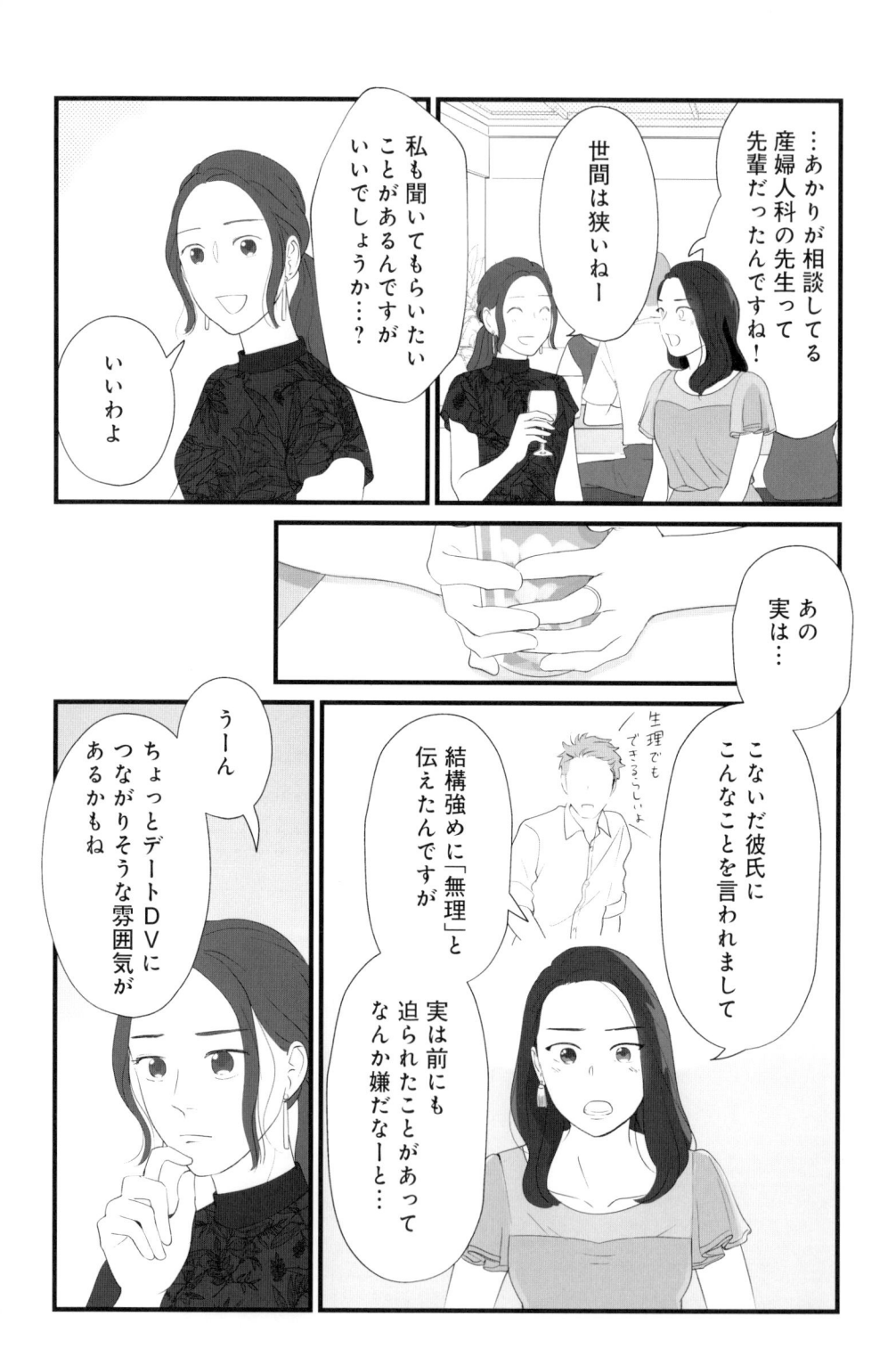

デ　デートDV…？
「愛しているなら相手が自分の思いどおりになるのが当然」という考えで
ヒェ〜
でんわして
何してる？
出ろよ
今どこ
恋人を身体的・精神的にコントロールしようとすることよ
いや〜　うちはまだそこまでは行ってないと思うけど…
スチャッ
そうならないためにも性交渉の断り方を私なりに教えるわね！
ハイ。。。

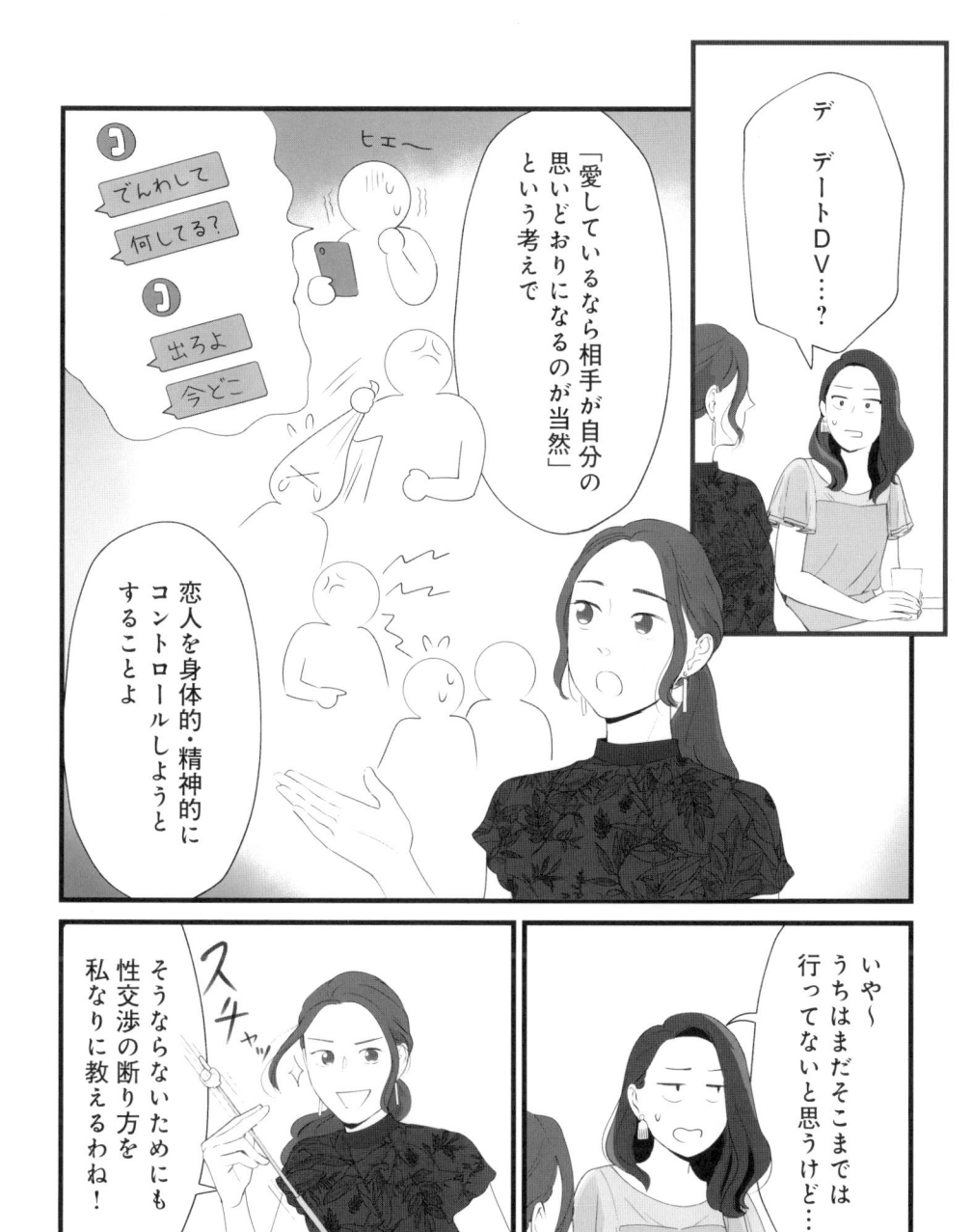

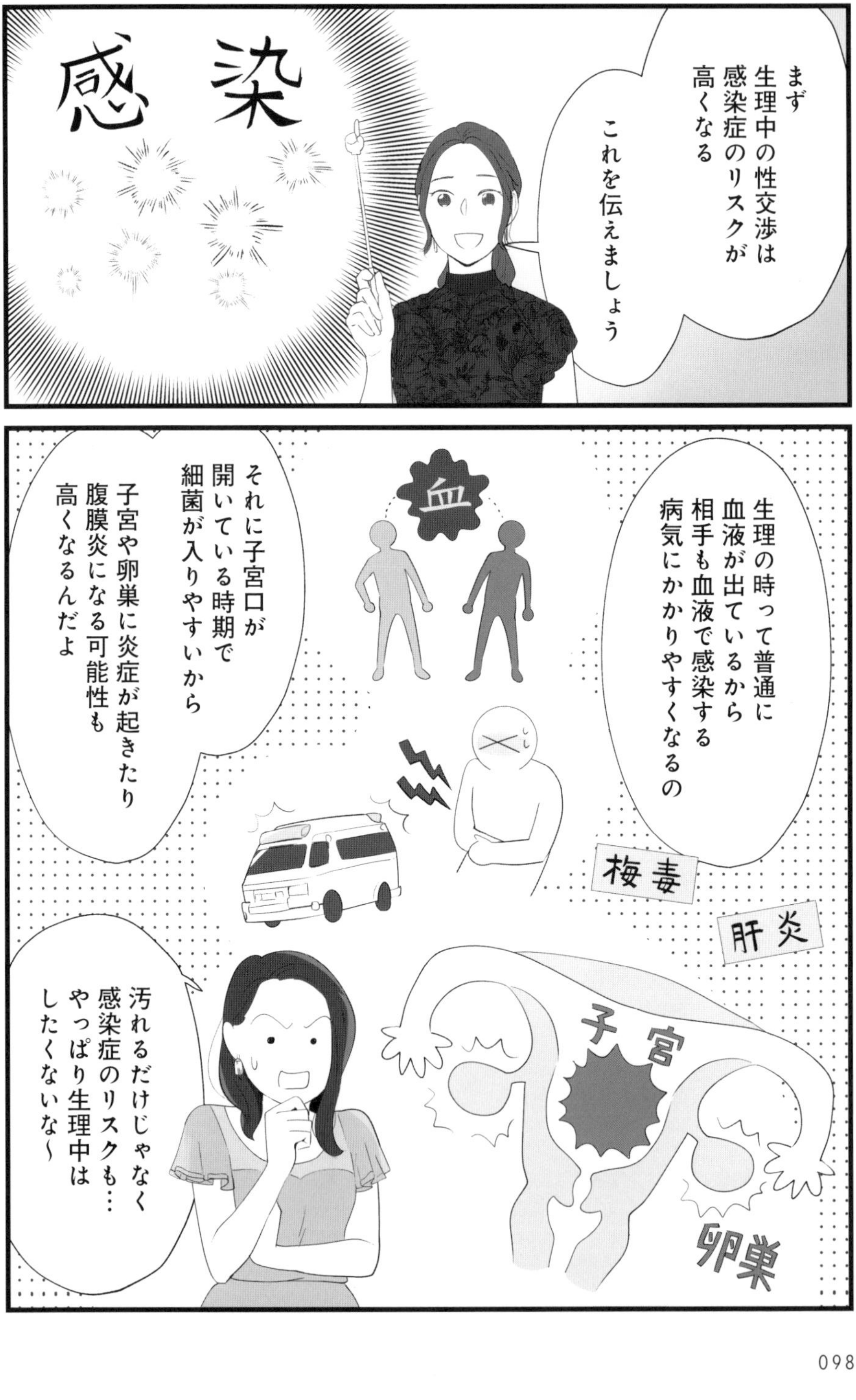
まず生理中の性交渉は感染症のリスクが高くなる
これを伝えましょう
感染
生理の時って普通に血液が出ているから相手も血液で感染する病気にかかりやすくなるの
血
それに子宮口が開いている時期で細菌が入りやすいから子宮や卵巣に炎症が起きたり腹膜炎になる可能性も高くなるんだよ
梅毒
肝炎
子宮
卵巣
汚れるだけじゃなく感染症のリスクも…やっぱり生理中はしたくないな〜

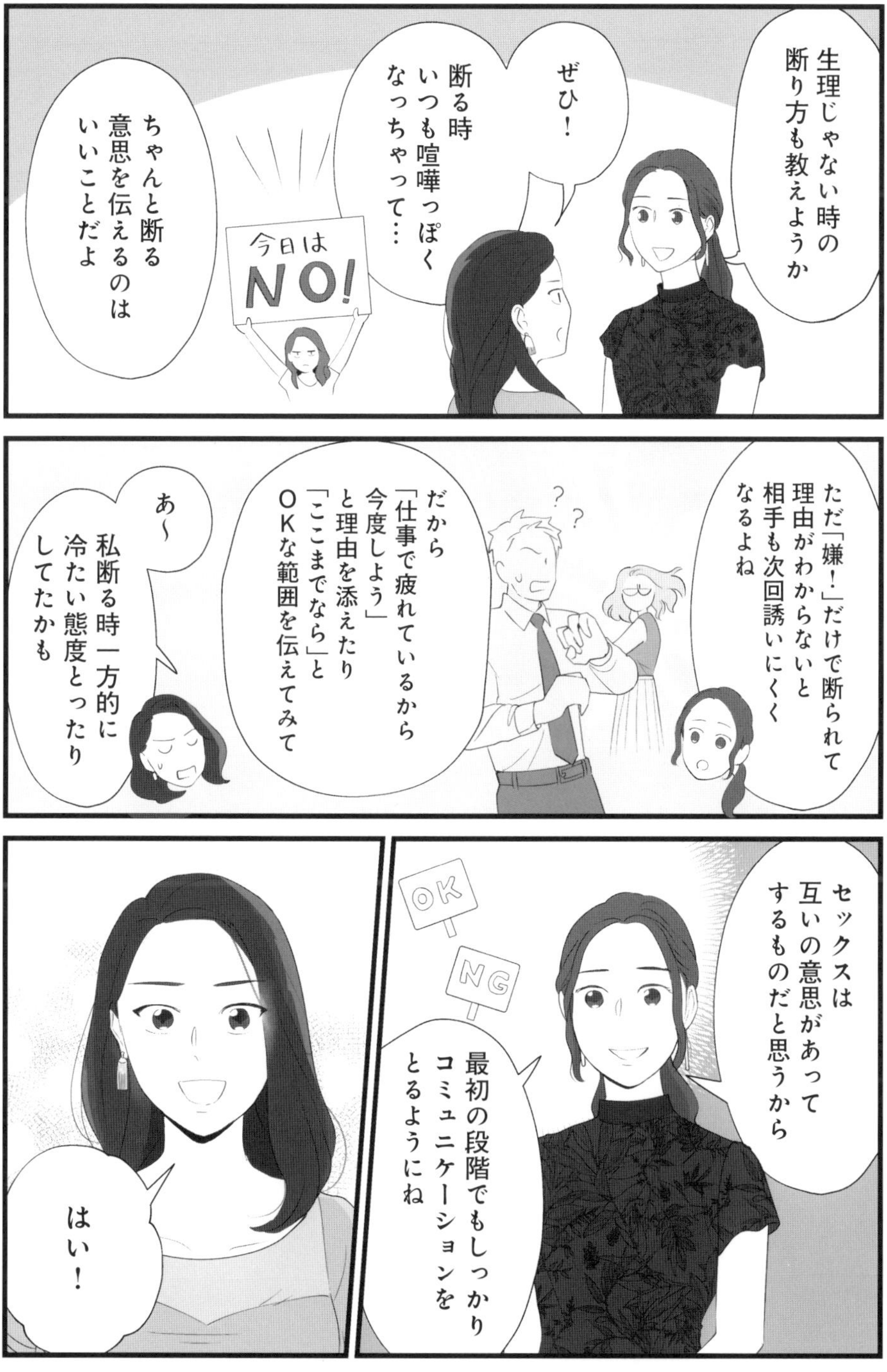
生理じゃない時の断り方も教えようか
ぜひ！
断る時いつも喧嘩っぽくなっちゃって…
今日は NO!
ちゃんと断る意思を伝えるのはいいことだよ
ただ「嫌！」だけで断られて理由がわからないと相手も次回誘いにくくなるよね
だから「仕事で疲れているから今度しよう」と理由を添えたり「ここまでなら」とOKな範囲を伝えてみて
あ〜 私断る時一方的に冷たい態度とったりしてたかも
セックスは互いの意思があってするものだと思うから
OK
NG
最初の段階でもしっかりコミュニケーションをとるようにね
はい！

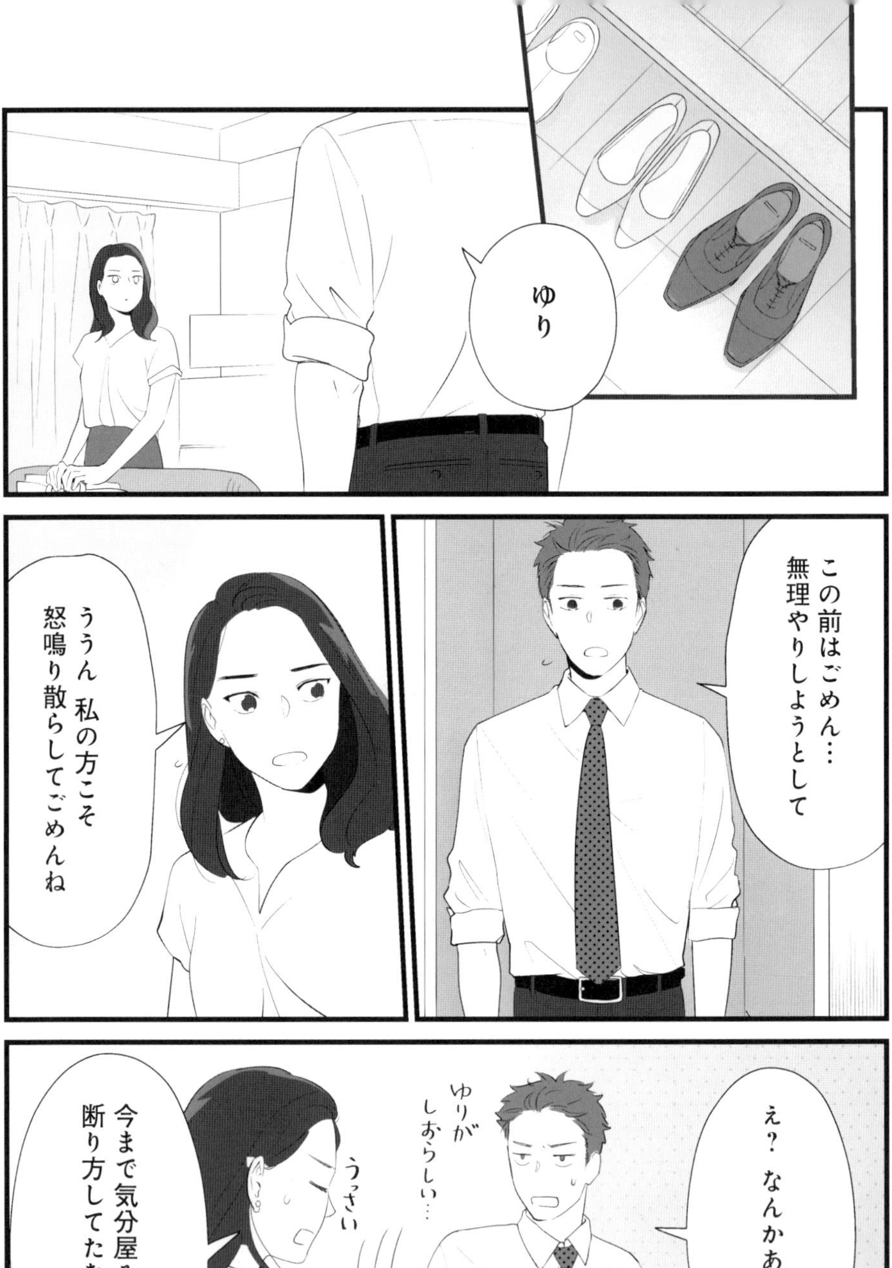
ゆり
この前はごめん…
無理やりしようとして
ううん 私の方こそ
怒鳴り散らしてごめんね
え？ なんかあった？
ゆりが
しおらしい…
うっさい
今まで気分屋みたいな
断り方してたなと思って

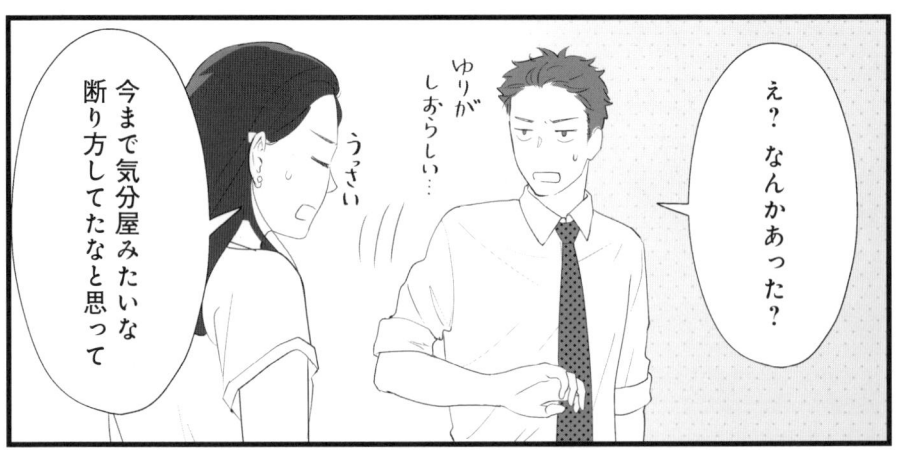

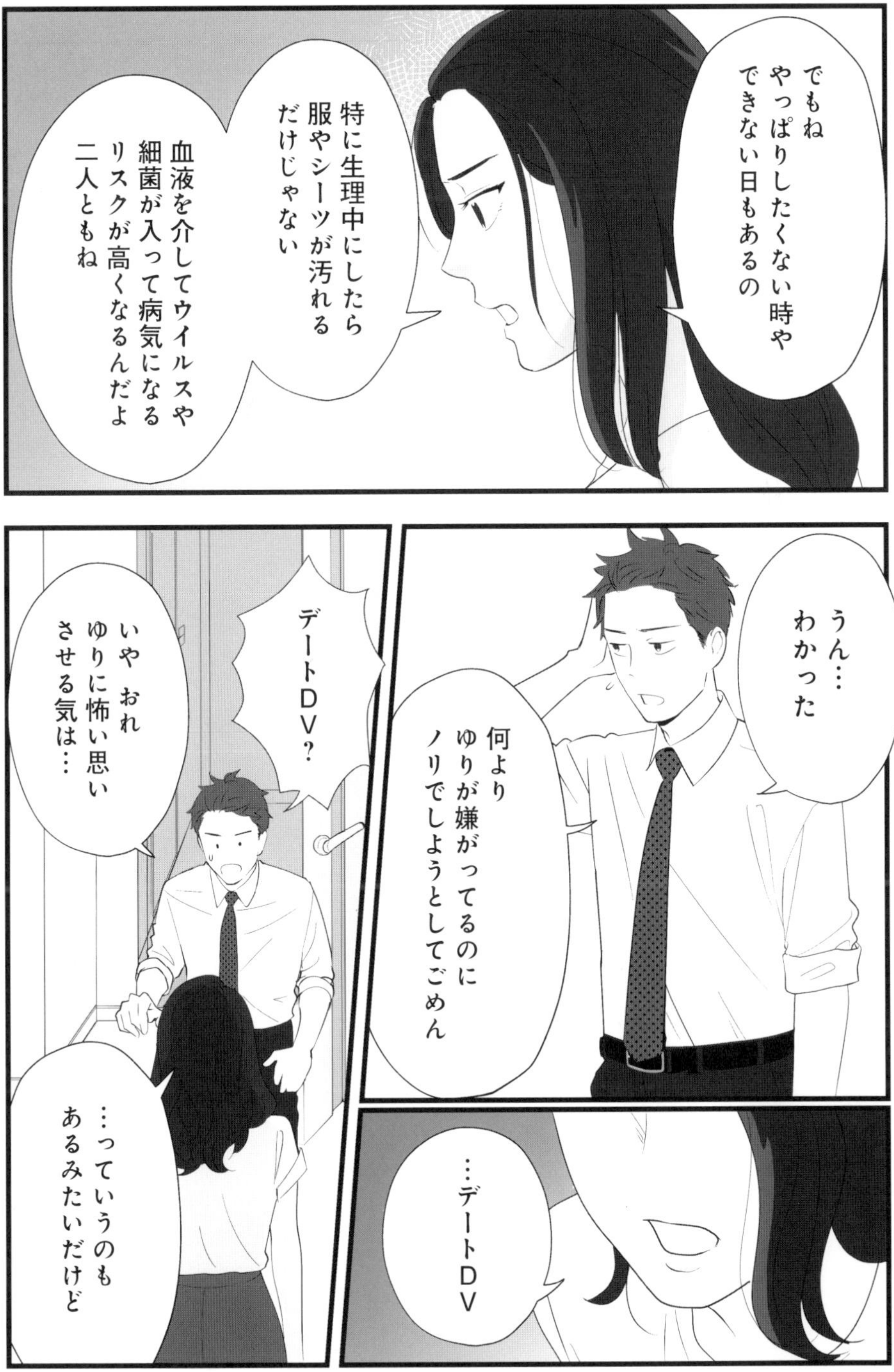
でもね
やっぱりしたくない時や
できない日もあるの
特に生理中にしたら
服やシーツが汚れる
だけじゃない
血液を介してウイルスや
細菌が入って病気になる
リスクが高くなるんだよ
二人ともね
うん…
わかった
何より
ゆりが嫌がってるのに
ノリでしようとしてごめん
…デートDV

デートDV？
いや おれ
ゆりに怖い思い
させる気は…

…っていうのも
あるみたいだけど

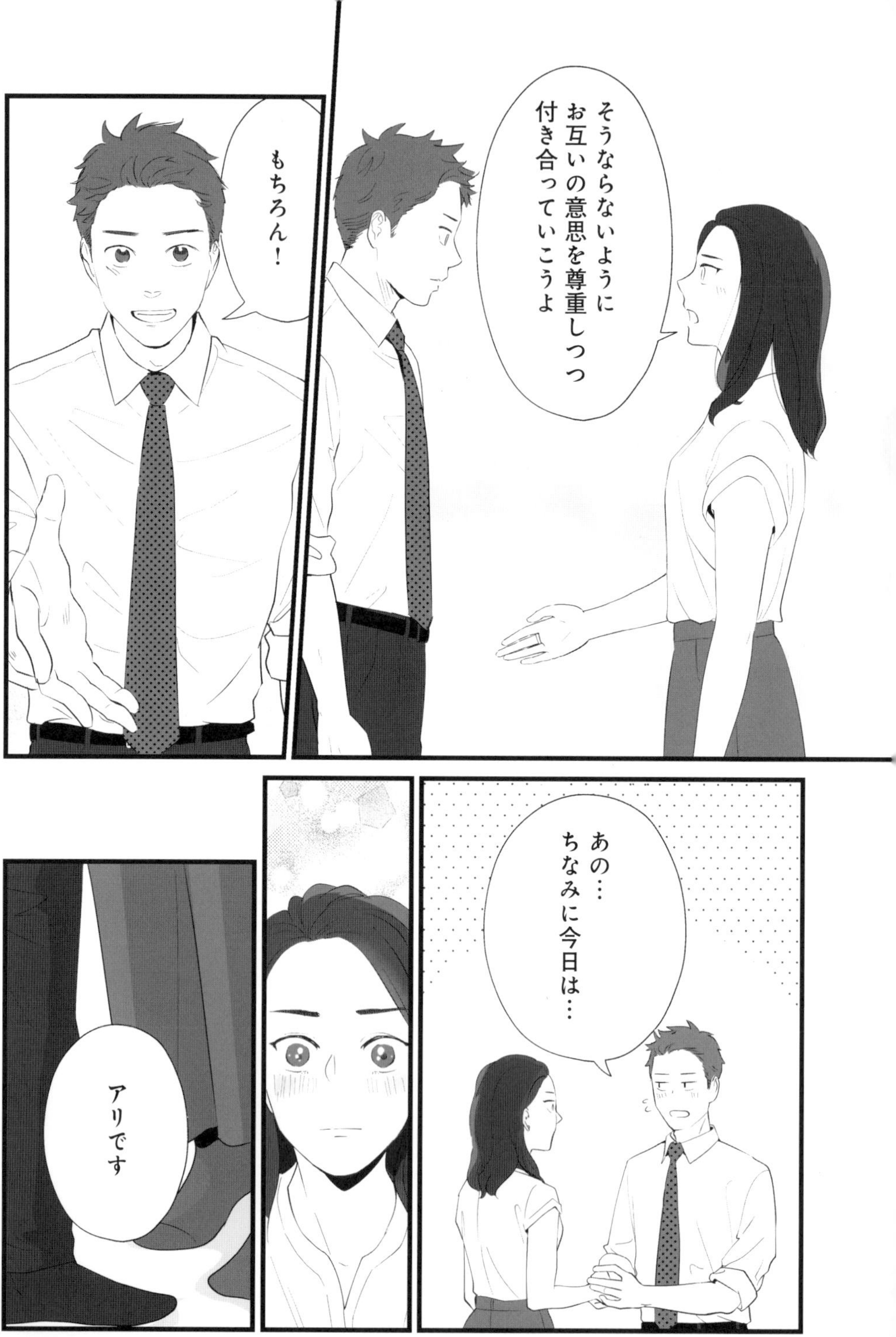
そうならないように
お互いの意思を尊重しつつ
付き合っていこうよ
もちろん！
あの…
ちなみに今日は…
アリです

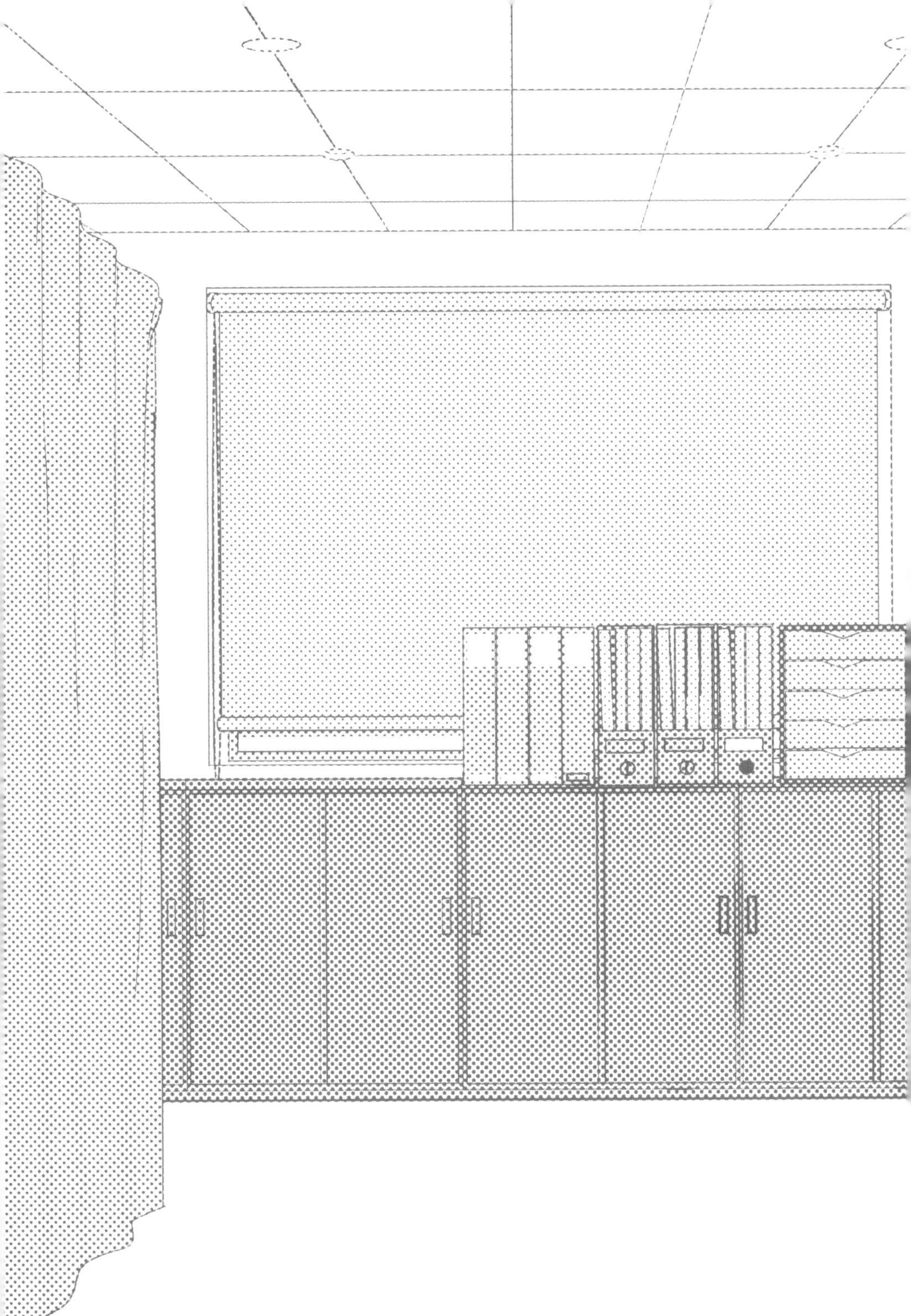

※これはあかりがピルを飲み始める前のお話です

第10話　避妊に失敗した時は……

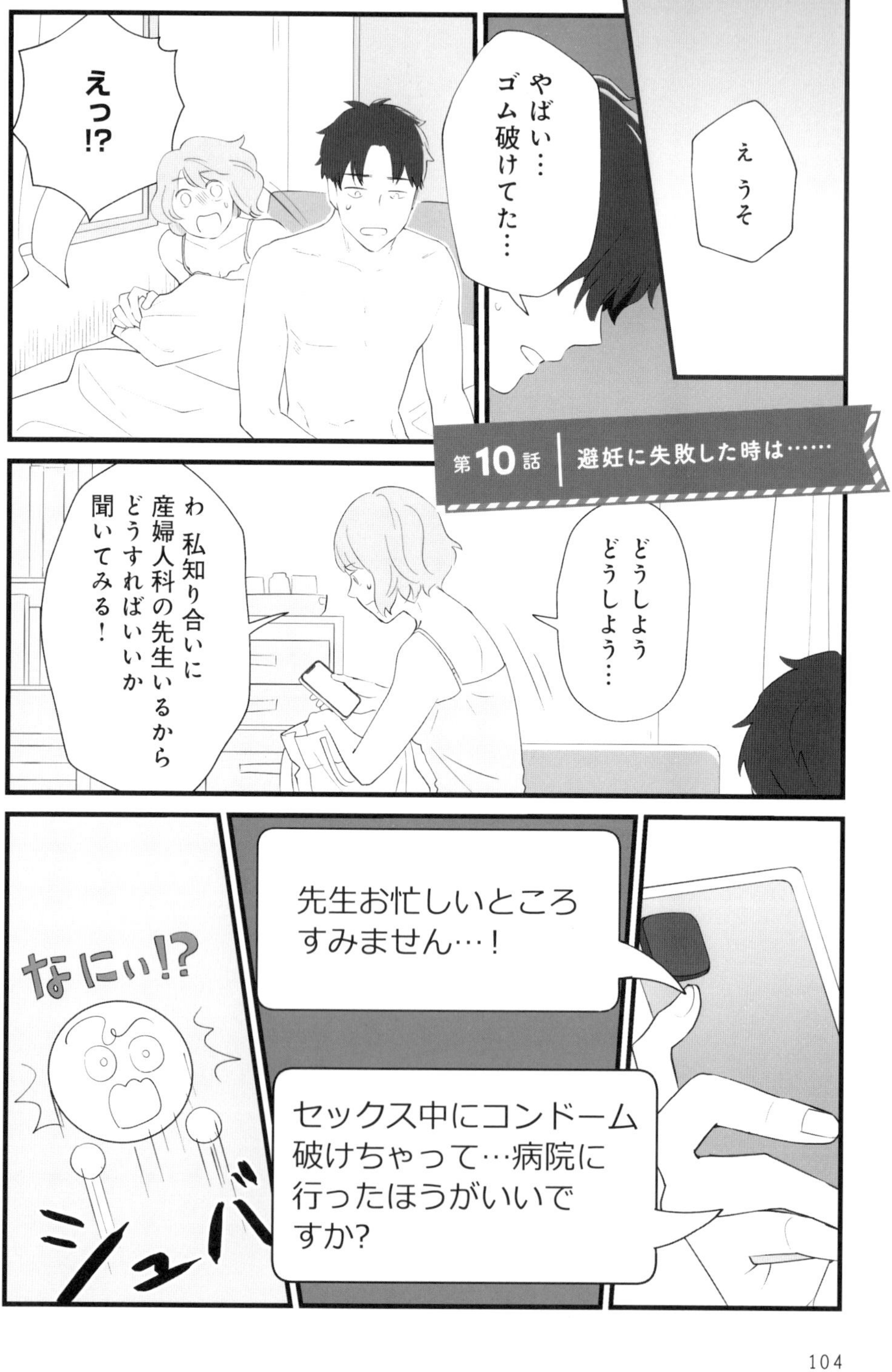

え　うそ
やばい…
ゴム破けてた…
えっ!?
どうしよう
どうしよう…
わ 私知り合いに
産婦人科の先生いるから
どうすればいいか
聞いてみる！
先生お忙しいところ
すみません…！
セックス中にコンドーム
破けちゃって…病院に
行ったほうがいいで
すか?
なにぃ!?
シュバ

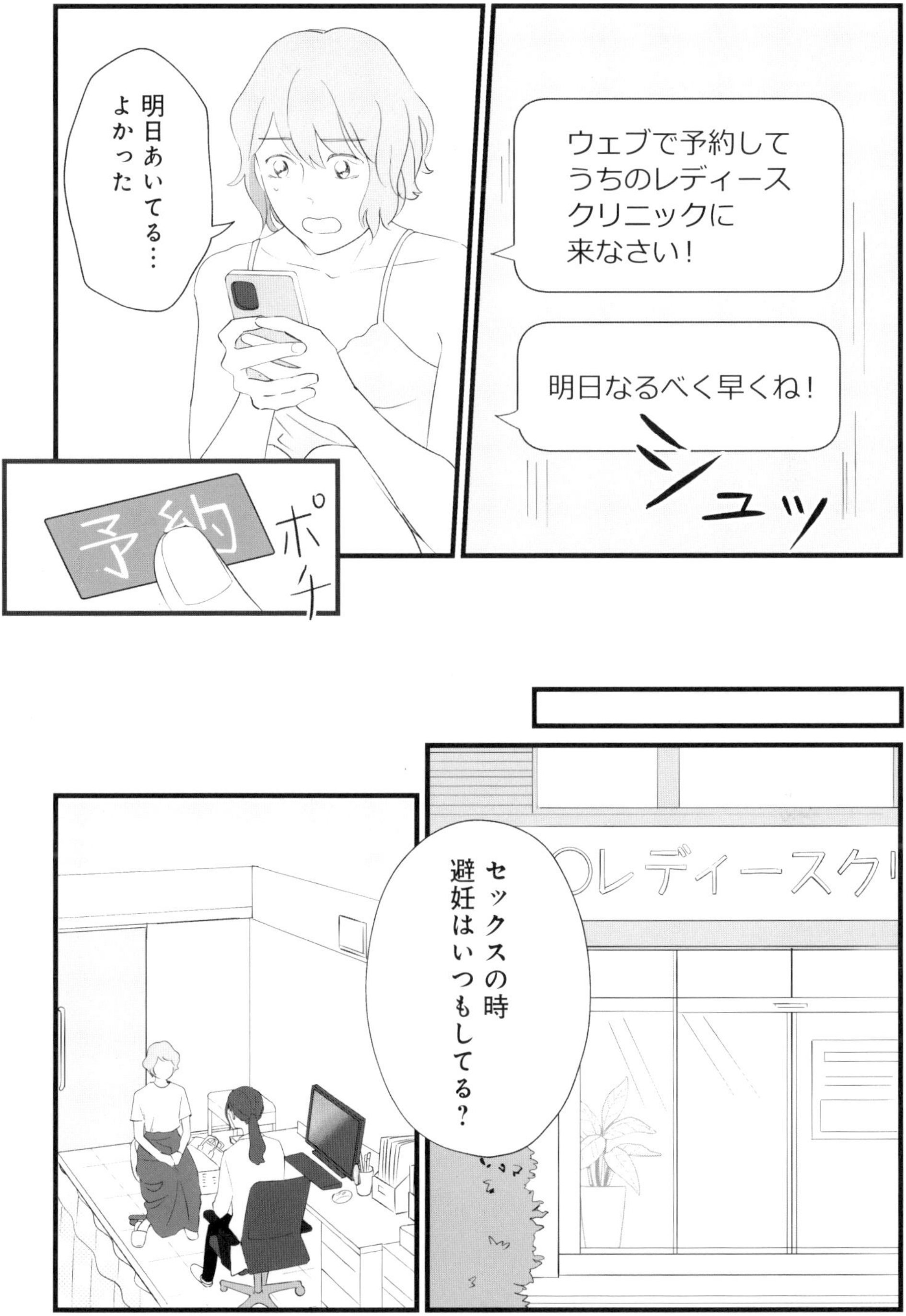
ウェブで予約して
うちのレディースクリニックに
来なさい!
明日なるべく早くね!
シュッ
明日あいてる…
よかった
予約
ポチ
レディースク
セックスの時
避妊はいつもしてる?

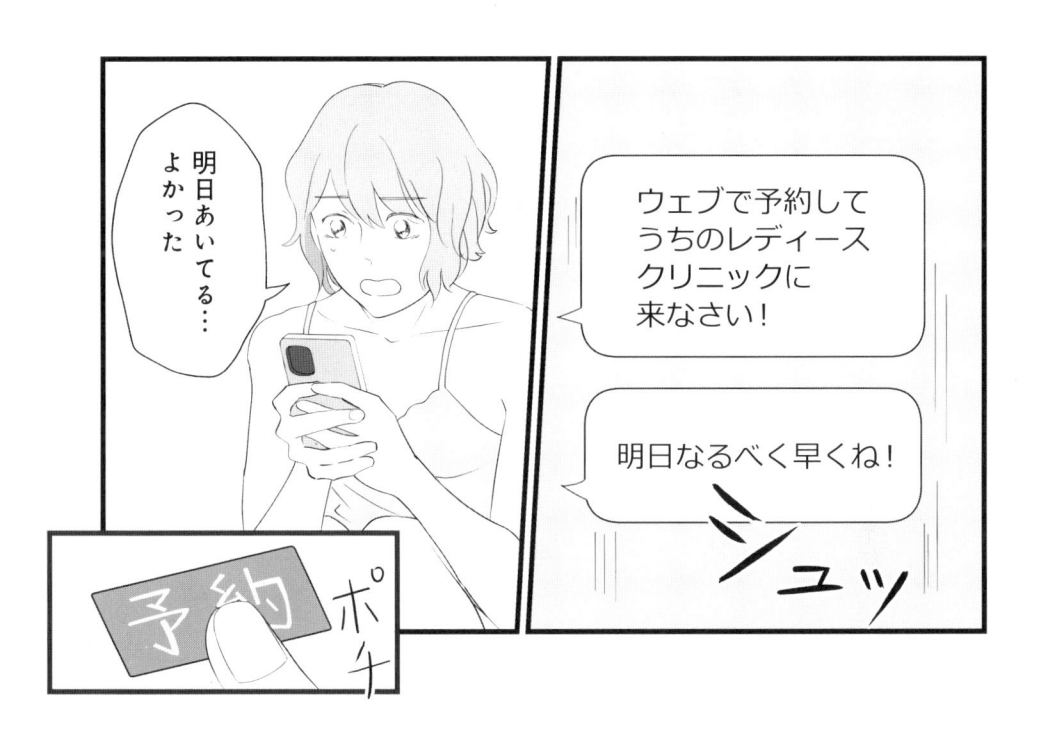

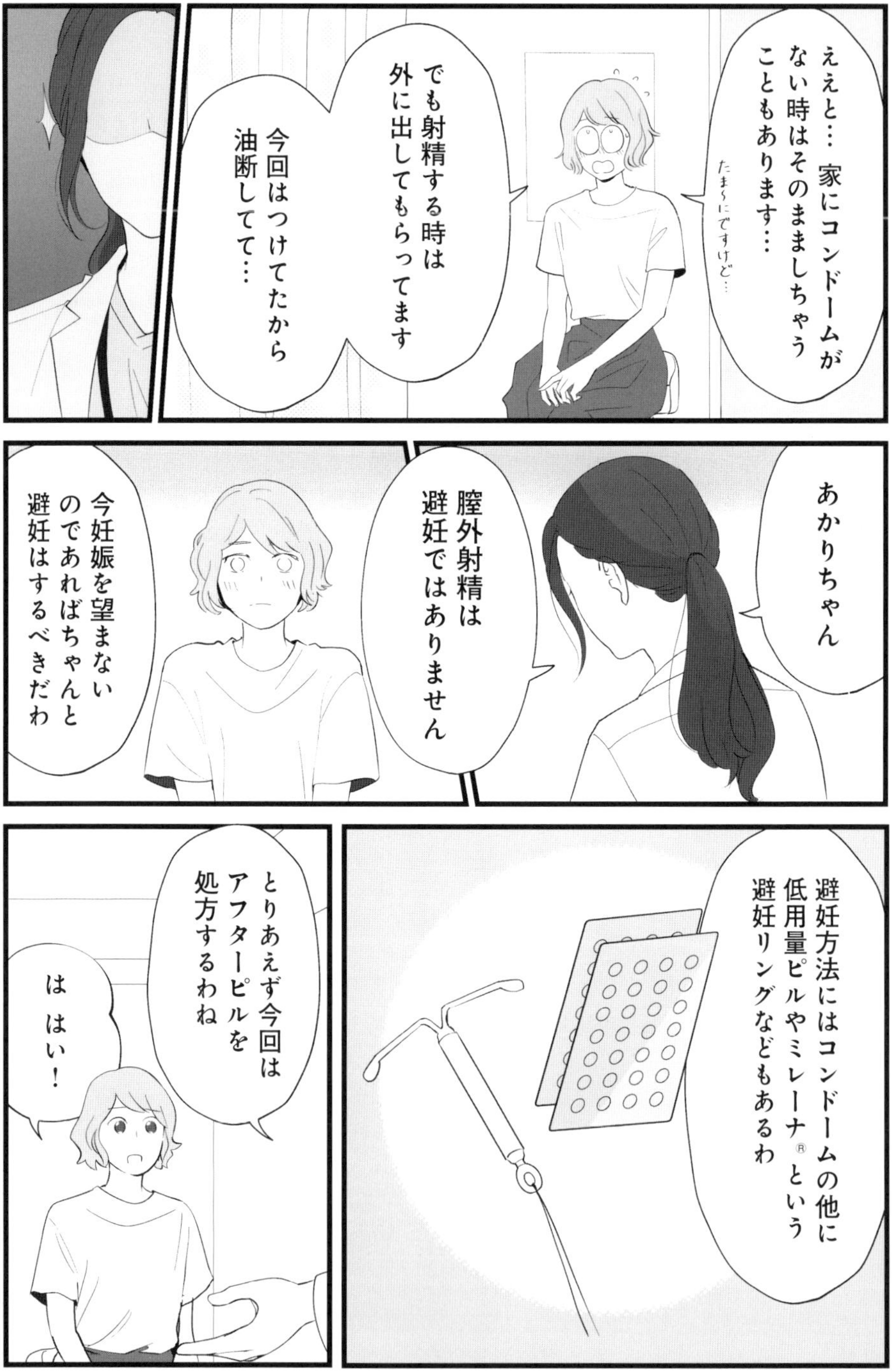
ええと… 家にコンドームがない時はそのまましちゃうこともあります…
たま〜にですけど…
でも射精する時は外に出してもらってます
今回はつけてたから油断してて…
あかりちゃん
膣外射精は避妊ではありません
今妊娠を望まないのであればちゃんと避妊はするべきだわ
避妊方法にはコンドームの他に低用量ピルやミレーナ®という避妊リングなどもあるわ
とりあえず今回はアフターピルを処方するわね
は はい！

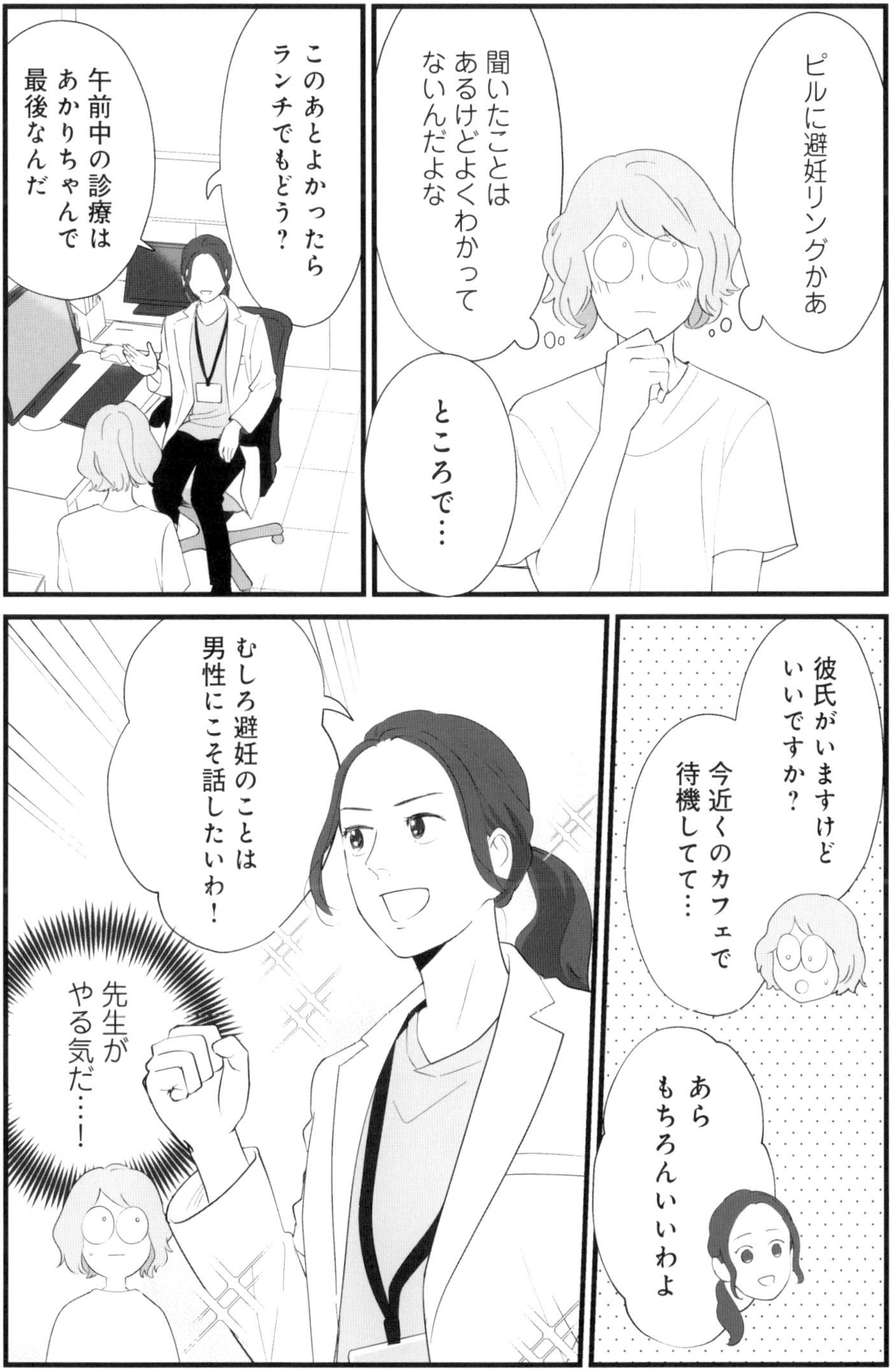
ピルに避妊リングかあ
聞いたことはあるけどよくわかってないんだよな
ところで…
このあとよかったらランチでもどう？
午前中の診療はあかりちゃんで最後なんだ
彼氏がいますけどいいですか？
今近くのカフェで待機してて…
あらもちろんいいわよ
むしろ避妊のことは男性にこそ話したいわ！
先生がやる気だ…！

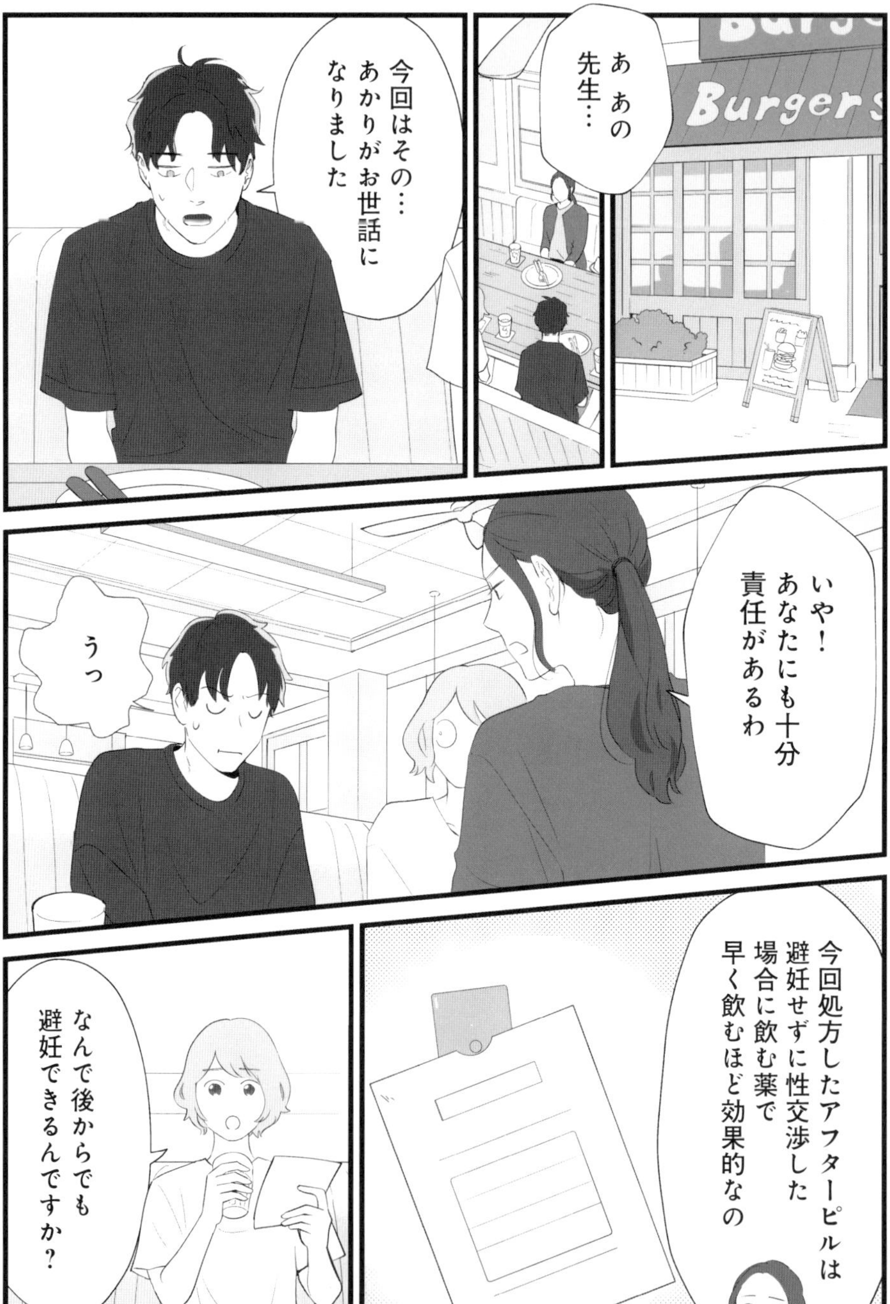
あぁあの
先生…
Burgers
今回はその…あかりがお世話になりました
いや！あなたにも十分責任があるわ
うっ
今回処方したアフターピルは避妊せずに性交渉した場合に飲む薬で早く飲むほど効果的なの
なんで後からでも避妊できるんですか？

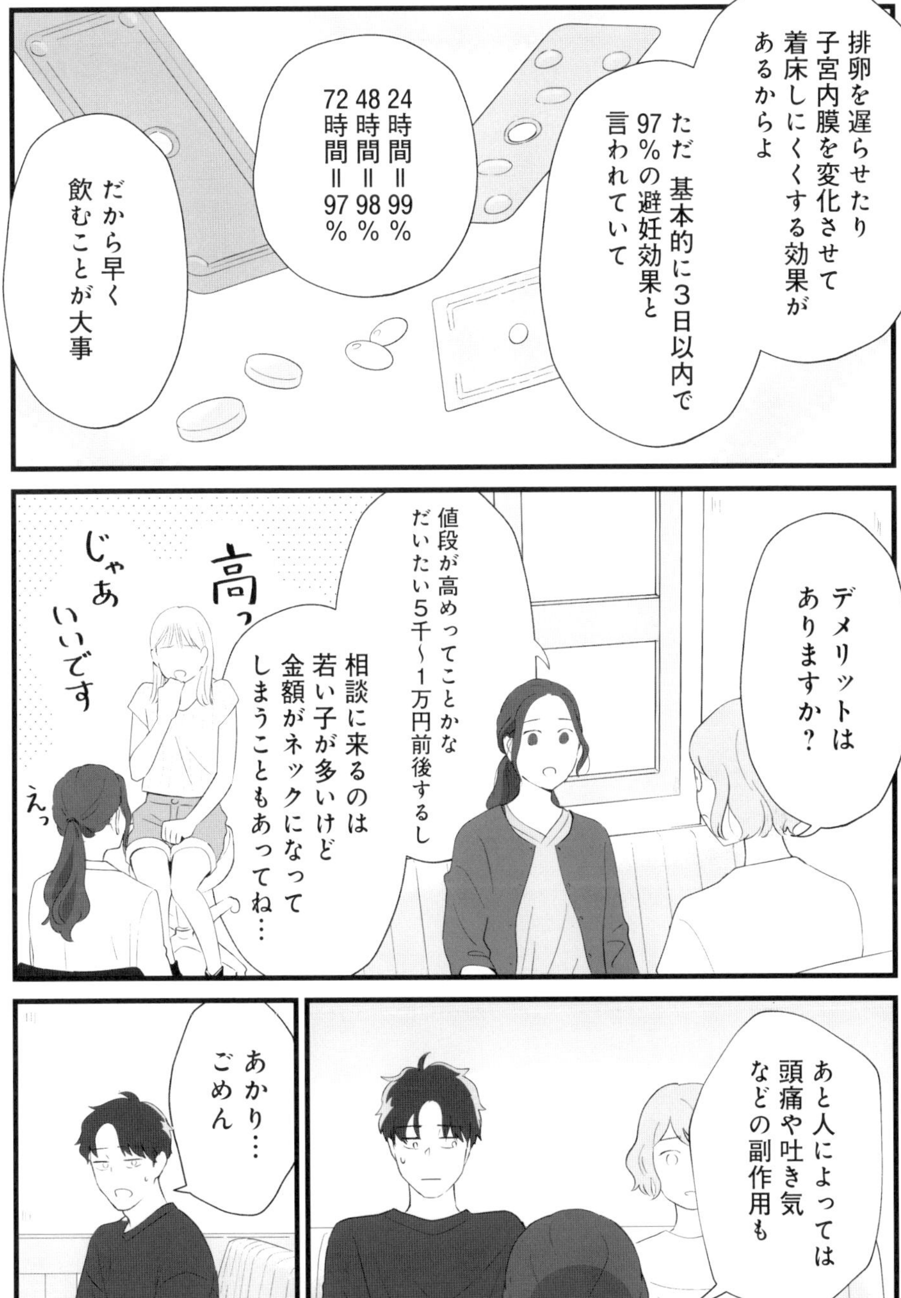
排卵を遅らせたり子宮内膜を変化させて着床しにくくする効果があるからよ
ただ 基本的に3日以内で97％の避妊効果と言われていて
24時間＝99％
48時間＝98％
72時間＝97％
だから早く飲むことが大事
デメリットはありますか？
値段が高めってことかなだいたい5千～1万円前後するし
相談に来るのは若い子が多いけど金額がネックになってしまうこともあってね…
高っ
じゃあいいです
えっ
あと人によっては頭痛や吐き気などの副作用も
あかり…ごめん

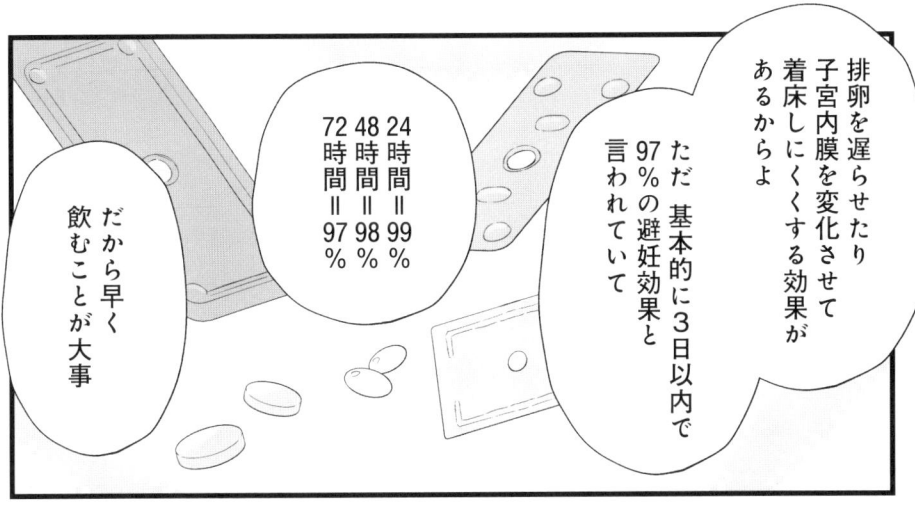

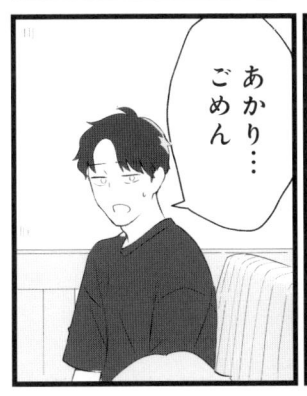

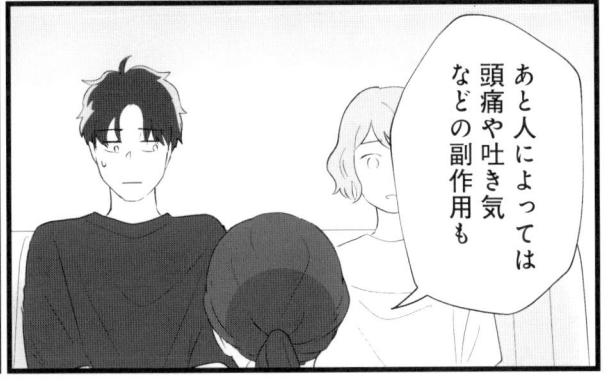

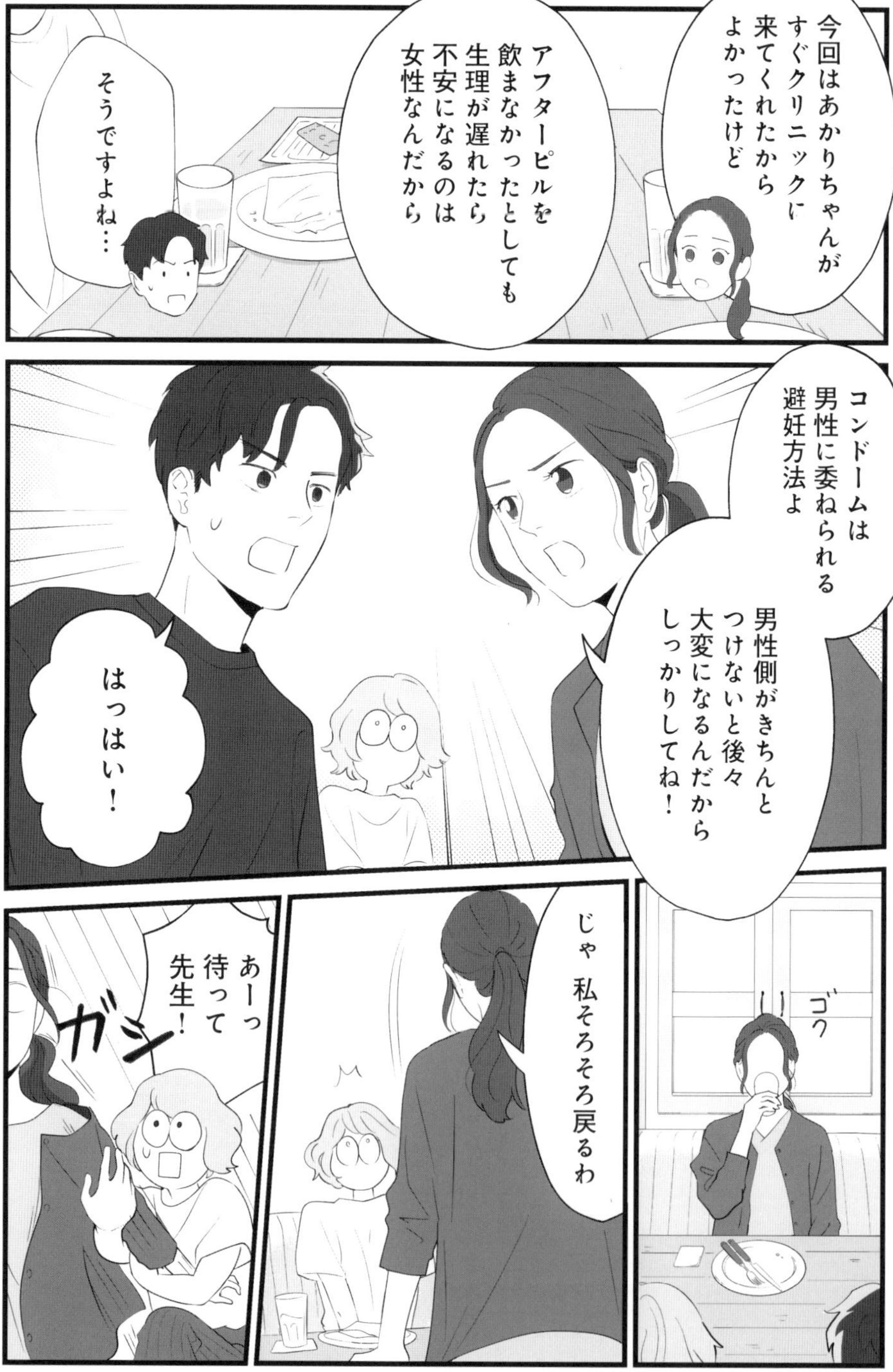
今回はあかりちゃんがすぐクリニックに来てくれたからよかったけど
アフターピルを飲まなかったとしても生理が遅れたら不安になるのは女性なんだから
そうですよね…
コンドームは男性に委ねられる避妊方法よ
男性側がきちんとつけないと後々大変になるんだからしっかりしてね！
はっはい！
ゴク
じゃ 私そろそろ戻るわ
あーっ待って先生！
ガシ

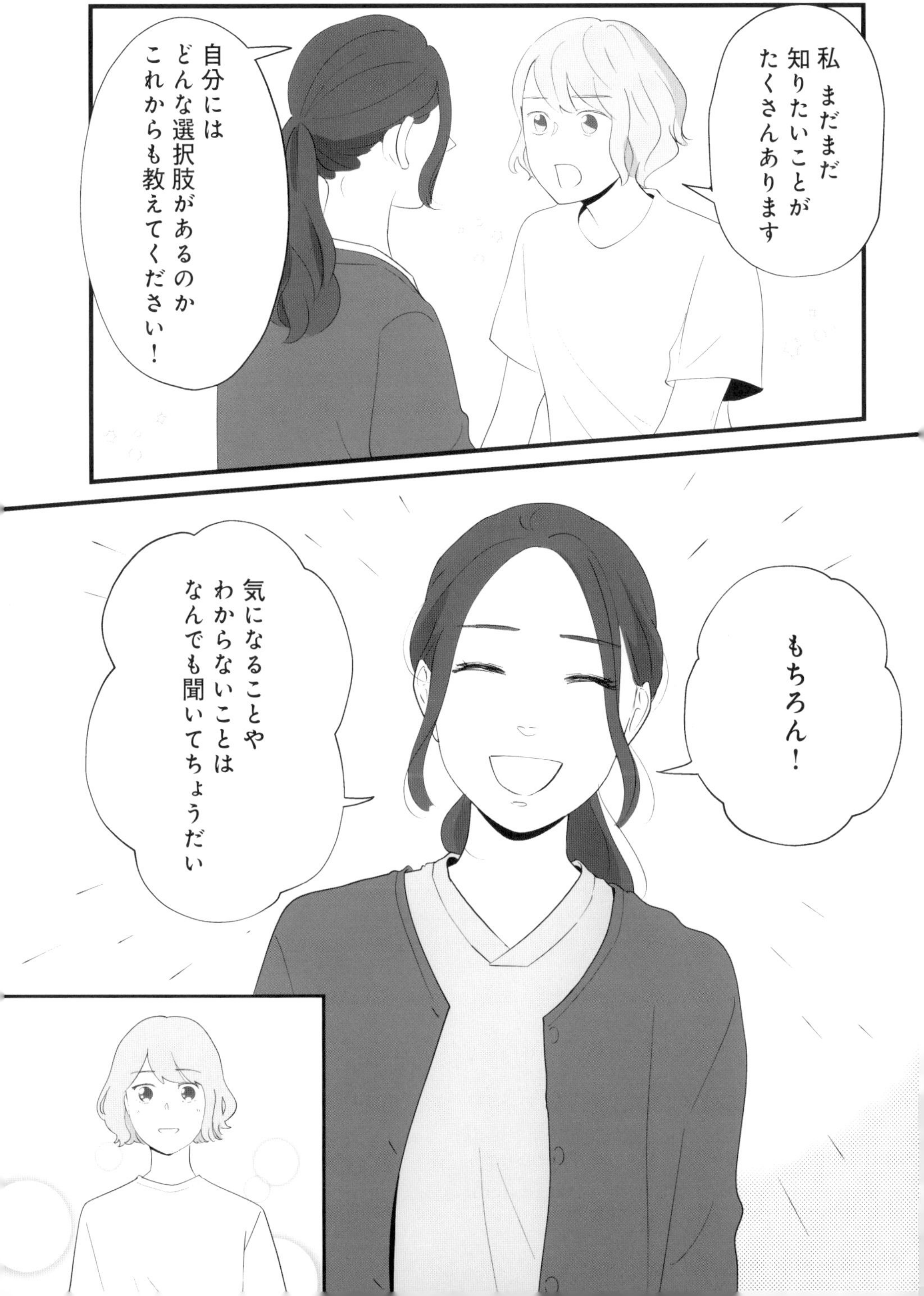
私 まだまだ知りたいことがたくさんあります
自分にはどんな選択肢があるのかこれからも教えてください！
もちろん！
気になることやわからないことはなんでも聞いてちょうだい

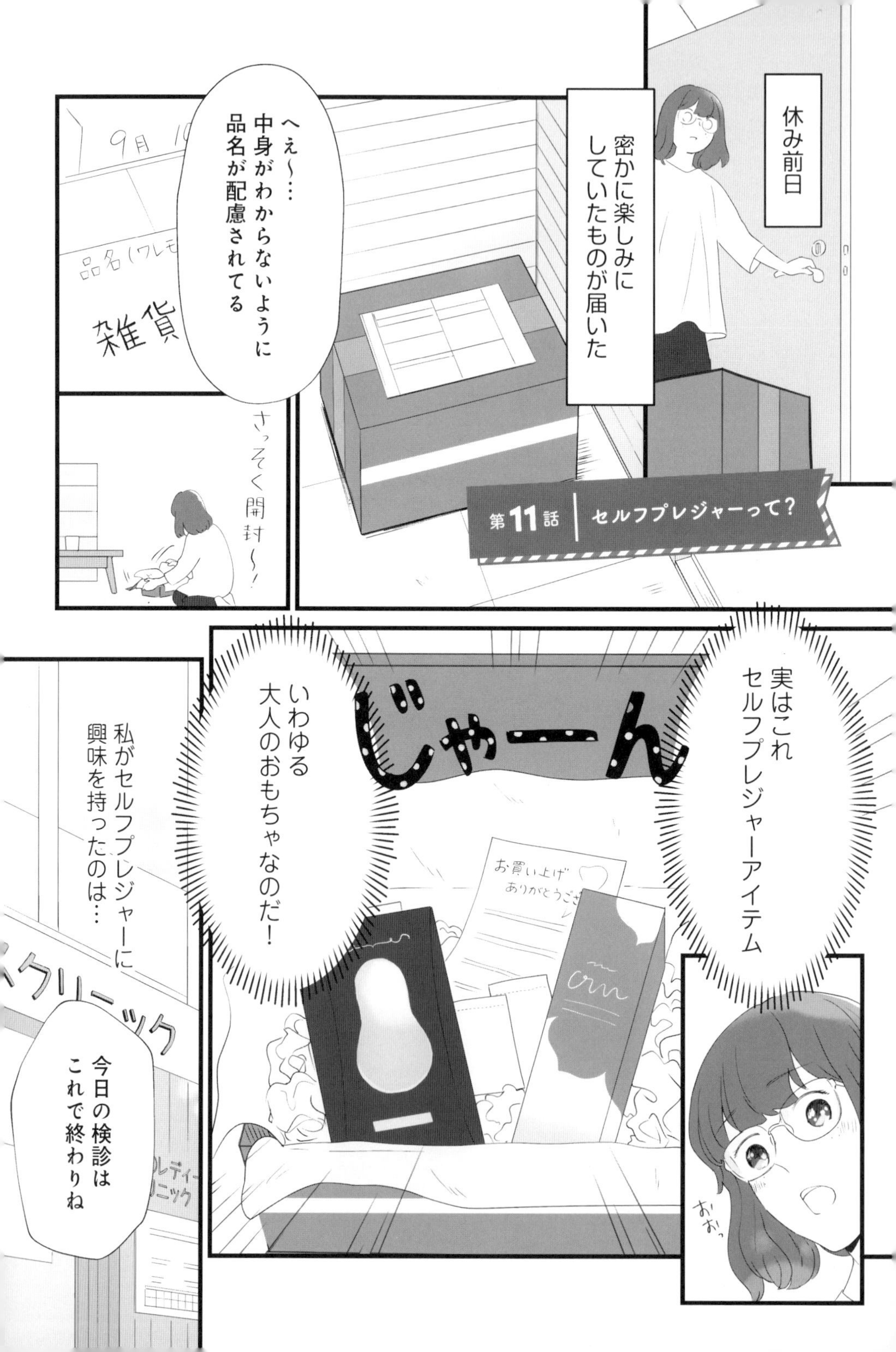
休み前日
密かに楽しみにしていたものが届いた
第11話 セルフプレジャーって？
へぇ～…中身がわからないように品名が配慮されてる
品名
雑貨
さっそく開封～！
実はこれセルフプレジャーアイテム
じゃーん
いわゆる大人のおもちゃなのだ！
お買い上げ
おおっ
私がセルフプレジャーに興味を持ったのは…
クリニック
今日の検診はこれで終わりね

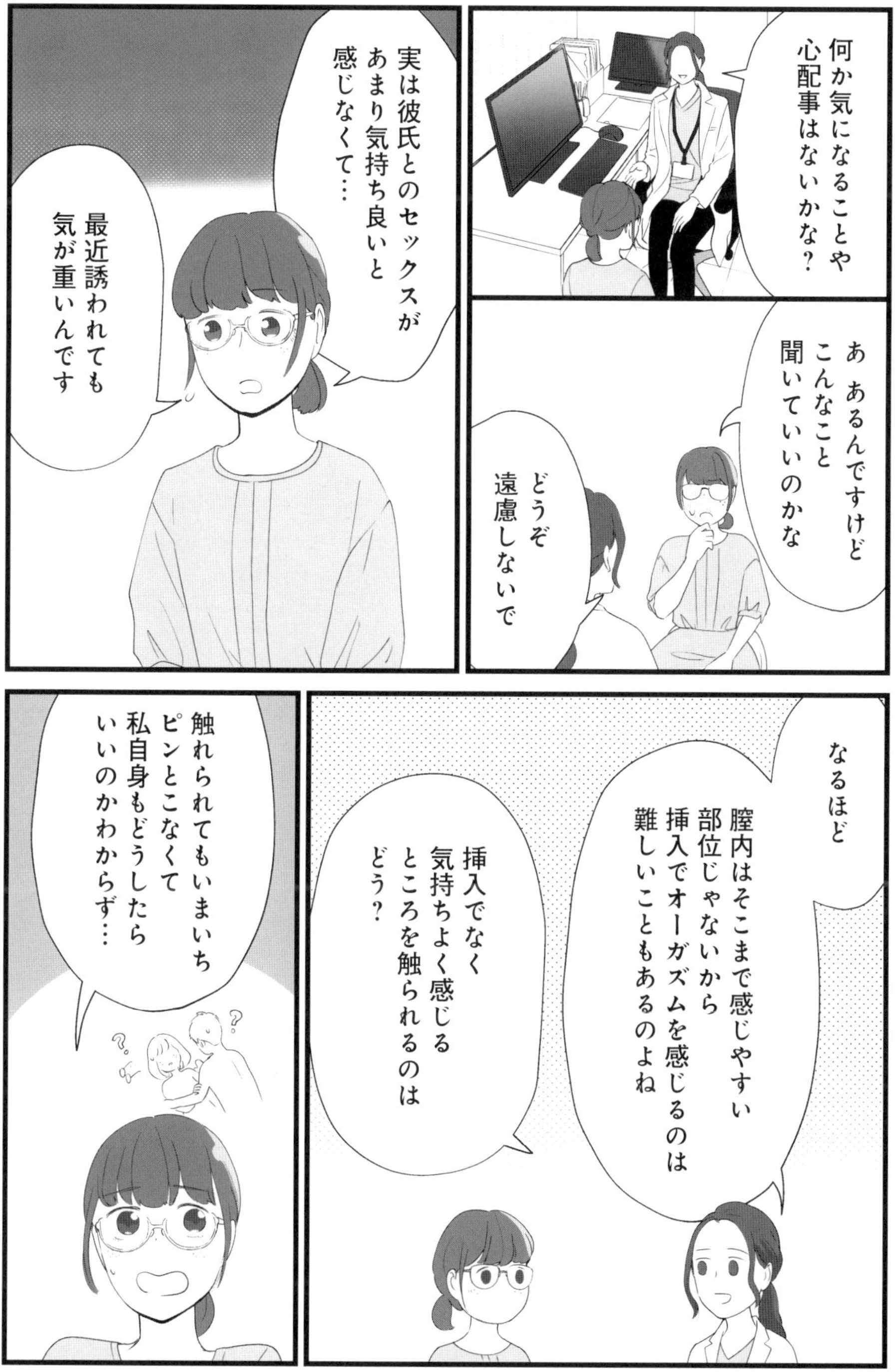
何か気になることや心配事はないかな？
あ あるんですけど
こんなこと
聞いていいのかな
どうぞ
遠慮しないで
実は彼氏とのセックスが
あまり気持ち良いと
感じなくて…
最近誘われても
気が重いんです
なるほど
膣内はそこまで感じやすい
部位じゃないから
挿入でオーガズムを感じるのは
難しいこともあるのよね
挿入でなく
気持ちよく感じる
ところを触られるのは
どう？
触れられてもいまいち
ピンとこなくて
私自身もどうしたら
いいのかわからず…

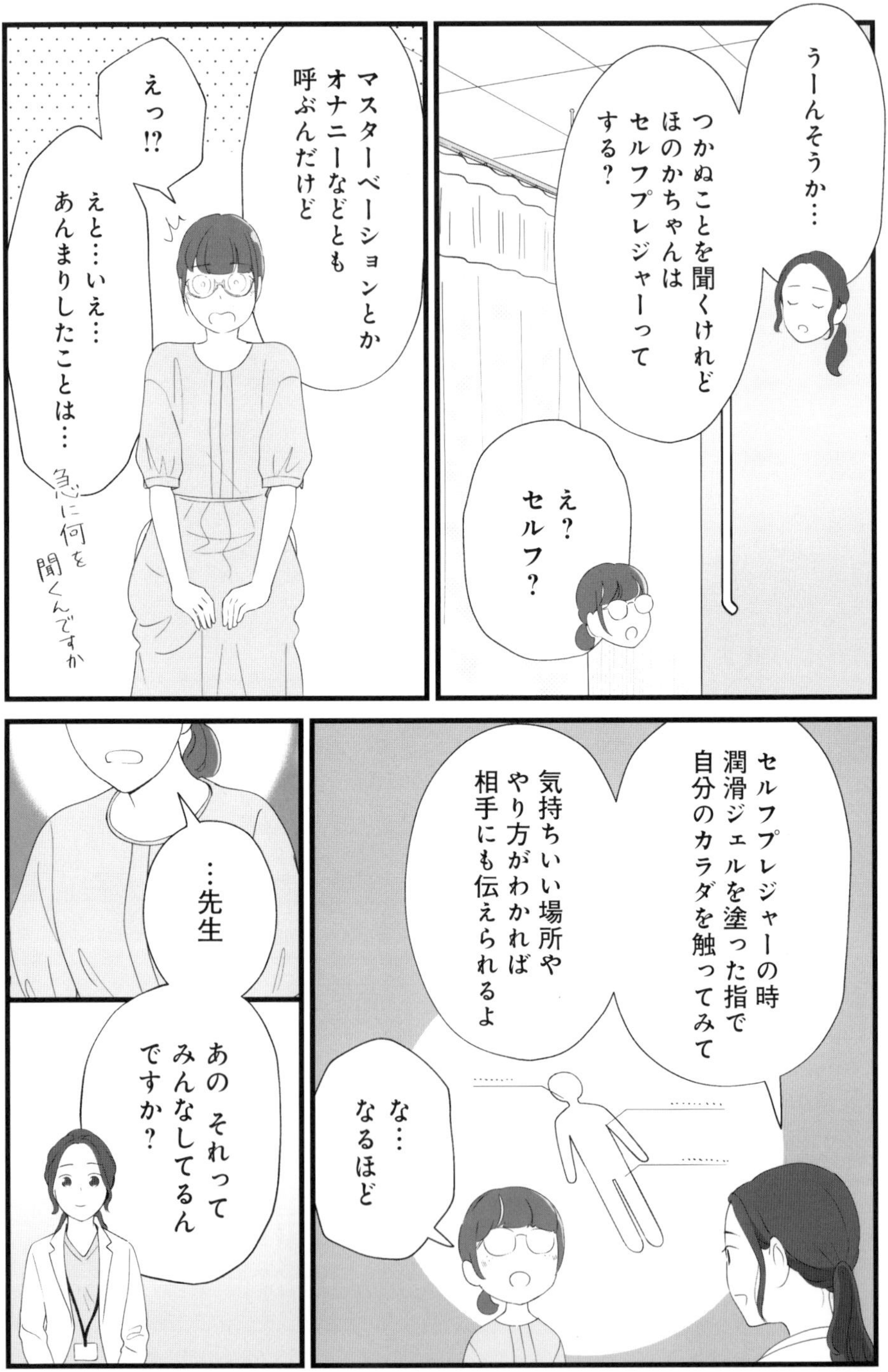
うーんそうか…
つかぬことを聞くけれど ほのかちゃんは セルフプレジャーって する？
え？ セルフ？
マスターベーションとか オナニーなどとも 呼ぶんだけど
えっ!?
えと…いえ… あんまりしたことは…
急に何を聞くんですか
セルフプレジャーの時 潤滑ジェルを塗った指で 自分のカラダを触ってみて
気持ちいい場所や やり方がわかれば 相手にも伝えられるよ
な… なるほど
…先生
あの それって みんなしてるん ですか？

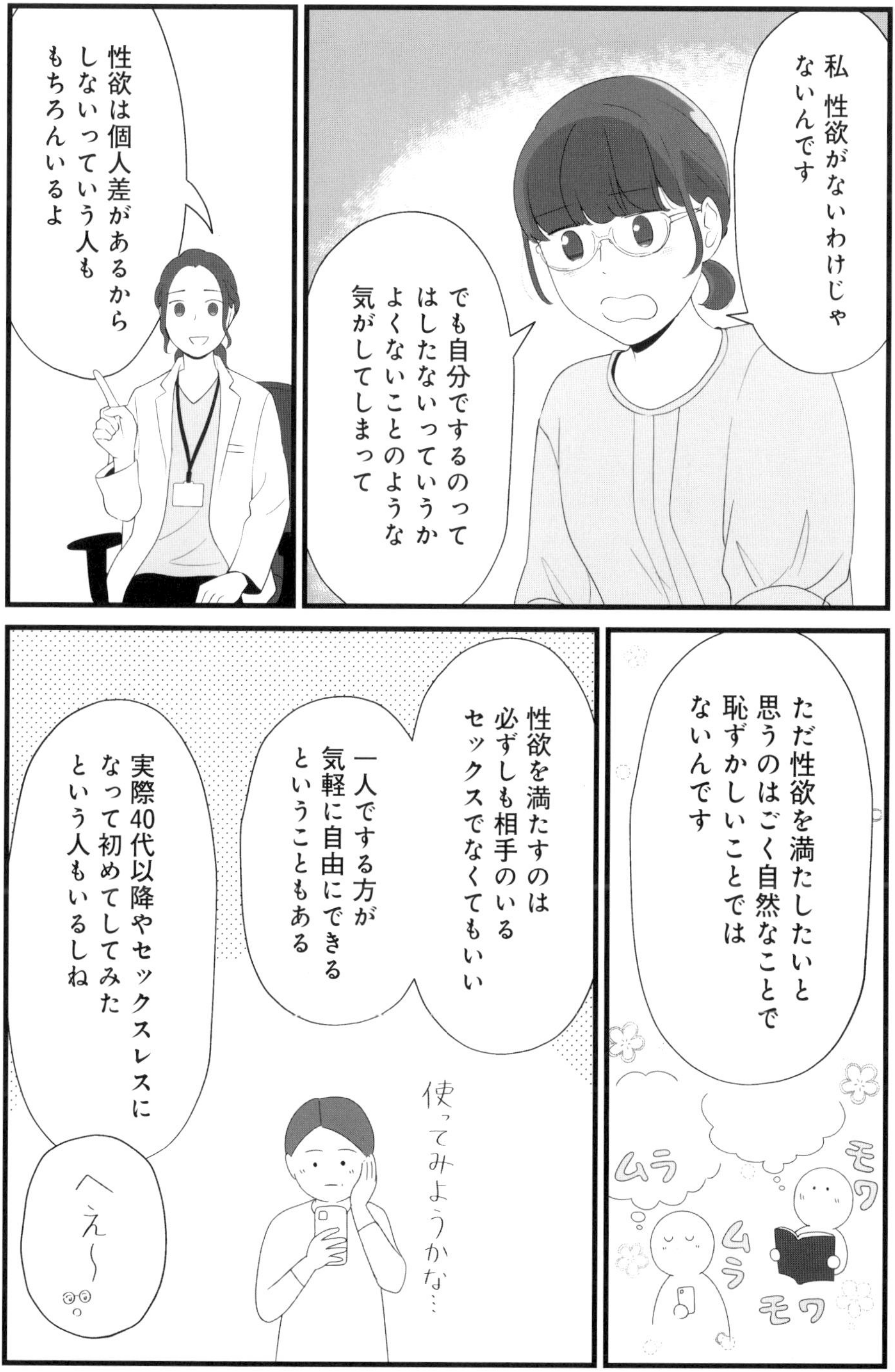
私　性欲がないわけじゃ
ないんです
でも自分でするのって
はしたないっていうか
よくないことのような
気がしてしまって
性欲は個人差があるから
しないっていう人も
もちろんいるよ
ただ性欲を満たしたいと
思うのはごく自然なことで
恥ずかしいことでは
ないんです
ムラ
モワ
ムラ
モワ
性欲を満たすのは
必ずしも相手のいる
セックスでなくてもいい
一人でする方が
気軽に自由にできる
ということもある
実際40代以降やセックスレスに
なって初めてしてみた
という人もいるしね
使ってみようかな…
へえ〜

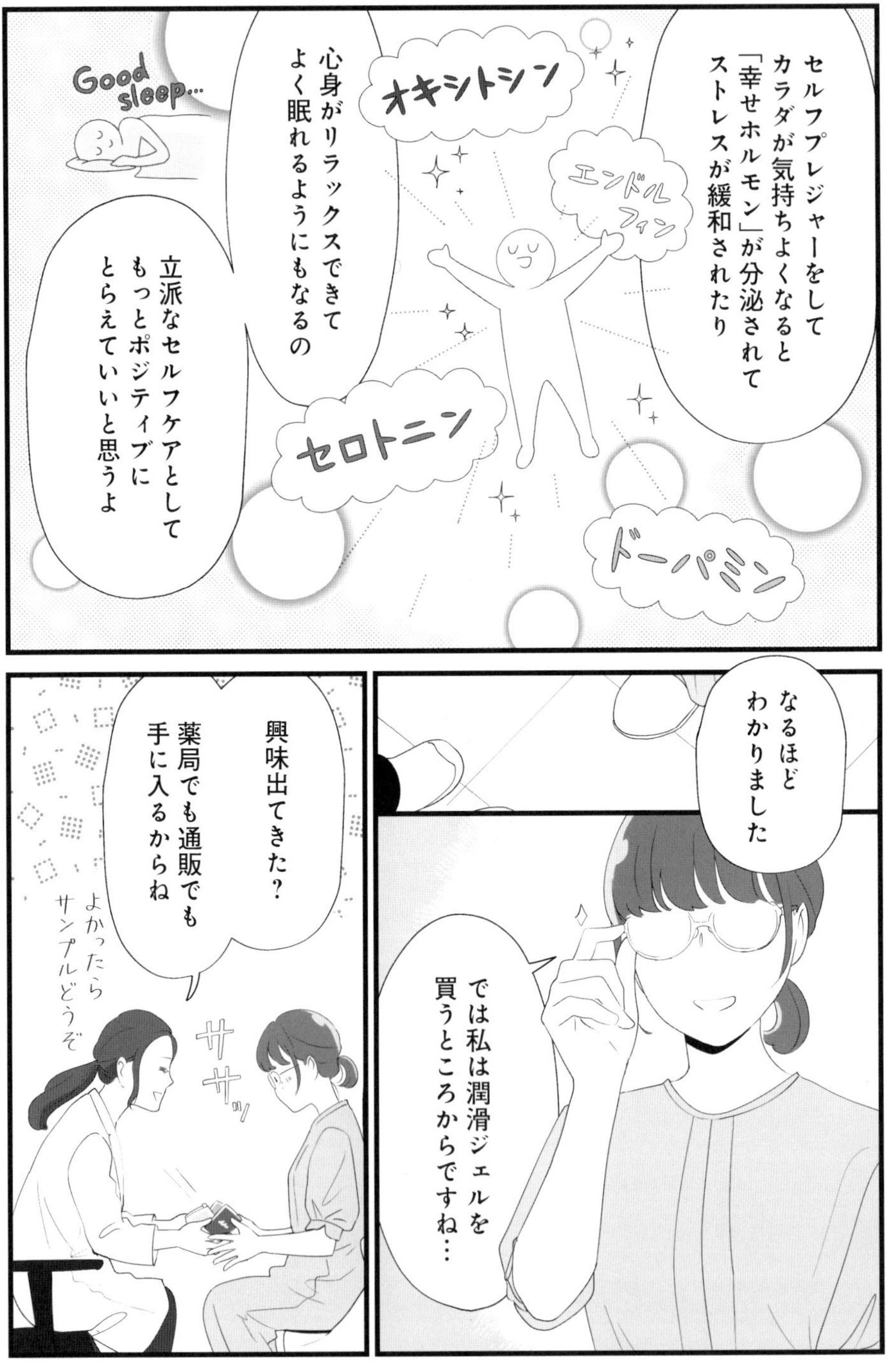
セルフプレジャーをして
カラダが気持ちよくなると
「幸せホルモン」が分泌されて
ストレスが緩和されたり
オキシトシン
エンドルフィン
セロトニン
ドーパミン
心身がリラックスできて
よく眠れるようにもなるの
Good sleep...
立派なセルフケアとして
もっとポジティブに
とらえていいと思うよ
なるほど
わかりました
では私は潤滑ジェルを
買うところからですね…
興味出てきた？
薬局でも通販でも
手に入るからね
よかったら
サンプルどうぞ
ササッ

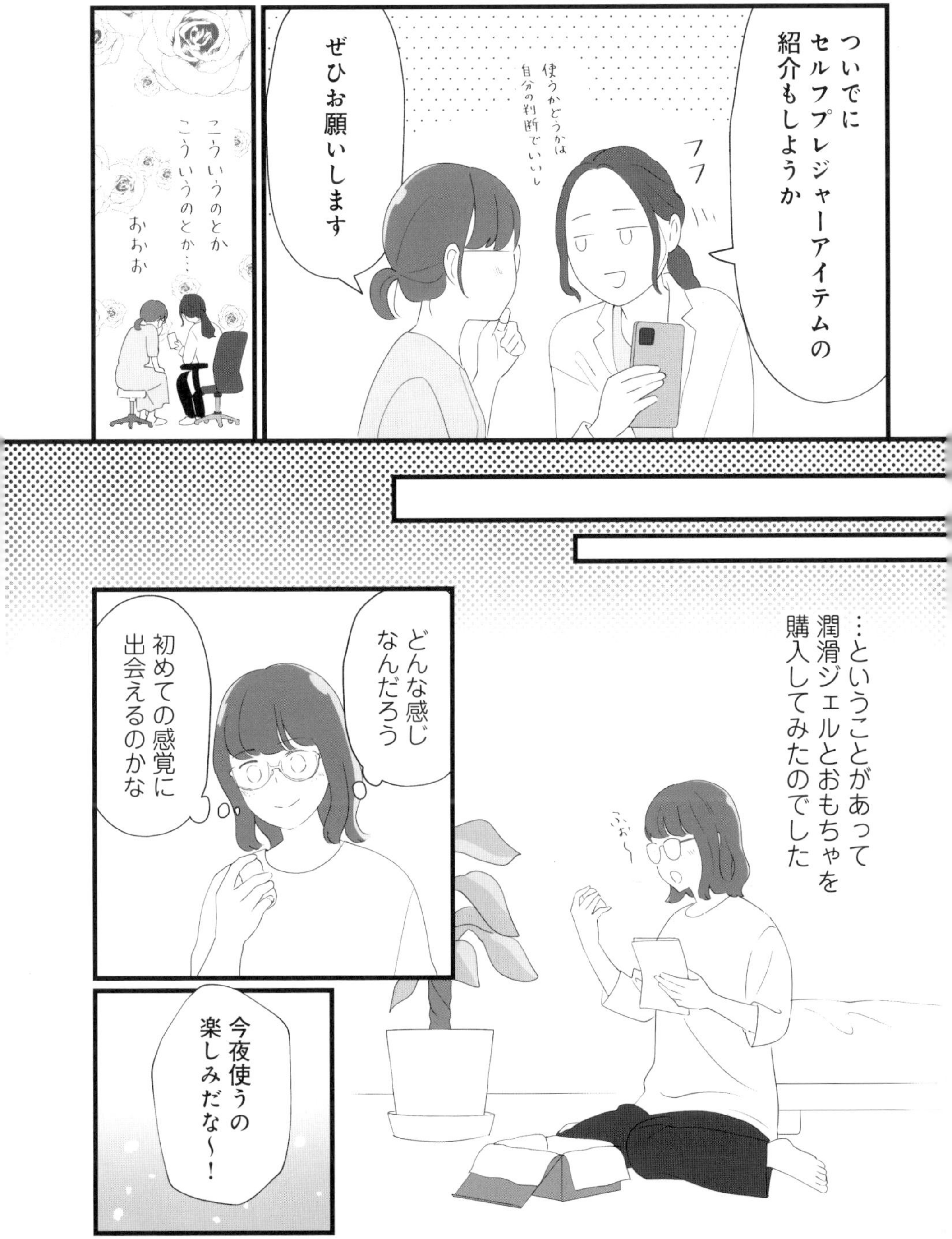
ついでに
セルフプレジャーアイテムの
紹介もしようか
フフ
使うかどうかは
自分の判断でいいし
ぜひお願いします
こういうのとか
こういうのとか…
おおお
…ということがあって
潤滑ジェルとおもちゃを
購入してみたのでした
ふぉ〜
どんな感じ
なんだろう
初めての感覚に
出会えるのかな
今夜使うの
楽しみだな〜！

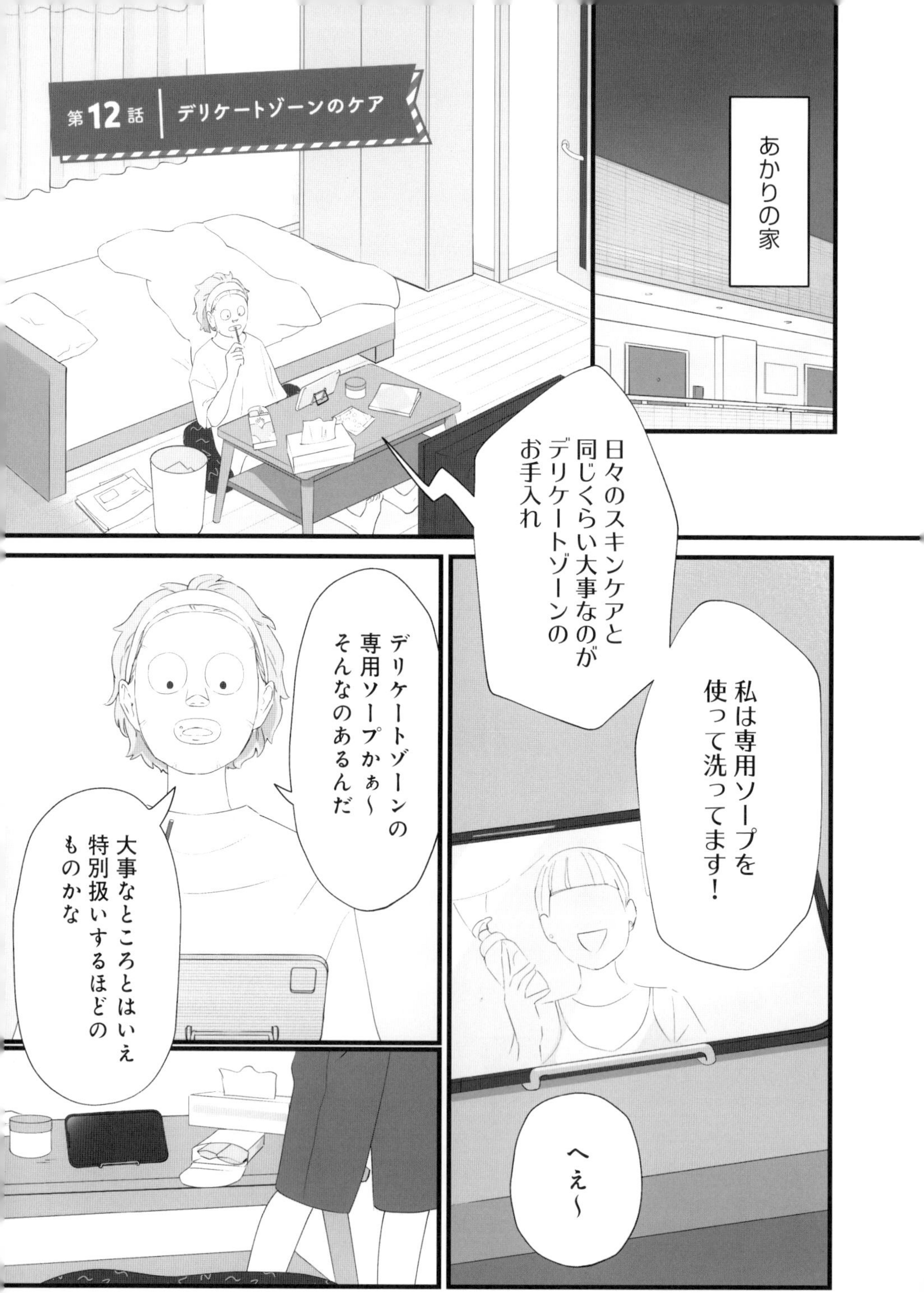
第12話 デリケートゾーンのケア
あかりの家
日々のスキンケアと同じくらい大事なのがデリケートゾーンのお手入れ
私は専用ソープを使って洗ってます！
へぇ〜
デリケートゾーンの専用ソープかぁ〜そんなのあるんだ
大事なところとはいえ特別扱いするほどのものかな

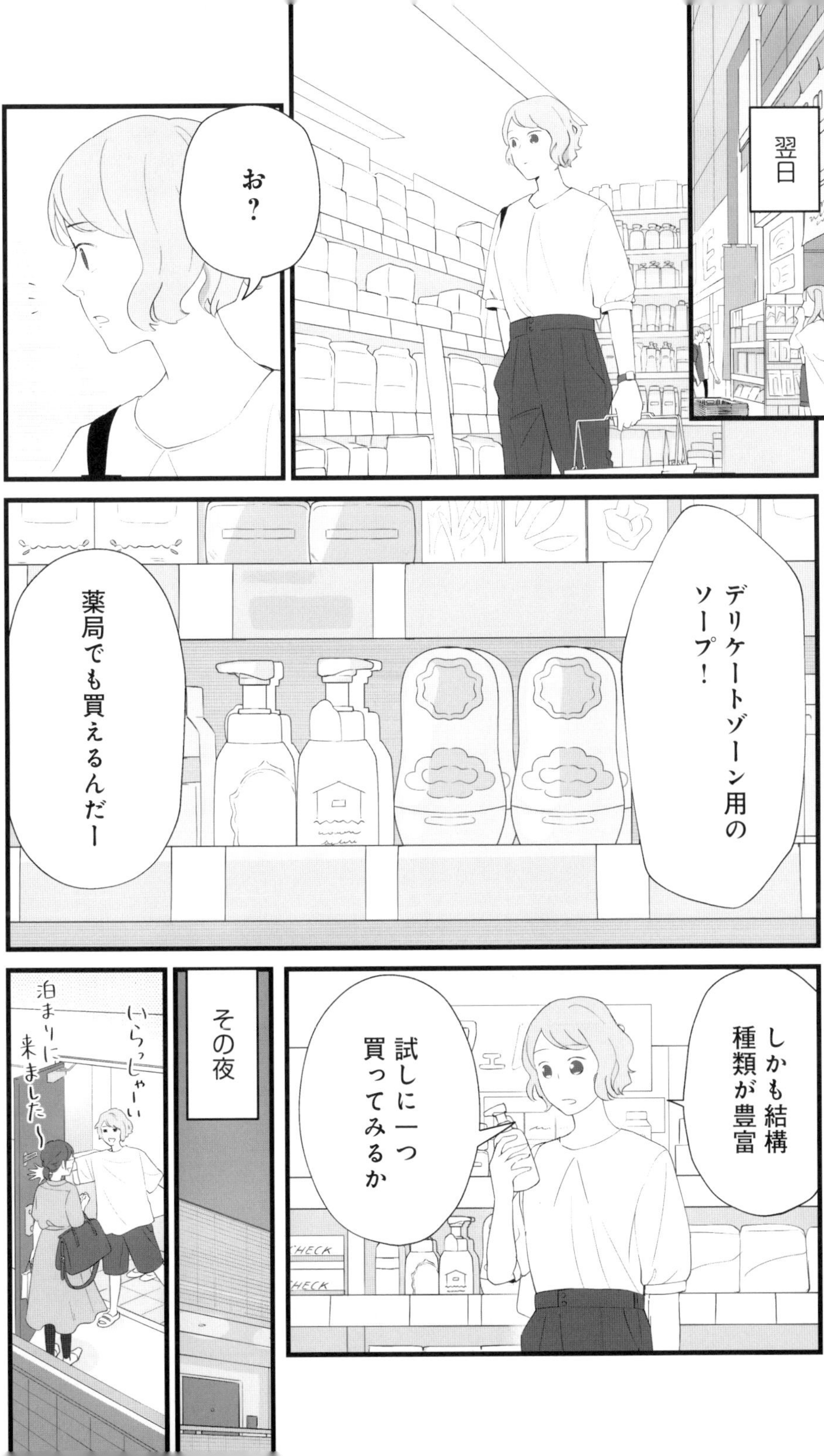
翌日
お？
デリケートゾーン用のソープ！
薬局でも買えるんだー
しかも結構種類が豊富
試しに一つ買ってみるか
その夜
いらっしゃーい
泊まりに来ました〜

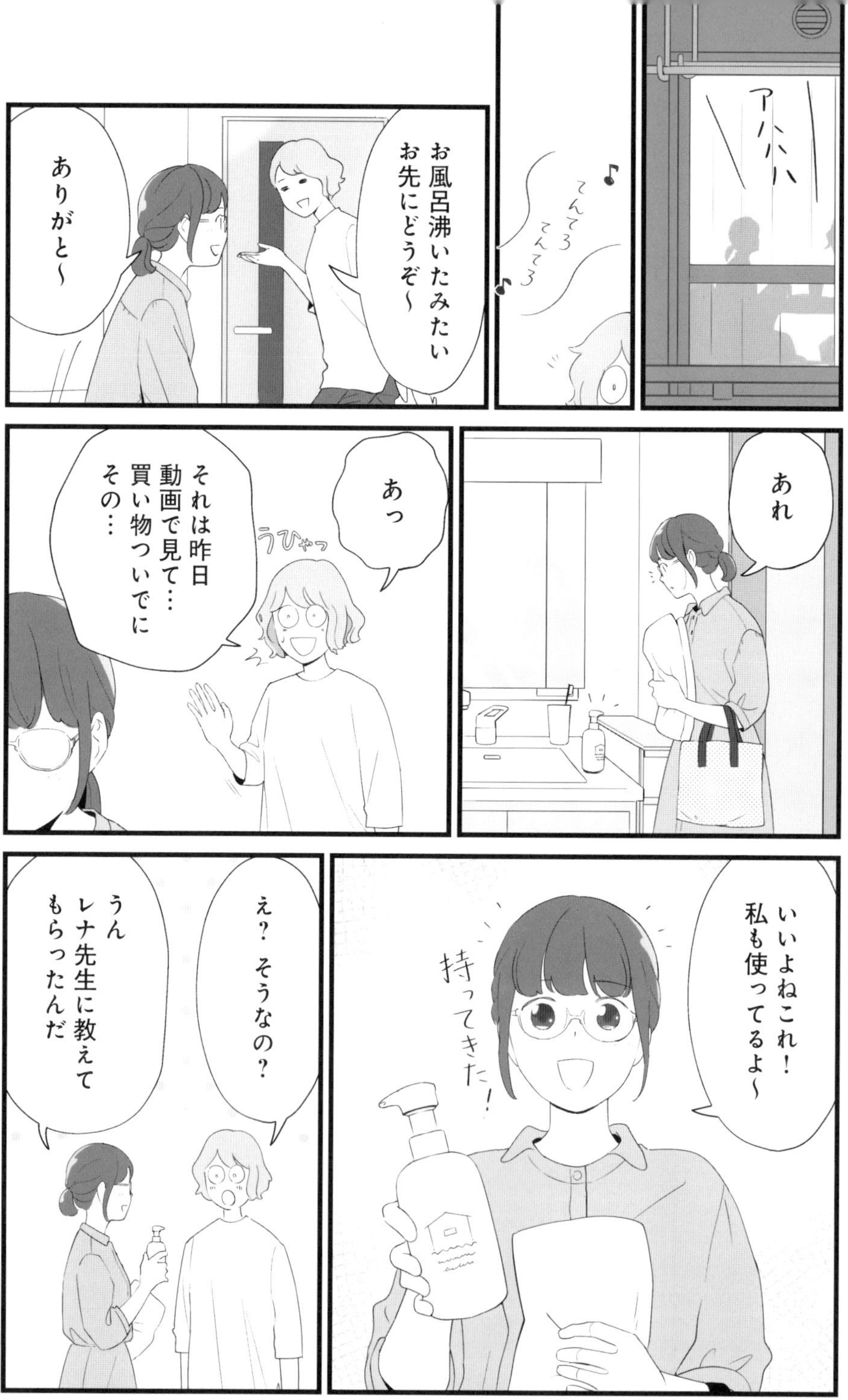
アハハハ
てんてろ てんてろ
お風呂沸いたみたい お先にどうぞ〜
ありがと〜
あれ
あっ
うひゃっ
それは昨日 動画で見て… 買い物ついでに その…
いいよねこれ！ 私も使ってるよ〜
持ってきた！
え？ そうなの？
うん レナ先生に教えて もらったんだ

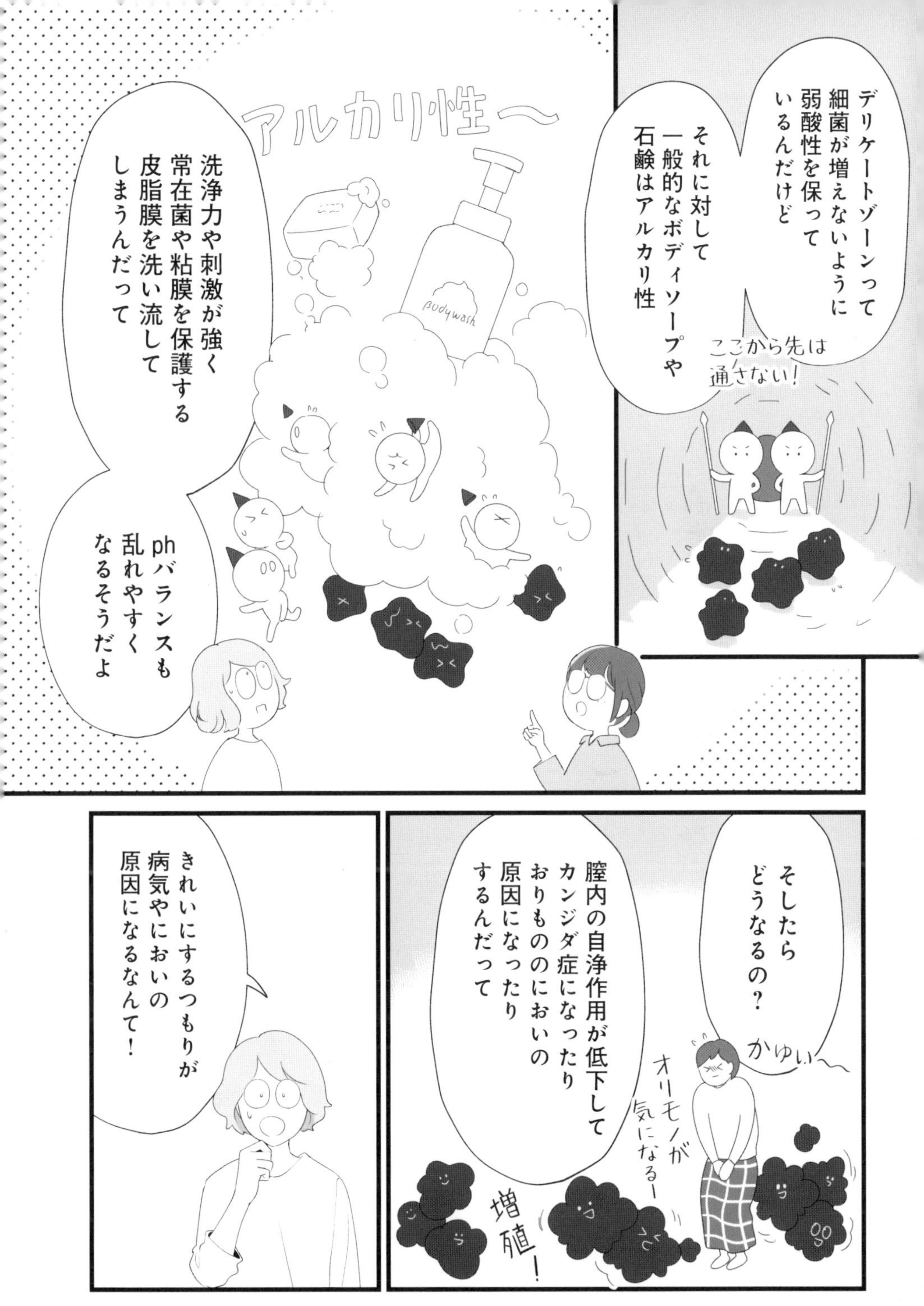
デリケートゾーンって細菌が増えないように弱酸性を保っているんだけど
それに対して一般的なボディソープや石鹸はアルカリ性
ここから先は通さない!
アルカリ性〜
bodywash
洗浄力や刺激が強く常在菌や粘膜を保護する皮脂膜を洗い流してしまうんだって
phバランスも乱れやすくなるそうだよ
そしたらどうなるの?
膣内の自浄作用が低下してカンジダ症になったりおりもののにおいの原因になったりするんだって
かゆい〜
オリモノが気になるー
増殖!
きれいにするつもりが病気やにおいの原因になるなんて!

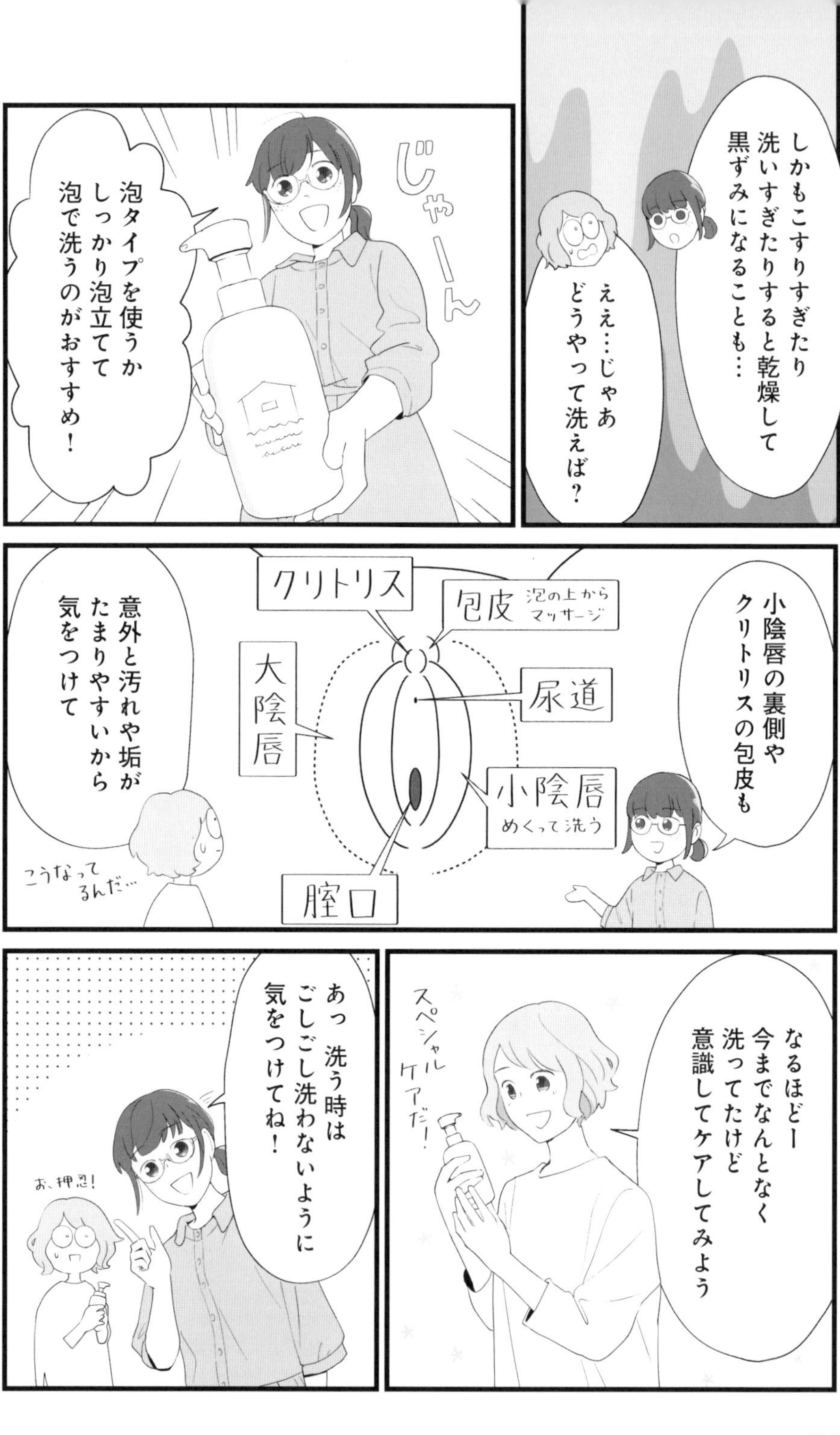
しかもこすりすぎたり
洗いすぎたりすると乾燥して
黒ずみになることも…
ええ…じゃあ
どうやって洗えば？
じゃーん
泡タイプを使うか
しっかり泡立てて
泡で洗うのがおすすめ！
小陰唇の裏側や
クリトリスの包皮も
クリトリス
包皮 泡の上からマッサージ
尿道
大陰唇
小陰唇 めくって洗う
腟口
意外と汚れや垢が
たまりやすいから
気をつけて
こうなってるんだ…
なるほどー
今までなんとなく
洗ってたけど
意識してケアしてみよう
スペシャルケアだ！
あっ 洗う時は
ごしごし洗わないように
気をつけてね！
お、押忍！

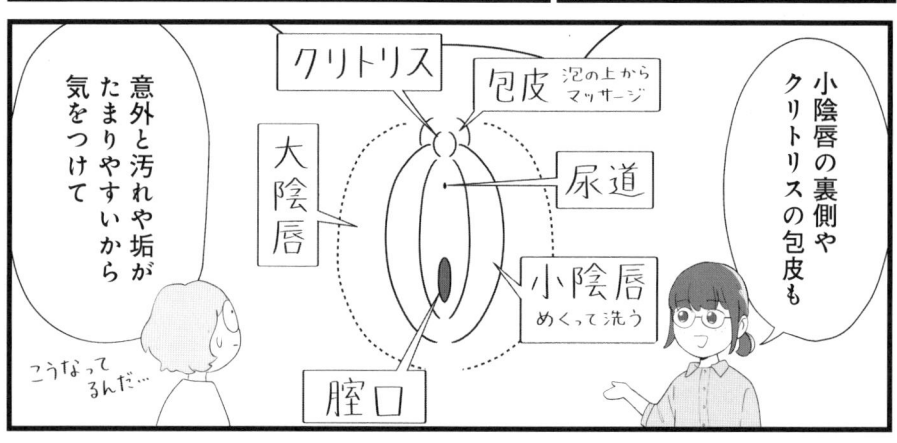

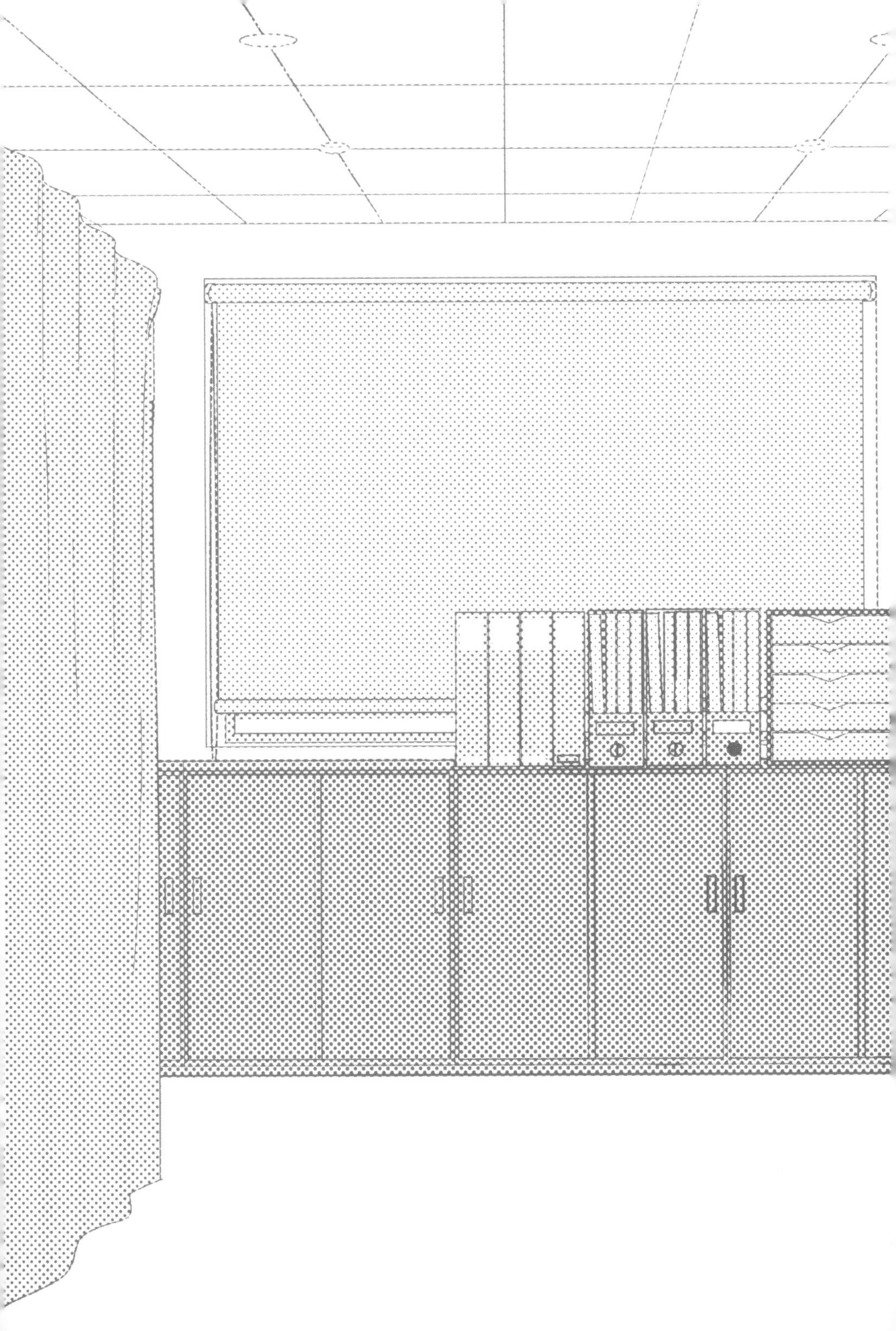

COLUMN

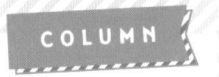

デリケートゾーンの やさしい洗い方

体を洗う石鹸でごしごしデリケートゾーンも洗う、という人は多いのですが、実は**体を洗う石鹸というのは洗浄力が強い**んです。

デリケートゾーン用のソープは刺激が弱めに作られています。また、デリケートゾーンには目と同じように粘膜もあるので、普通の石鹸を使うとカピカピになって乾燥して痛みの原因やかぶれの原因になったりします。

デリケートゾーンを守るためにも、専用のソープで正しくお手入れしましょう。

POINT 1

デリケートゾーン用のソープを使う

洗い方としては手のひら全体で洗い、できるだけこすらないように心がけましょう。前から後ろにやさしく洗うのがコツです。

※粘膜を洗いすぎると乾燥したり、炎症を起こし痛み・痒みの原因に

POINT 2

膣内は洗わない

膣は外からの雑菌が入らないように善玉菌が守っています。何もしなくても健康状態であれば膣の自浄作用が働きます。

一方、睡眠不足、栄養不足だったりすると、自浄作用が崩れて悪玉菌が増えます。その結果カンジダや細菌性膣症を発症したりすることがあります。また、膣をきれいに洗いすぎると善玉菌がなくなってしまうので、カンジダなどの膣症を繰り返しやすい人は洗いすぎが原因かもしれません。

POINT 3

シャワーを下からあてない

シャワーの水圧であて続けると、皮膚が敏感な人は粘膜が弱ったり、洗いすぎによって乾燥したりします。また、膣内に入ってしまったりすると善玉菌が洗い流されてしまって膣炎や外陰炎になることもあります(時に、温水洗浄便座は膣炎や膀胱炎の原因になり得ます)。上から下に流すのが大事なポイントです。

自分のカラダと向き合う セルフプレジャーのやり方

女性だからと**「性に興味がある」「恥ずかしいことをしている」ということは全くありません**。人それぞれ性感帯も違うし、心地いいと思える環境も違います。

セルフプレジャーは、自分のカラダにちゃんと触れて、向き合う大切な時間ともいえます。ぜひ正しいやり方を知って、**自分の「心地よい」**を探してみてください。

POINT 1

自分の指でする時のポイント

清潔な手と痛くない爪

手にはたくさん菌がついています。お金やドアノブなども触るので、セルフプレジャーをする前には必ず手を洗いましょう。
また、爪を整えることも大切です。とがっていたり、ささくれがないように、やすりでけずって爪を整えるのもおすすめです。

やさしく触りましょう

強くこすったり、強く握ったりするのはNG。強い刺激に慣れてしまうと実際の性行為の時に同じような強い刺激がないと快感を得られなくなってしまうこともあります。敏感な部分は少し触るだけでも痛いことがあるので、指用コンドームや下着の上から触るのもおすすめです。
また、濡れていないと痛いことがあるので、その場合はローションなどの潤滑ジェルを使うのもいいですよ。

POINT 2

専用のグッズを使う時のポイント

清潔な状態をキープするために、なるべく丸洗いできたり、完全防水のものを選びましょう。使用後は必ずきれいに洗い、洗えないものはグッズにゴムをかぶせたりするのがおすすめです。最初は弱い刺激からはじめるといいですよ。

My own choices for
my body to be
comfortable as a woman

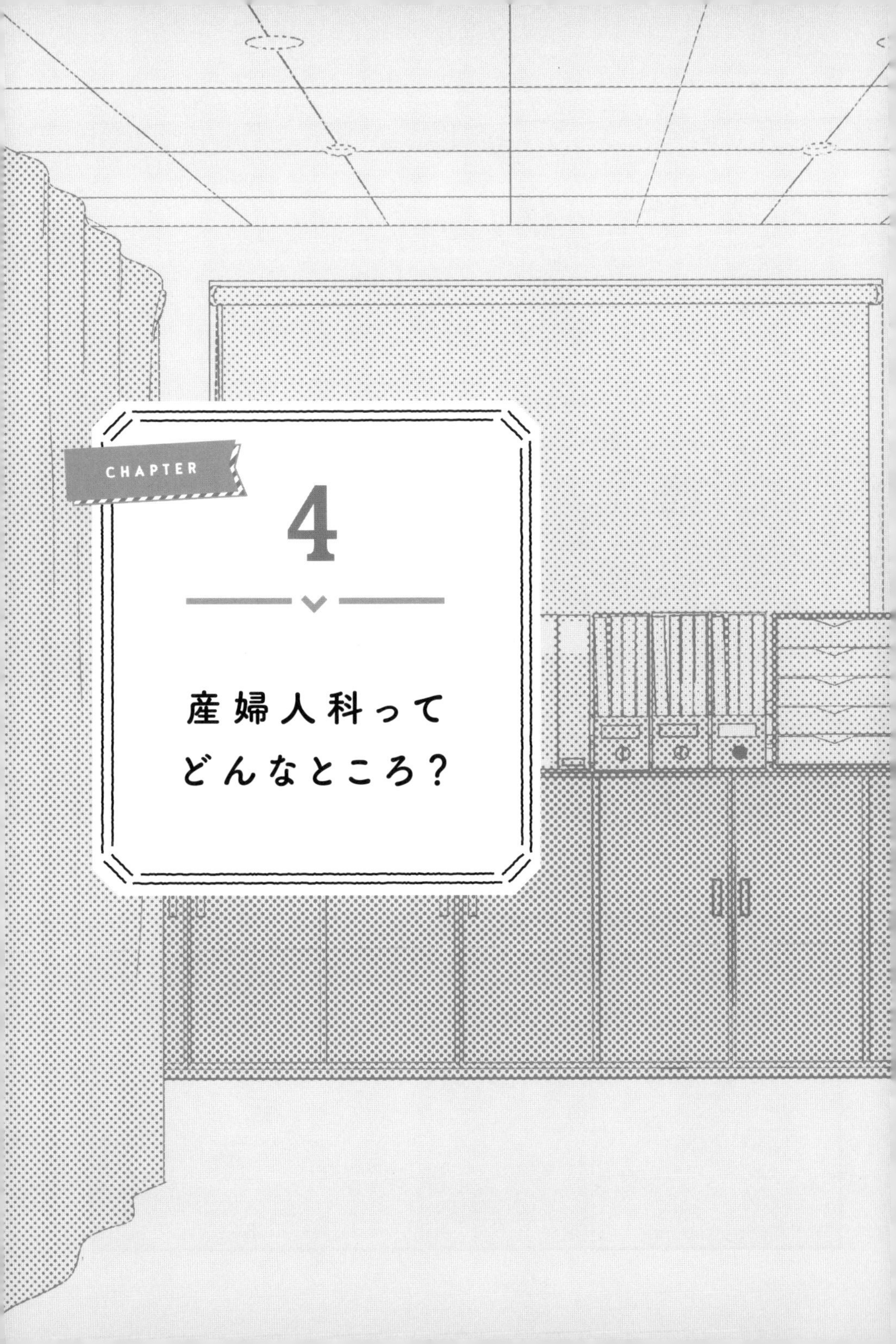

CHAPTER

4

産婦人科ってどんなところ？

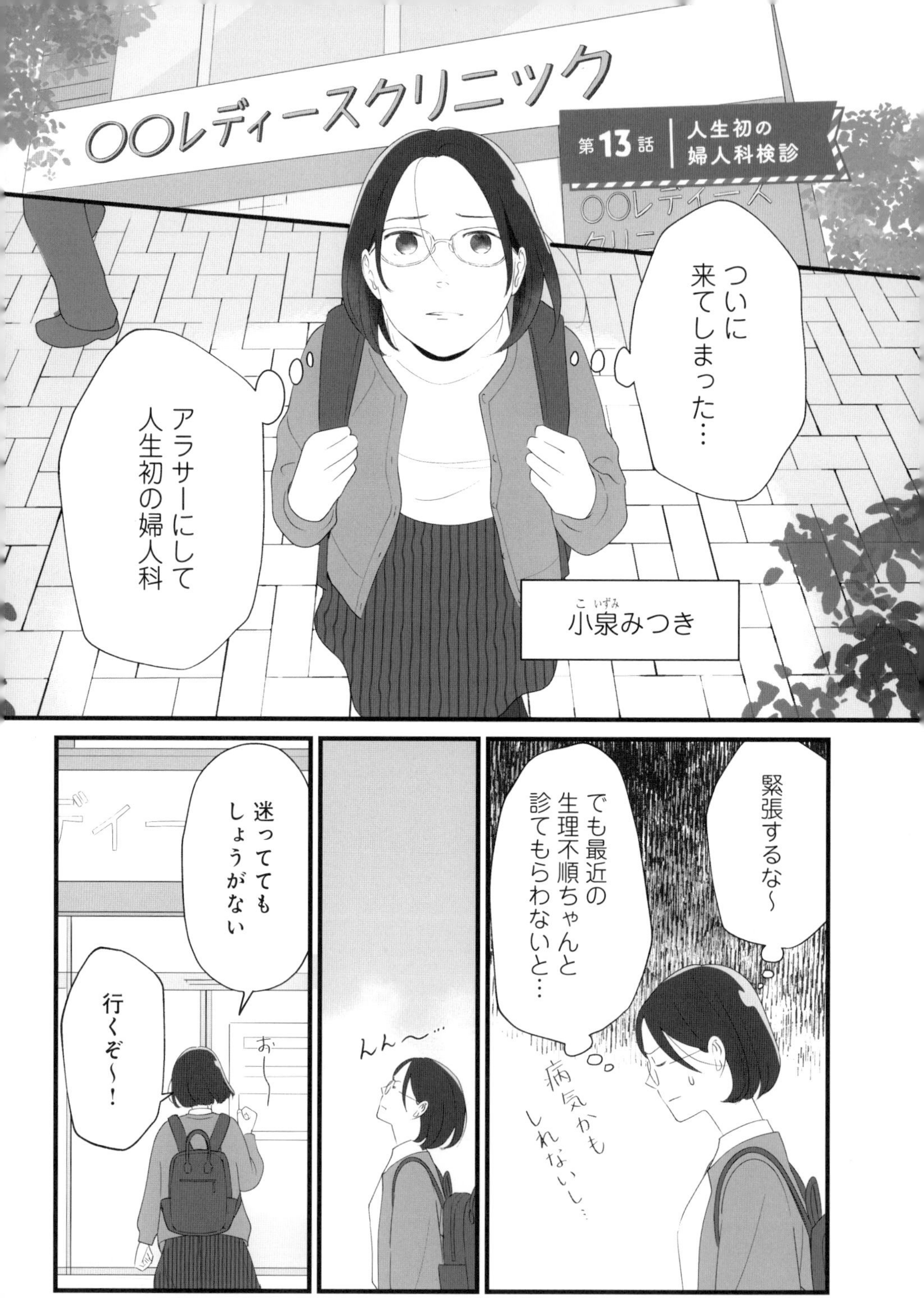
○○レディースクリニック
第13話 人生初の婦人科検診
ついに来てしまった…
アラサーにして人生初の婦人科
小泉《こいずみ》みつき
緊張するな～
でも最近の生理不順ちゃんと診てもらわないと…
病気かもしれないし…
んん～…
迷っててもしょうがない
おし～
行くぞ～！

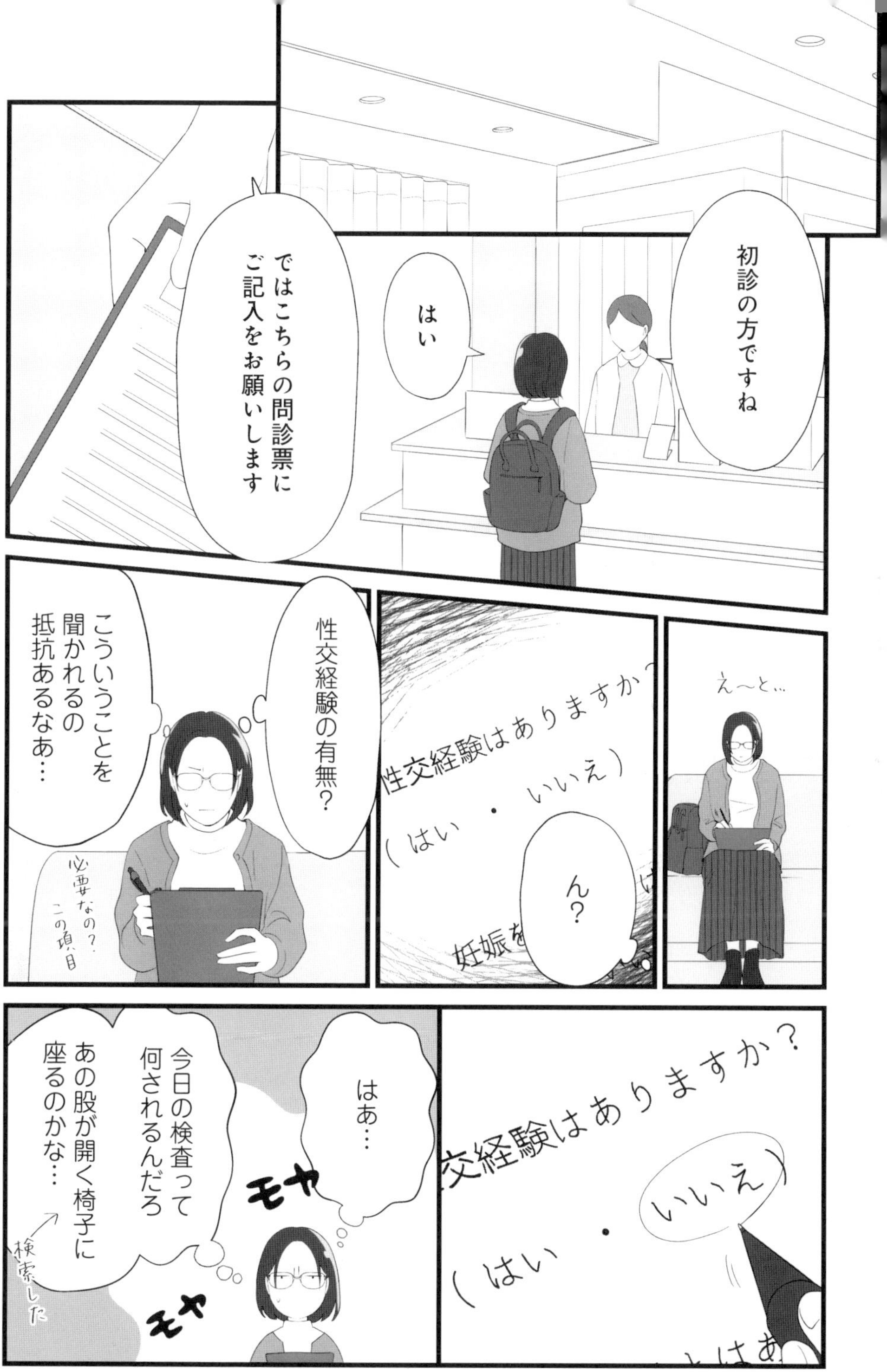
初診の方ですね
はい
ではこちらの問診票にご記入をお願いします
え〜と…
性交経験はありますか
（はい ・ いいえ）
妊娠を
ん？
性交経験の有無？
こういうことを聞かれるの抵抗あるなあ…
必要なの？この項目
交経験はありますか？
（はい ・ いいえ）
はあ…
今日の検査って何されるんだろ
あの股が開く椅子に座るのかな…
検索した
モヤ
モヤ

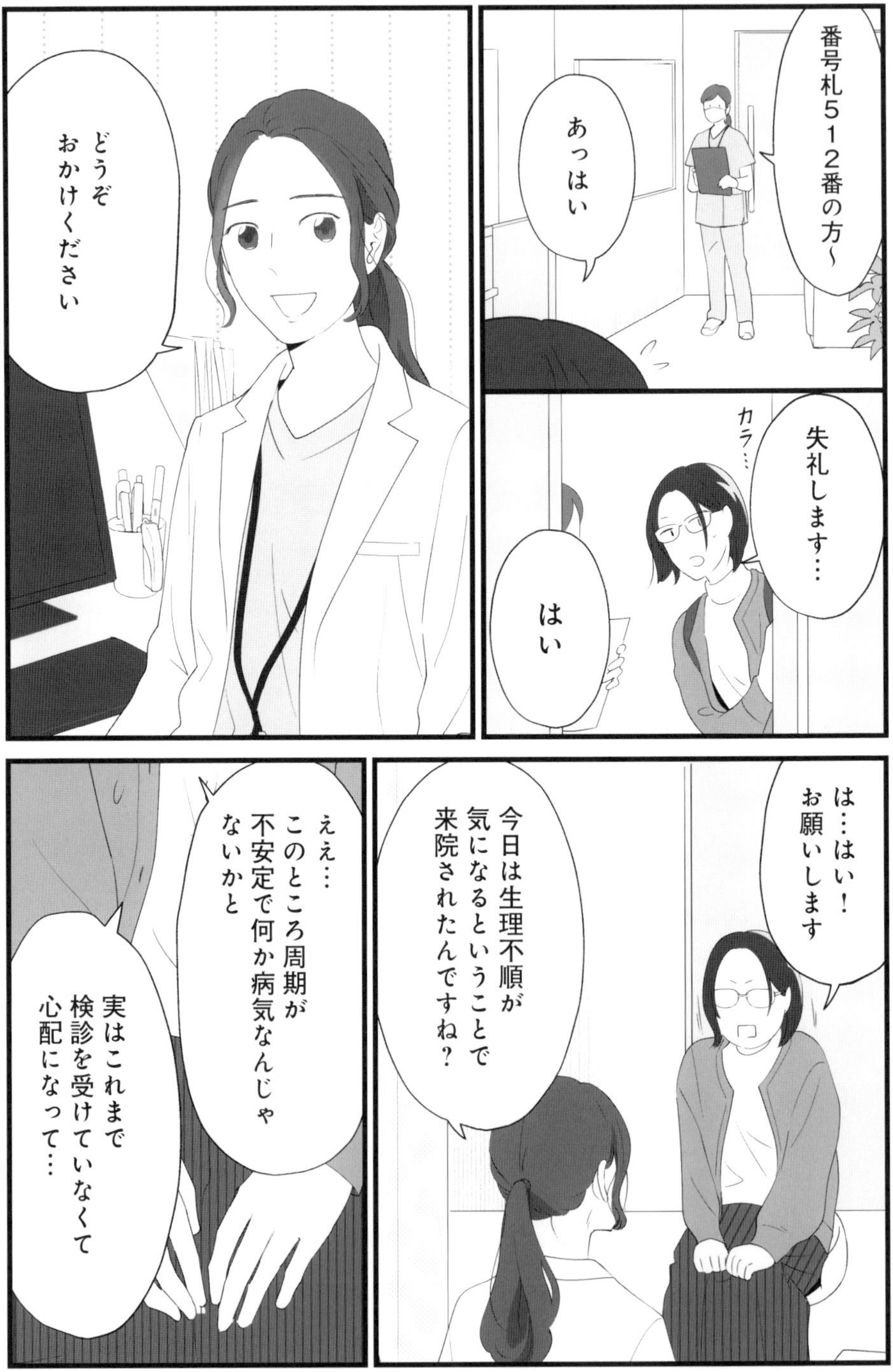
番号札５１２番の方～
あっはい
カラ…
失礼します…
はい
どうぞ
おかけください
は…はい！
お願いします
今日は生理不順が
気になるということで
来院されたんですね？
ええ…
このところ周期が
不安定で何か病気なんじゃ
ないかと
実はこれまで
検診を受けていなくて
心配になって…

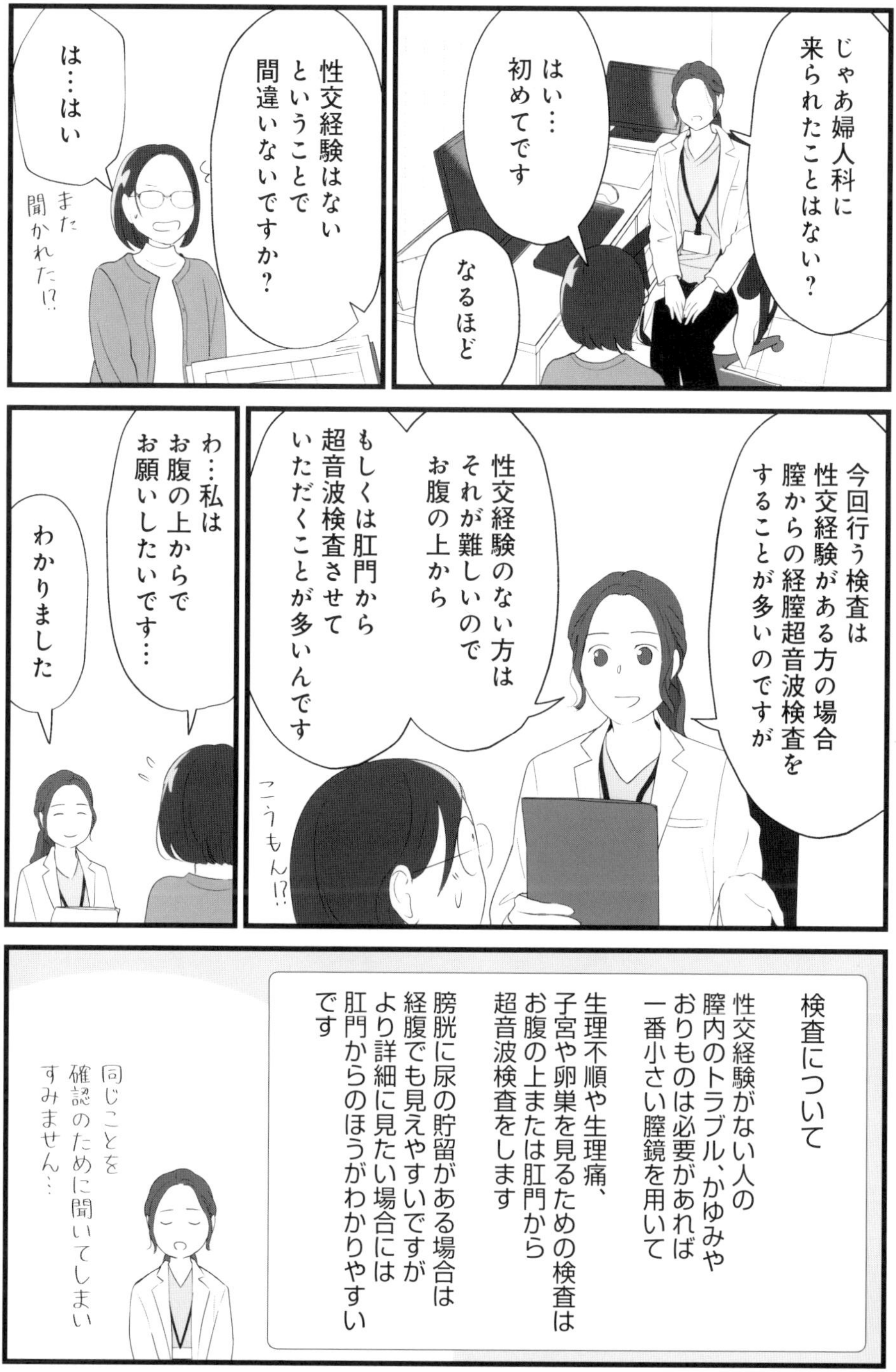
じゃあ婦人科に来られたことはない？
はい…初めてです
なるほど
性交経験はないということで間違いないですか？
は…はい
また聞かれた!?
今回行う検査は性交経験がある方の場合膣からの経膣超音波検査をすることが多いのですが
性交経験のない方はそれが難しいのでお腹の上からもしくは肛門から超音波検査させていただくことが多いんです
こうもん!?
わ…私はお腹の上からでお願いしたいです…
わかりました
検査について
性交経験がない人の膣内のトラブル、かゆみやおりものは必要があれば一番小さい膣鏡を用いて
生理不順や生理痛、子宮や卵巣を見るための検査はお腹の上または肛門から超音波検査をします
膀胱に尿の貯留がある場合は経腹でも見えやすいですがより詳細に見たい場合には肛門からのほうがわかりやすいです
同じことを確認のために聞いてしまいすみません…

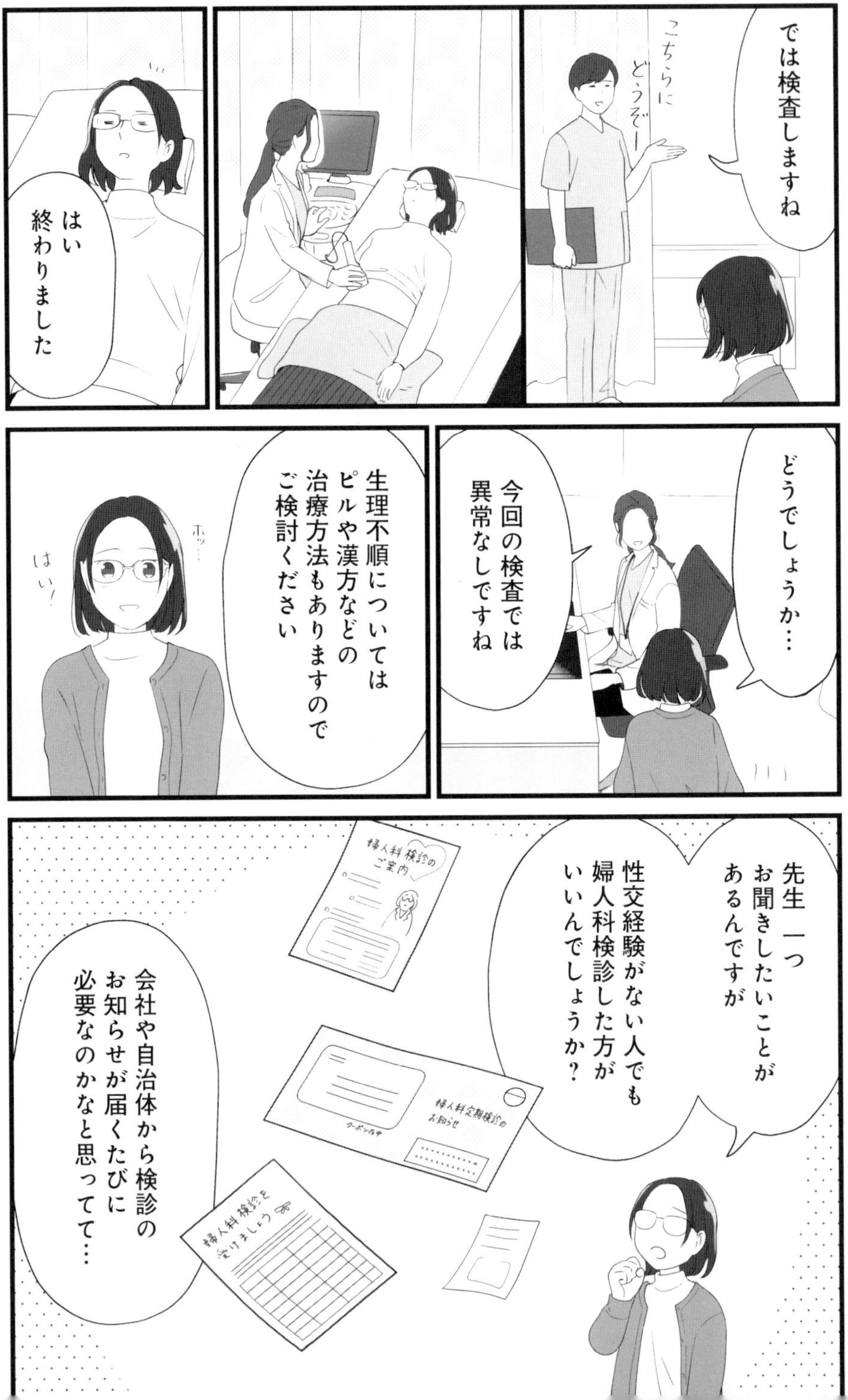
では検査しますね
こちらにどうぞー
はい
終わりました
どうでしょうか…
今回の検査では異常なしですね
生理不順についてはピルや漢方などの治療方法もありますのでご検討ください
ホッ…
はい!
先生 一つお聞きしたいことがあるんですが
性交経験がない人でも婦人科検診した方がいいんでしょうか?
会社や自治体から検診のお知らせが届くたびに必要なのかなと思ってて…
婦人科検診のご案内
婦人科定期検診のお知らせ
クーポン在中
婦人科検診を受けましょう

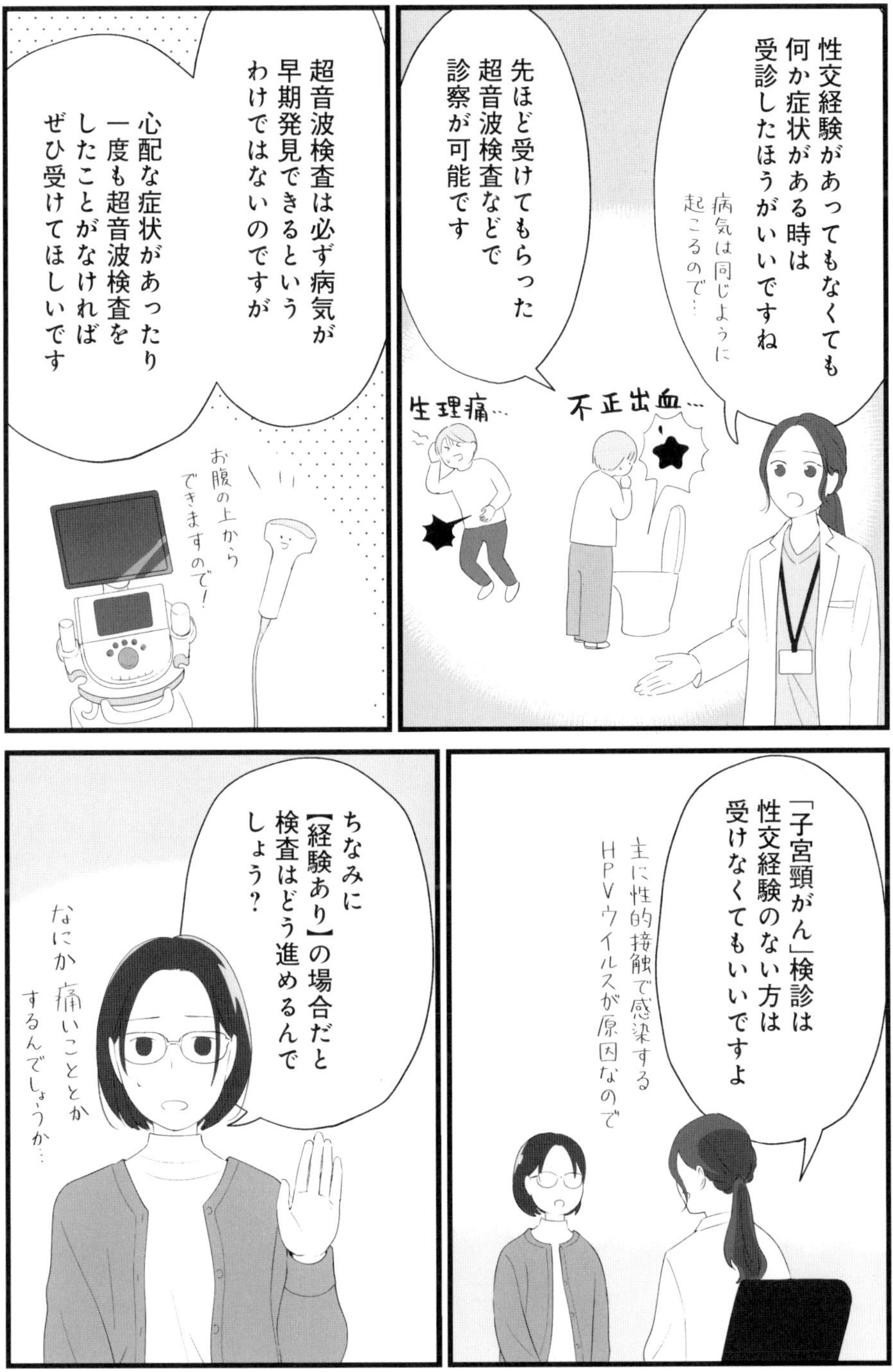
性交経験があってもなくても
何か症状がある時は
受診したほうがいいですね
病気は同じように
起こるので…
先ほど受けてもらった
超音波検査などで
診察が可能です
不正出血…
生理痛…
超音波検査は必ず病気が
早期発見できるという
わけではないのですが
心配な症状があったり
一度も超音波検査を
したことがなければ
ぜひ受けてほしいです
お腹の上から
できますので！
「子宮頸がん」検診は
性交経験のない方は
受けなくてもいいですよ
主に性的接触で感染する
HPVウイルスが原因なので
ちなみに
【経験あり】の場合だと
検査はどう進めるんで
しょう？
なにか痛いこととか
するんでしょうか…

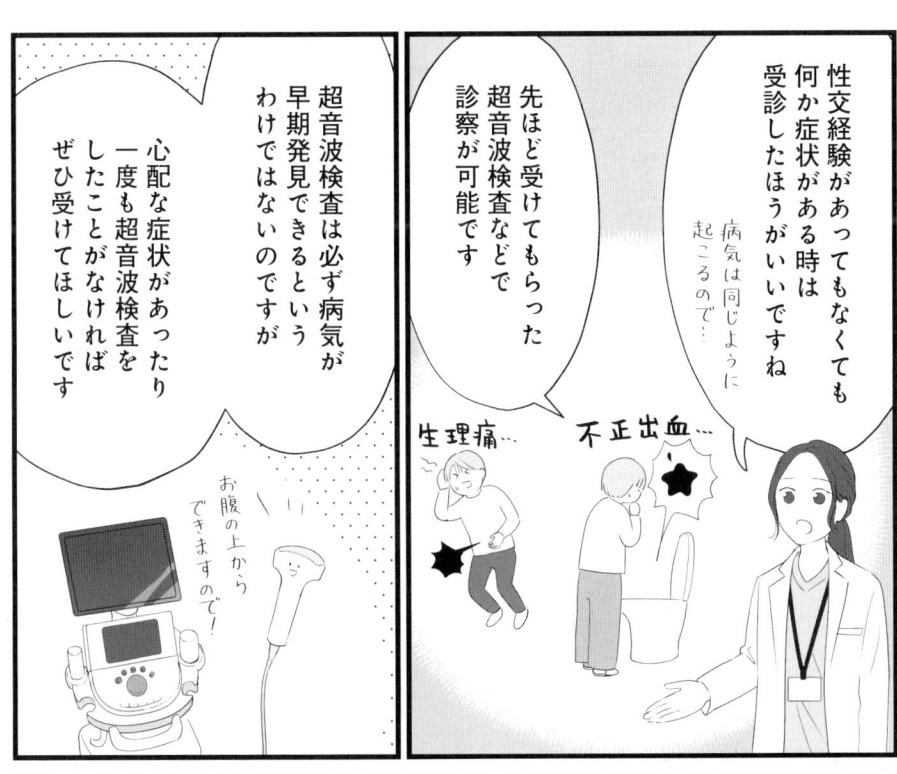

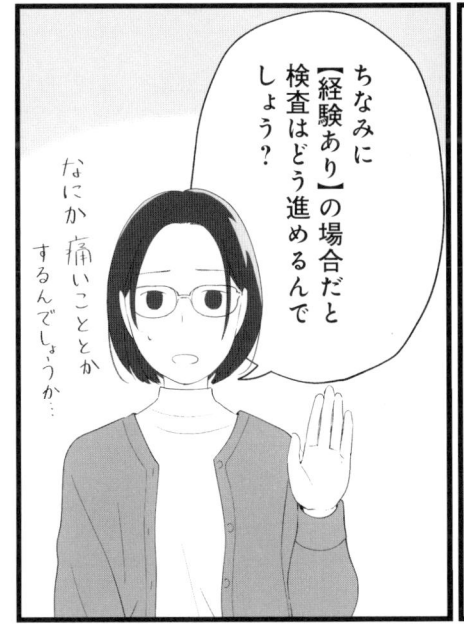

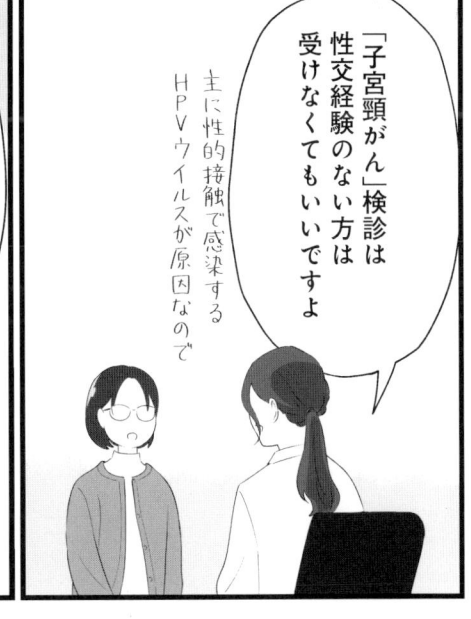

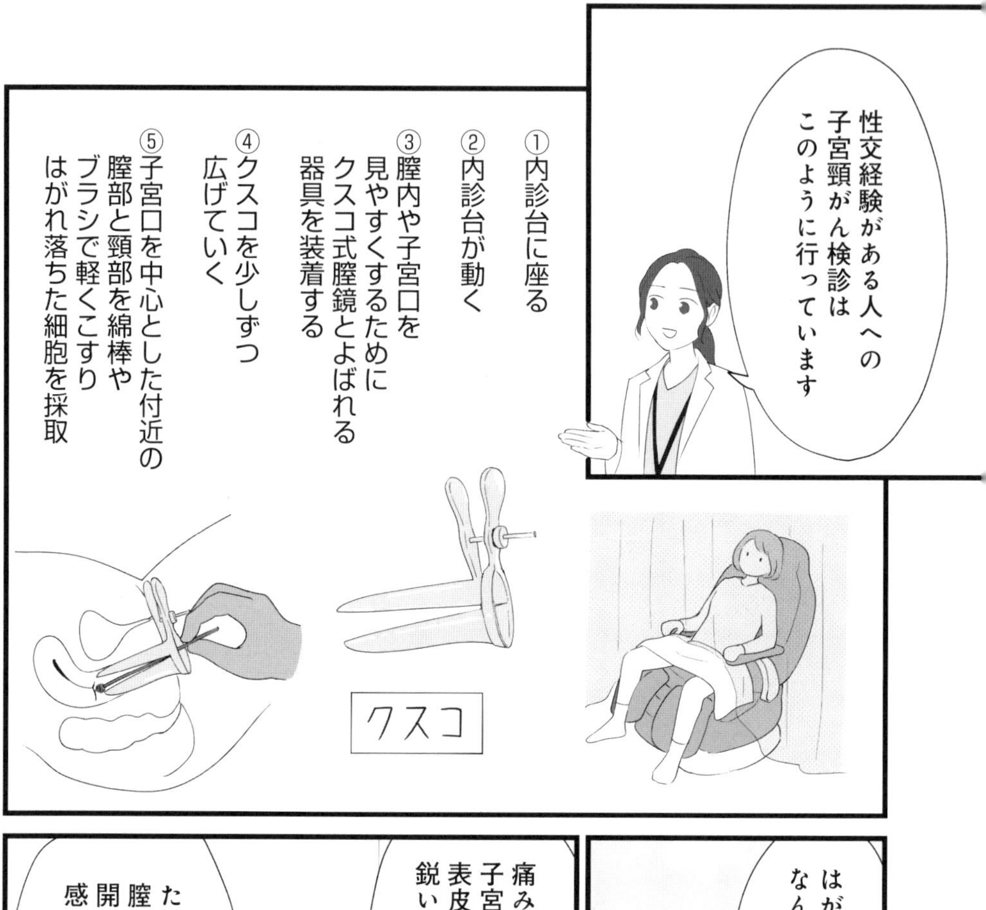

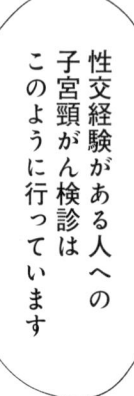

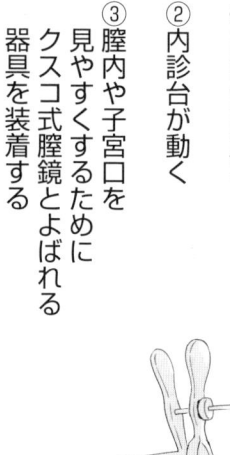

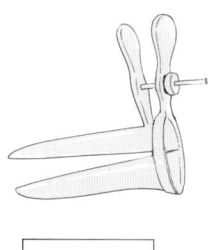

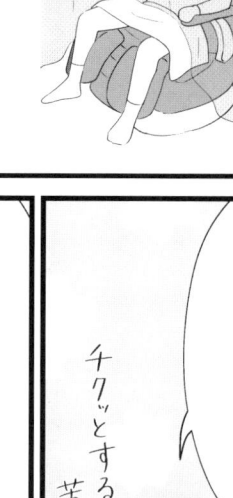

性交経験がある人への子宮頸がん検診はこのように行っています
①内診台に座る
②内診台が動く
③膣内や子宮口を見やすくするためにクスコ式膣鏡とよばれる器具を装着する
④クスコを少しずつ広げていく
⑤子宮口を中心とした付近の膣部と頸部を綿棒やブラシで軽くこすりはがれ落ちた細胞を採取
クスコ
はがれ落ちた細胞を…なんだか痛そう…
チクッとするの苦手〜
痛みの感覚は人それぞれですが子宮口は痛覚が少なくて表皮に針を刺した時のような鋭い痛みは感じないんです
ただ膣の中でクスコが開く時は痛みを感じるかも
へぇ〜〜…

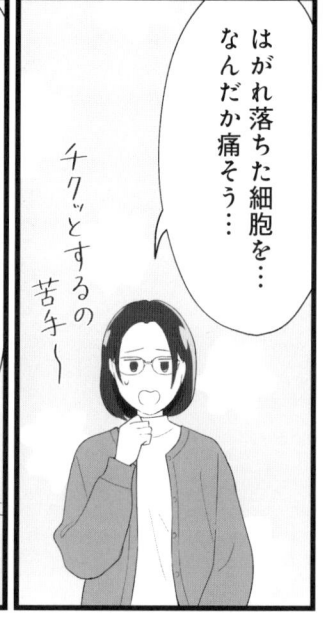

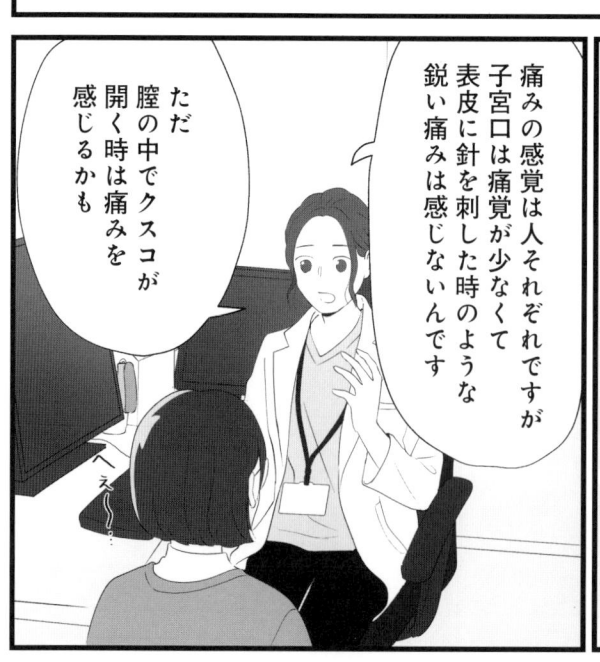

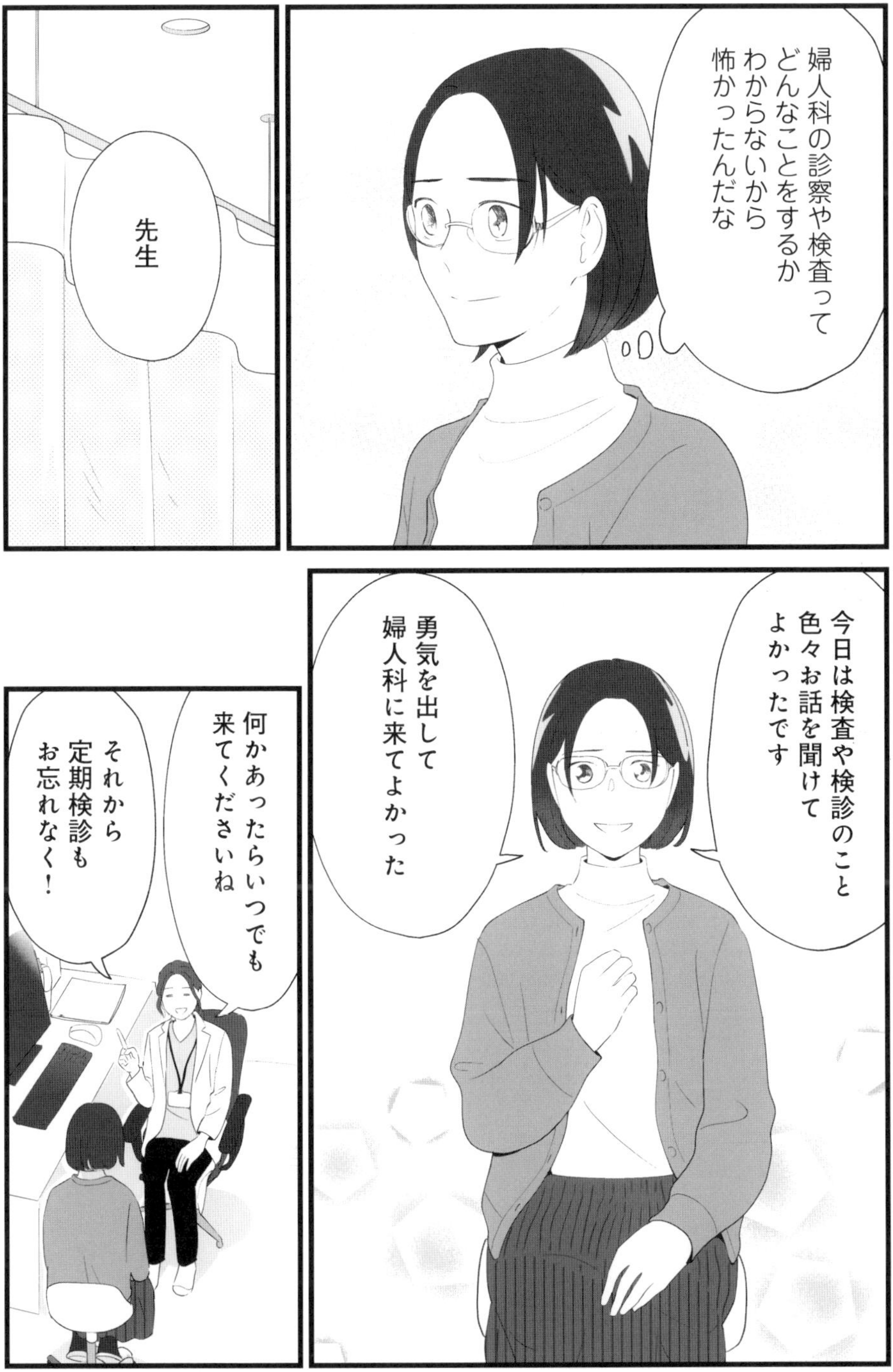
婦人科の診察や検査ってどんなことをするかわからないから怖かったんだな
先生
今日は検査や検診のこと色々お話を聞けてよかったです
勇気を出して婦人科に来てよかった
何かあったらいつでも来てくださいね
それから定期検診もお忘れなく！

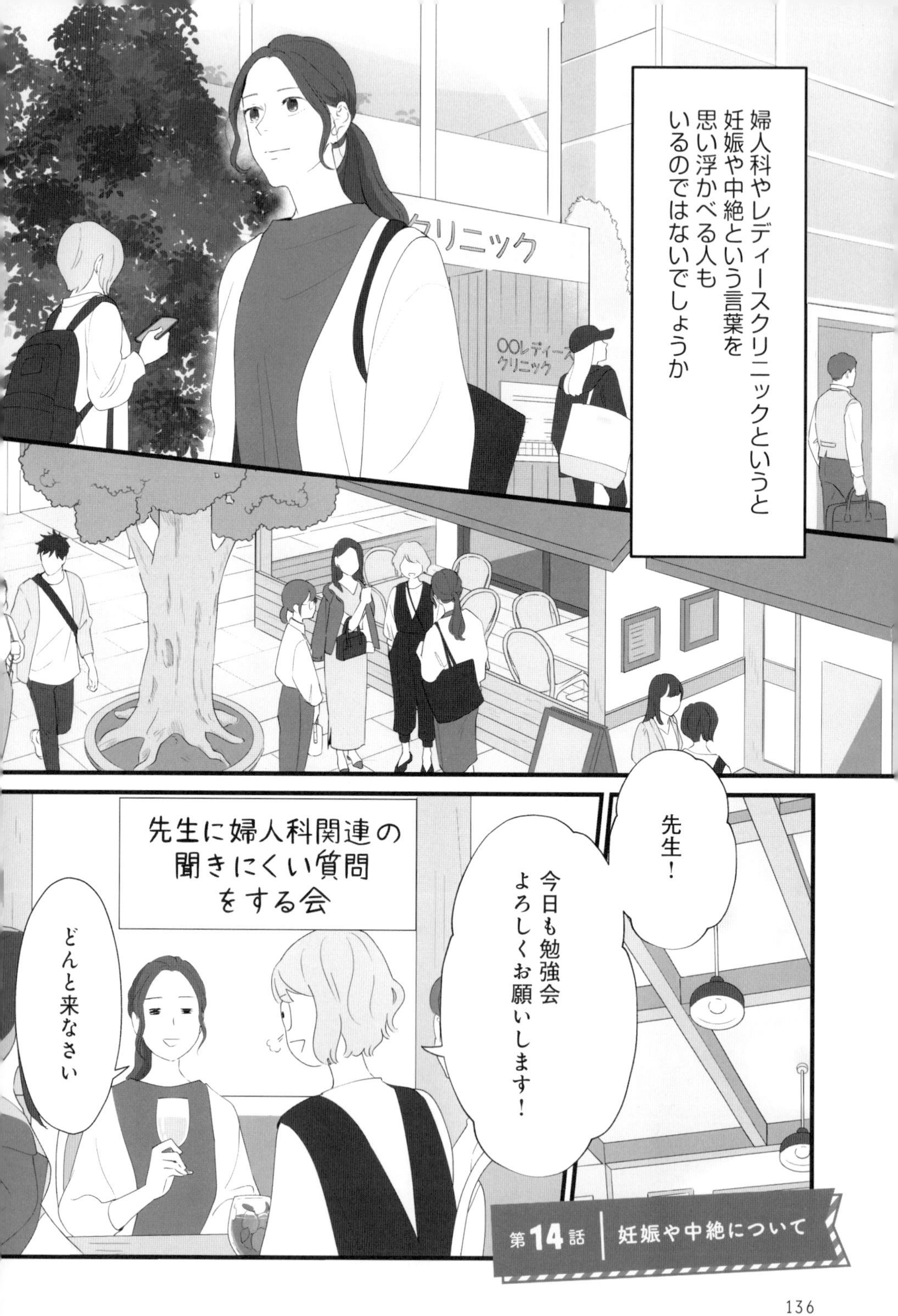
婦人科やレディースクリニックというと妊娠や中絶という言葉を思い浮かべる人もいるのではないでしょうか
クリニック
先生!
今日も勉強会よろしくお願いします!
先生に婦人科関連の聞きにくい質問をする会
どんと来なさい
第14話 妊娠や中絶について

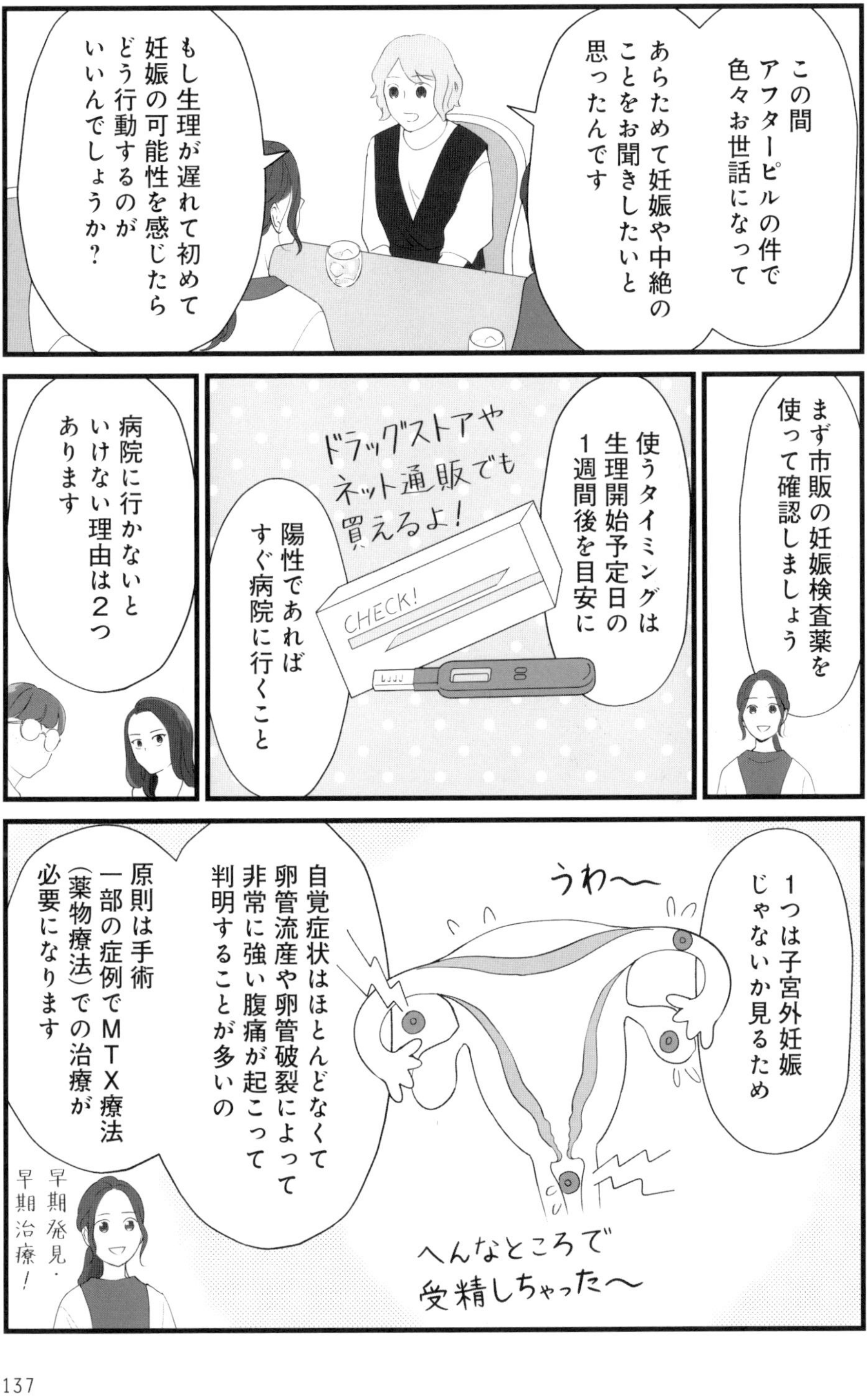
この間
アフターピルの件で
色々お世話になって
あらためて妊娠や中絶の
ことをお聞きしたいと
思ったんです
もし生理が遅れて初めて
妊娠の可能性を感じたら
どう行動するのが
いいんでしょうか？
まず市販の妊娠検査薬を
使って確認しましょう
使うタイミングは
生理開始予定日の
１週間後を目安に
ドラッグストアや
ネット通販でも
買えるよ！
CHECK!
陽性であれば
すぐ病院に行くこと
病院に行かないと
いけない理由は２つ
あります
１つは子宮外妊娠
じゃないか見るため
うわ〜
自覚症状はほとんどなくて
卵管流産や卵管破裂によって
非常に強い腹痛が起こって
判明することが多いの
原則は手術
一部の症例でＭＴＸ療法
（薬物療法）での治療が
必要になります
早期発見・
早期治療！
へんなところで
受精しちゃった〜

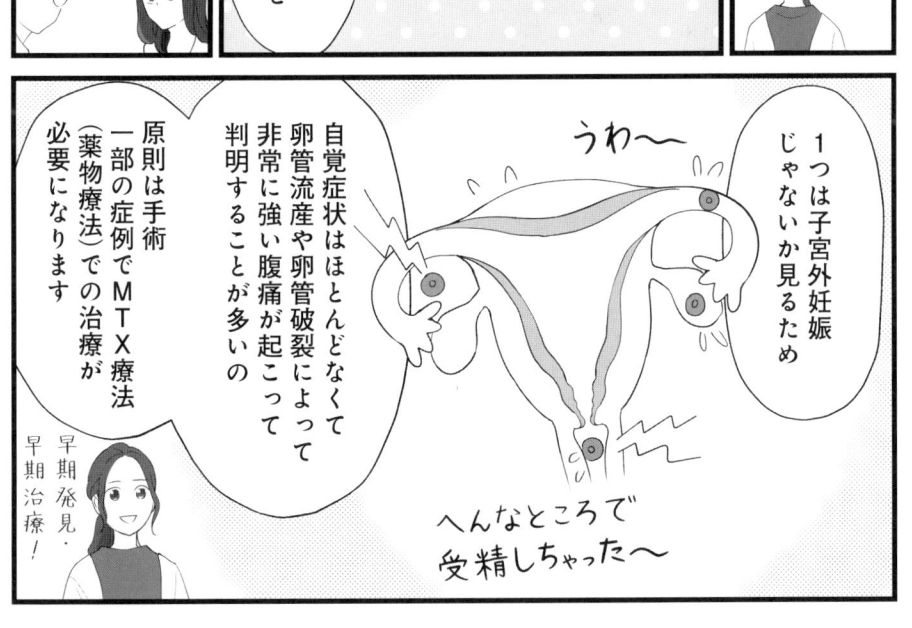

2つ目は
正確な週数を確認
するため
中絶手術をする場合
母体への負担だけでなく
方法や費用なんかも
妊娠週数によって
変わってくるの
妊娠判明
初期中絶
中期中絶
後期中絶
また妊娠22週以降は
処置を受けることが
できません
だから
早く確認することが
大事です
相手と話し合う時間と
じっくり自分で考える
時間も必要ですね

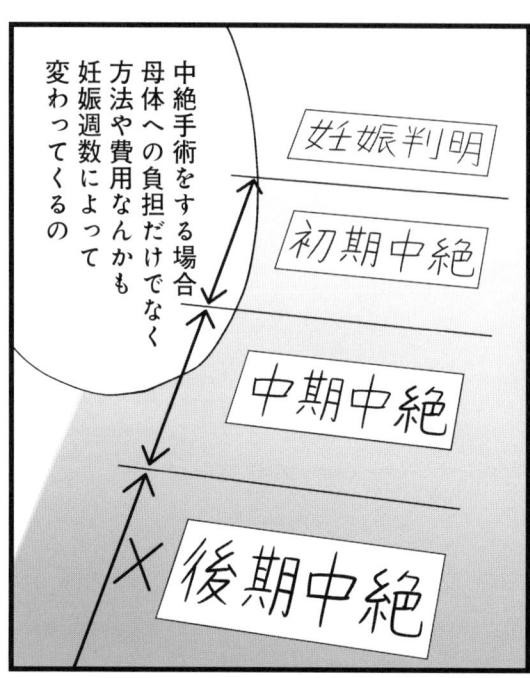

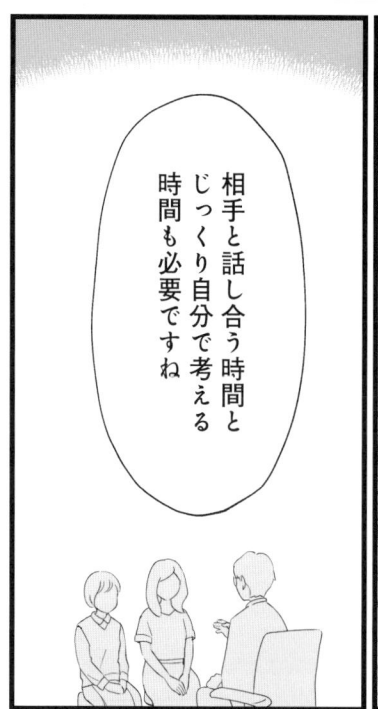

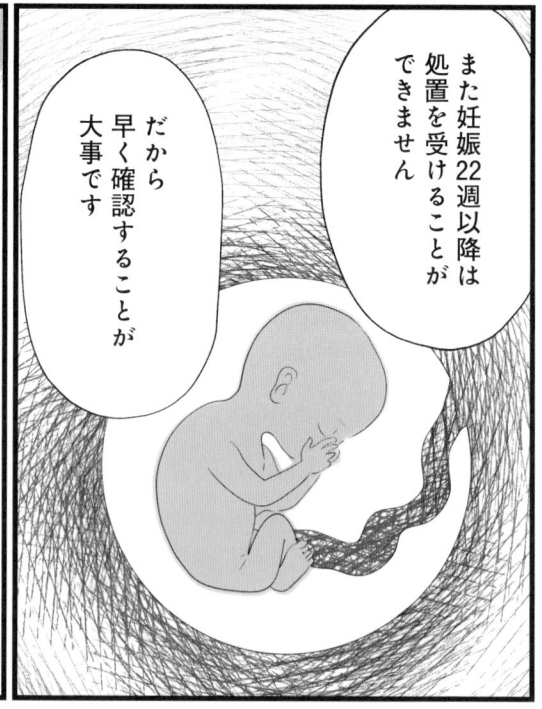

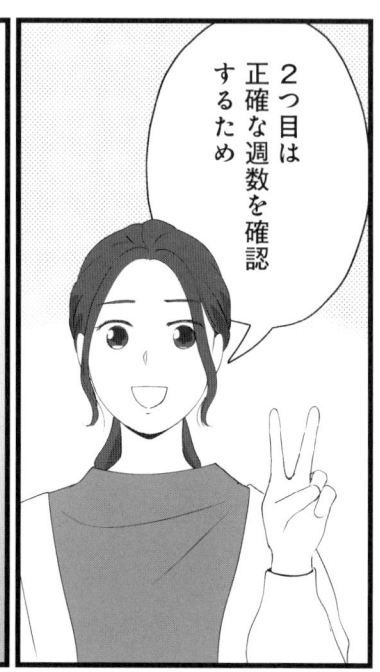

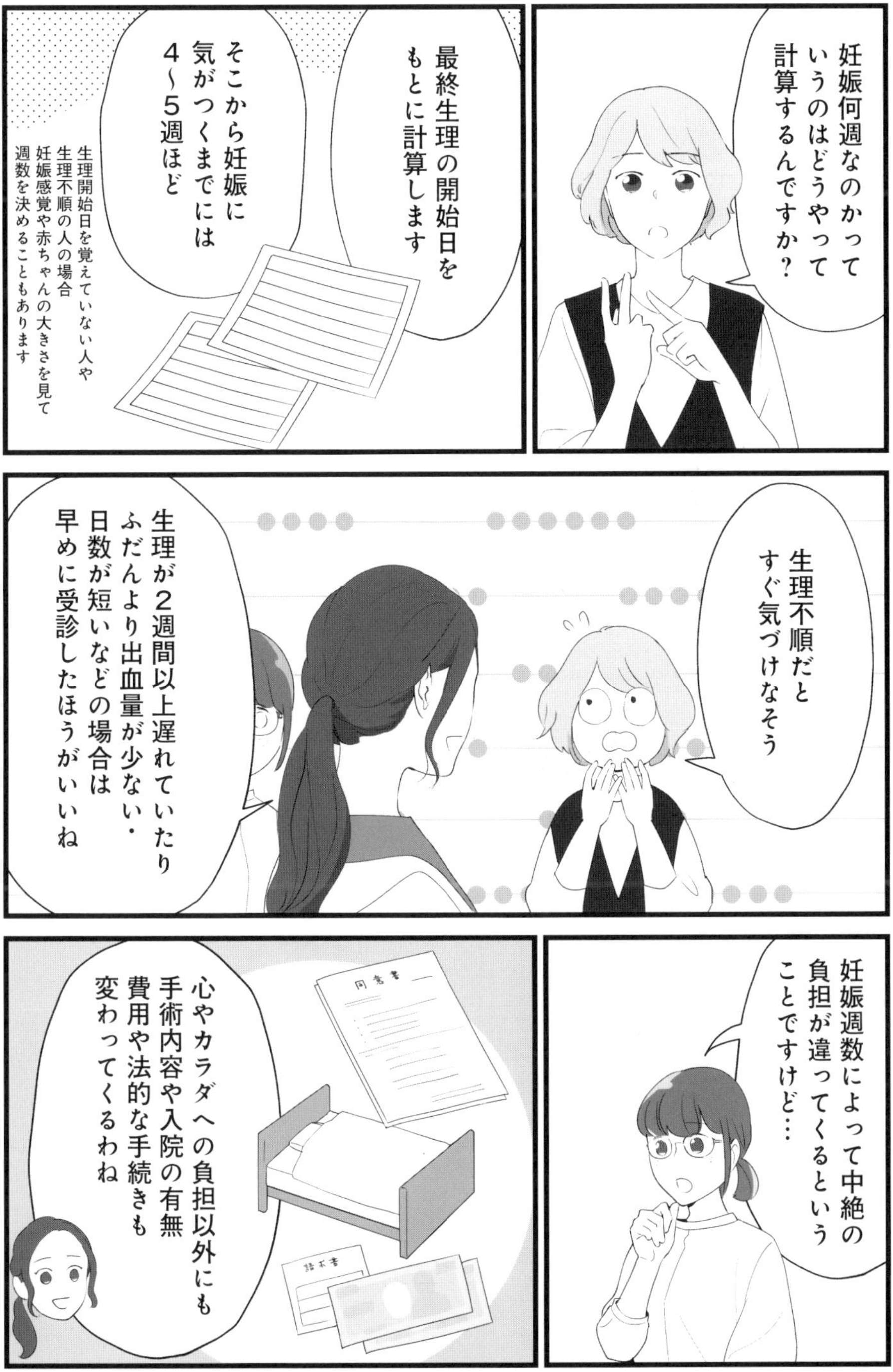
妊娠何週なのかっていうのはどうやって計算するんですか？
最終生理の開始日をもとに計算します
そこから妊娠に気がつくまでには4〜5週ほど
生理開始日を覚えていない人や生理不順の人の場合妊娠感覚や赤ちゃんの大きさを見て週数を決めることもあります
生理不順だとすぐ気づけなそう
生理が2週間以上遅れていたりふだんより出血量が少ない・日数が短いなどの場合は早めに受診したほうがいいね
妊娠週数によって中絶の負担が違ってくるということですけど…
心やカラダへの負担以外にも手術内容や入院の有無費用や法的な手続きも変わってくるわね

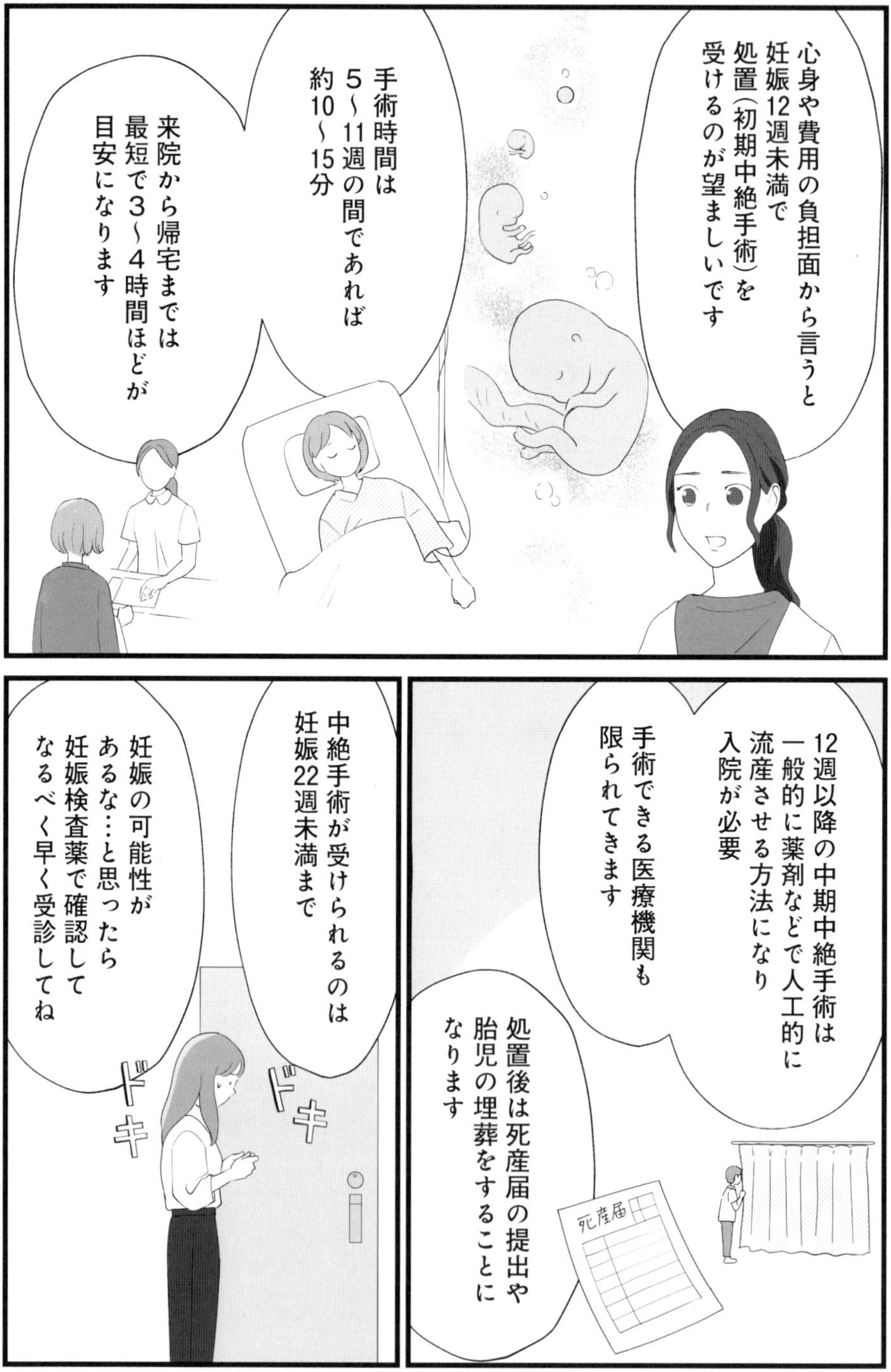

心身や費用の負担面から言うと妊娠12週未満で処置(初期中絶手術)を受けるのが望ましいです
手術時間は5〜11週の間であれば約10〜15分
来院から帰宅までは最短で3〜4時間ほどが目安になります
12週以降の中期中絶手術は一般的に薬剤などで人工的に流産させる方法になり入院が必要
手術できる医療機関も限られてきます
処置後は死産届の提出や胎児の埋葬をすることになります
死産届
中絶手術が受けられるのは妊娠22週未満まで
妊娠の可能性があるな…と思ったら妊娠検査薬で確認してなるべく早く受診してね
ドキ
ドキ

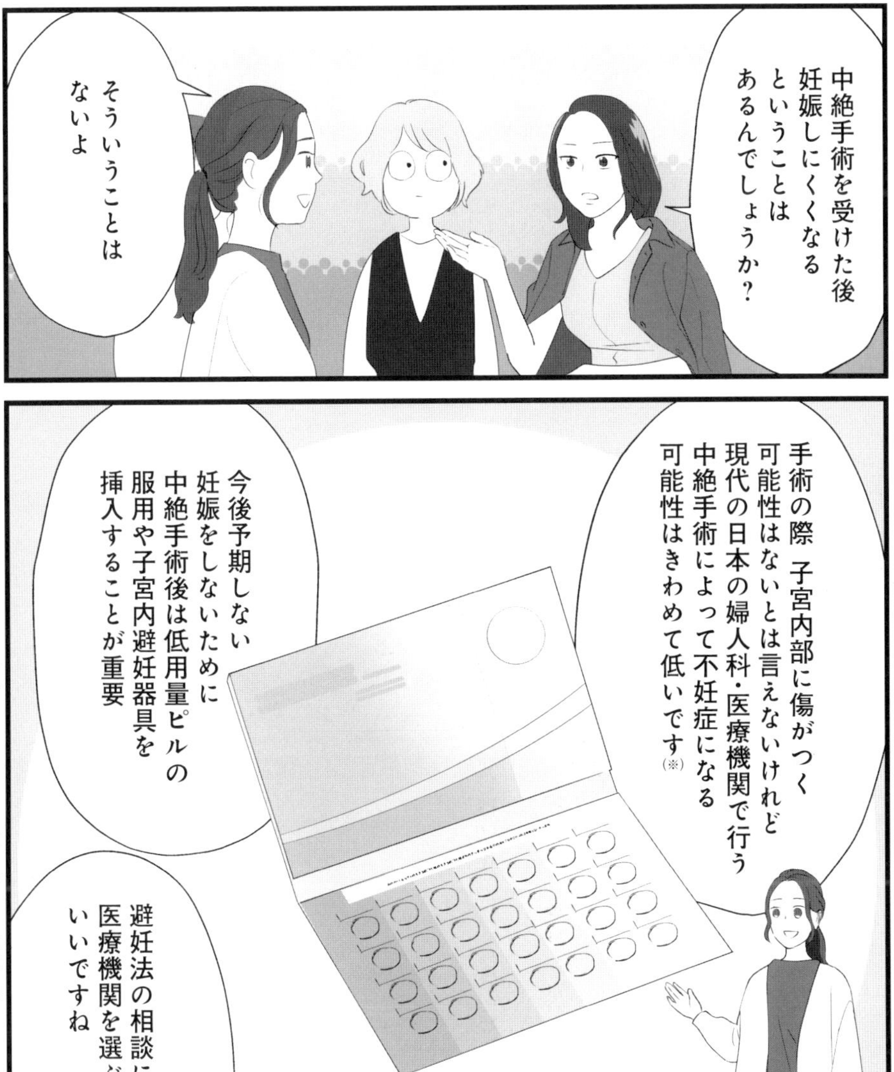
中絶手術を受けた後妊娠しにくくなるということはあるんでしょうか？
そういうことはないよ
手術の際 子宮内部に傷がつく可能性はないとは言えないけれど現代の日本の婦人科・医療機関で行う中絶手術によって不妊症になる可能性はきわめて低いです(※)
今後予期しない妊娠をしないために中絶手術後は低用量ピルの服用や子宮内避妊器具を挿入することが重要
避妊法の相談にのってくれる医療機関を選ぶといいですね
体を回復させよう！

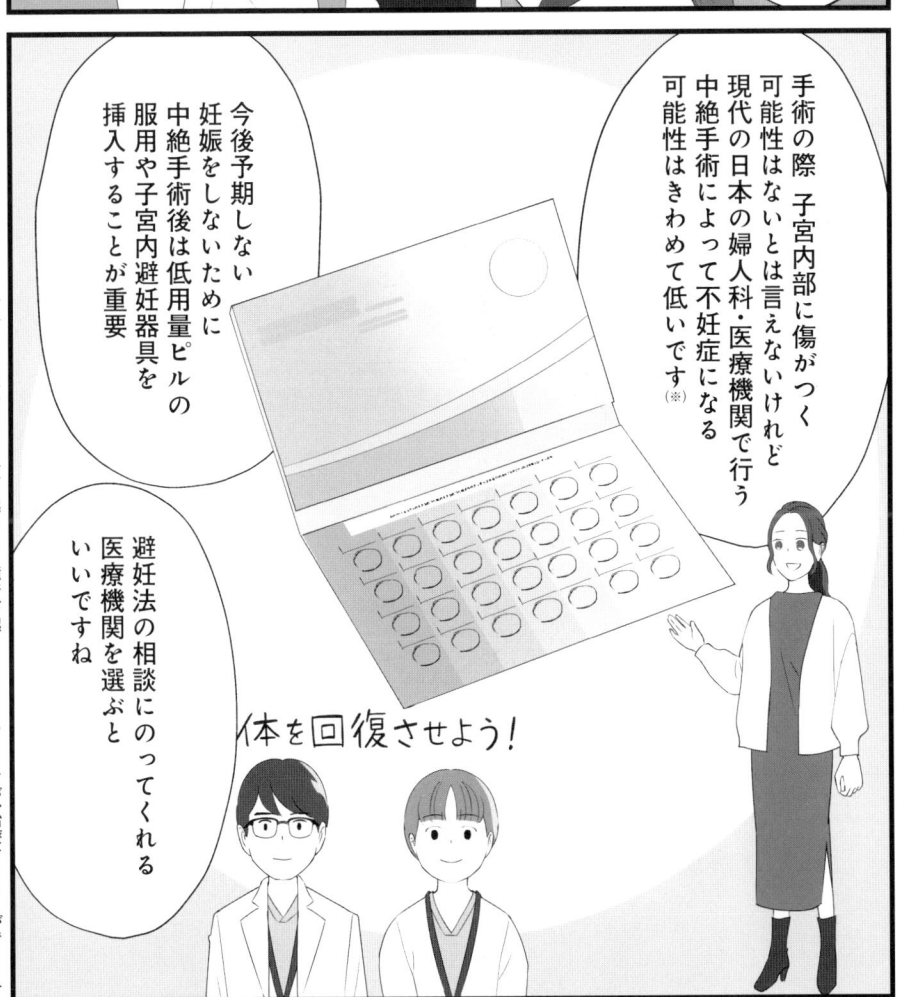

（※）まれに子宮内に炎症を起こして癒着が起こることもありますが、治療することができます。むしろ今回妊娠したことで、妊娠することができるとわかったので、今後は自分に合った確実な避妊法を選ぶ必要があります

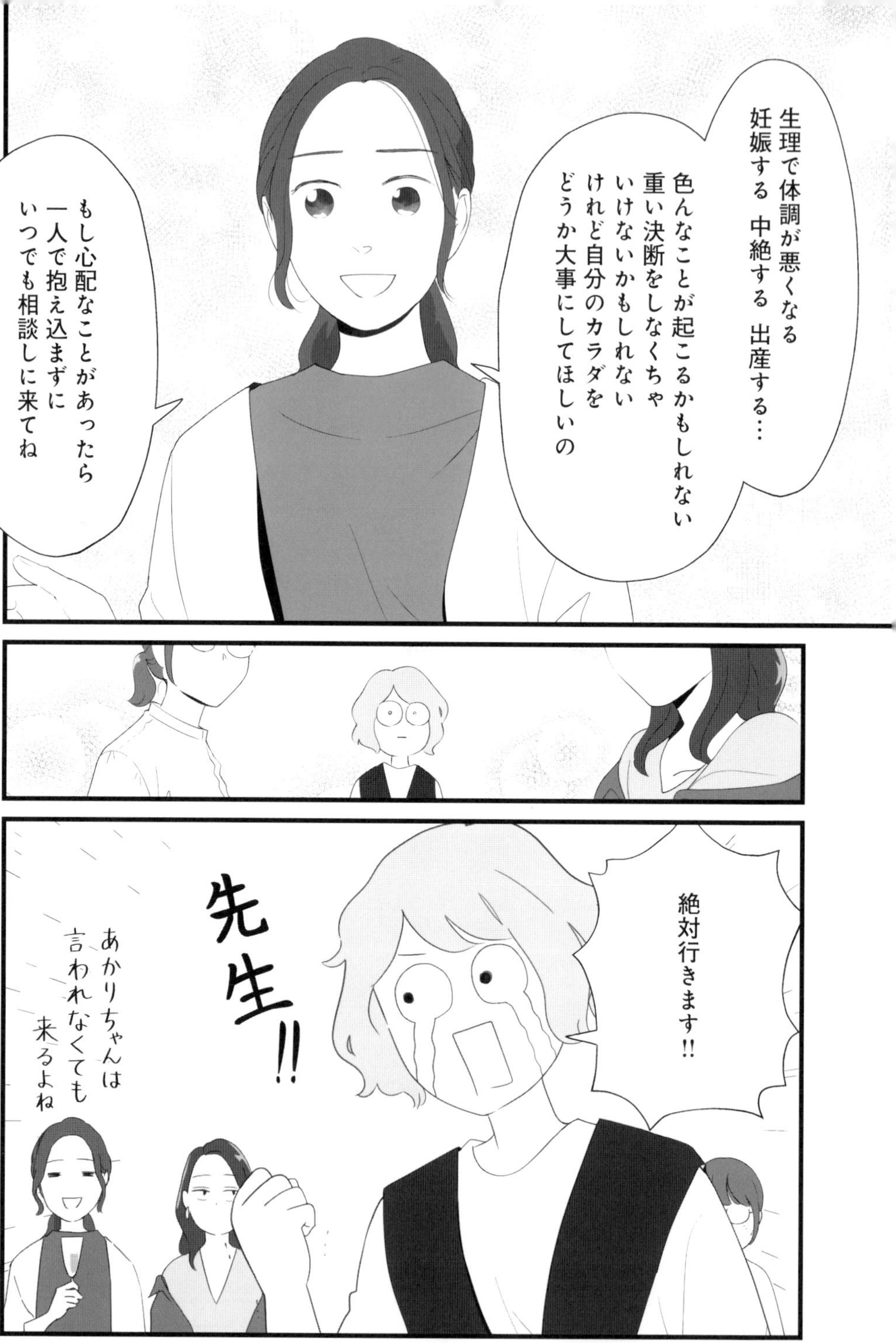
生理で体調が悪くなる 妊娠する 中絶する 出産する…
色んなことが起こるかもしれない 重い決断をしなくちゃいけないかもしれない けれど自分のカラダをどうか大事にしてほしいの
もし心配なことがあったら 一人で抱え込まずに いつでも相談しに来てね
絶対行きます!!
先生!!
あかりちゃんは 言われなくても 来るよね

COLUMN

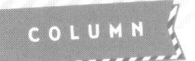

「産婦人科で診てもらう、相談する」選択肢

生理痛は痛くて当たり前、我慢して当たり前ではありません。毎回痛み止めを飲むほどの痛みがあるのなら、ぜひ産婦人科に行って、相談してみましょう。子宮内膜症などの病気が見つかることもありますし、痛み止めの薬を飲まなくてもすむような治療をしてもらえます。

他にもこのような症状で悩む方も、ぜひご相談ください。

- おりものが多い、においが気になる
- 生理ではない時に出血がある
- デリケートゾーンがかゆい・生理で学校や仕事を休んでしまう
- 生理前の症状がつらい
- 生理不順、生理がこない
- 経血の量が多い、血の塊が毎回出る
- おなかが痛い（下腹部痛は婦人科の病気の可能性もある。内科でも大丈夫ですし、婦人科でも大丈夫です）
- 性交痛、オーガズムに関する悩み・避妊をしたい
- 避妊に失敗してしまった（緊急避妊）

他にもたくさんの症状で受診することができます。少しでも気になることがあれば、日常を快適に過ごすため、産婦人科に行くという選択肢を持っていただけたらと思います。

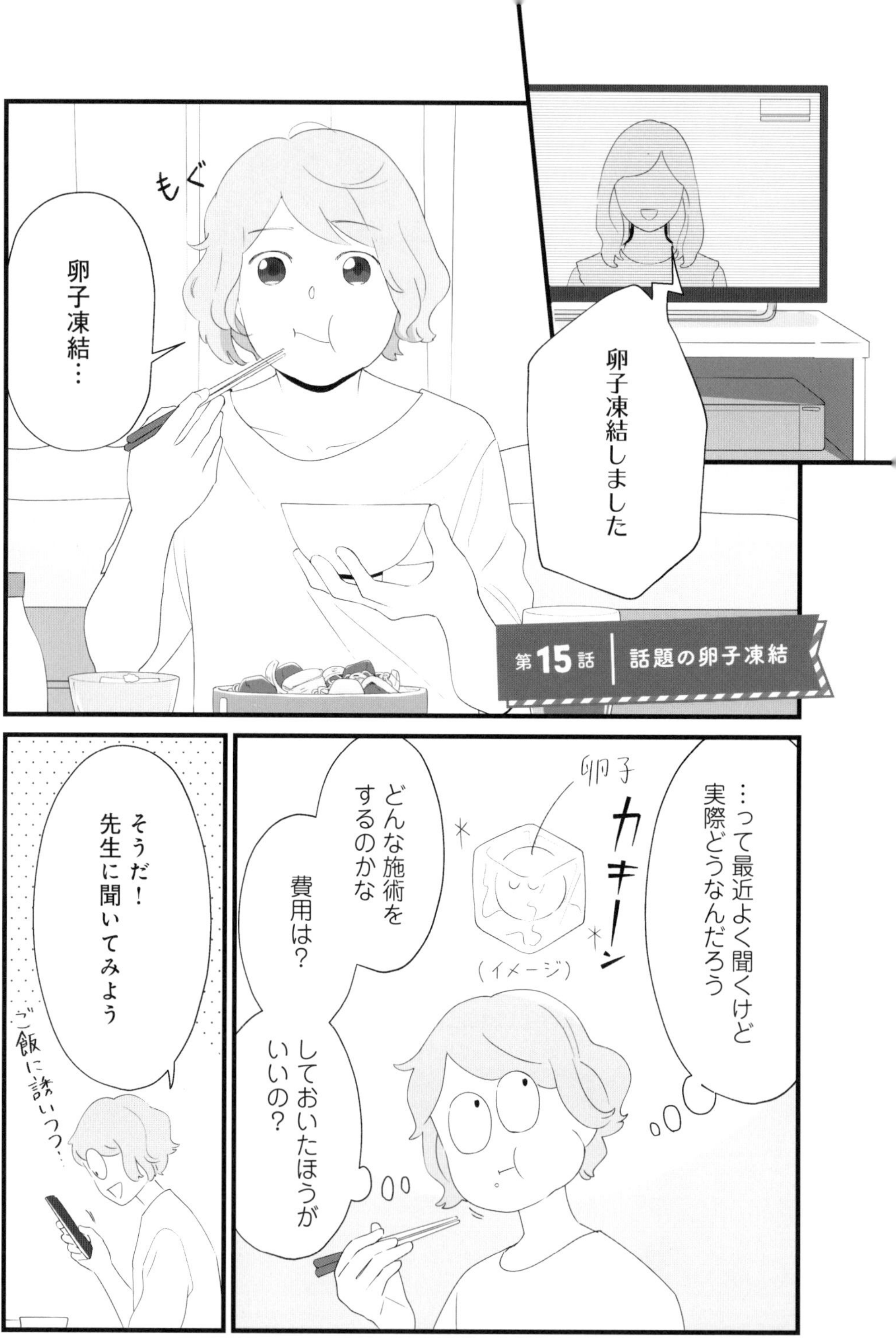

卵子凍結しました
もぐ
卵子凍結…
第15話 話題の卵子凍結
…って最近よく聞くけど
実際どうなんだろう
卵子
カキーン
(イメージ)
どんな施術を
するのかな
費用は?
しておいたほうが
いいの?
そうだ!
先生に聞いてみよう
ご飯に誘いつつ…

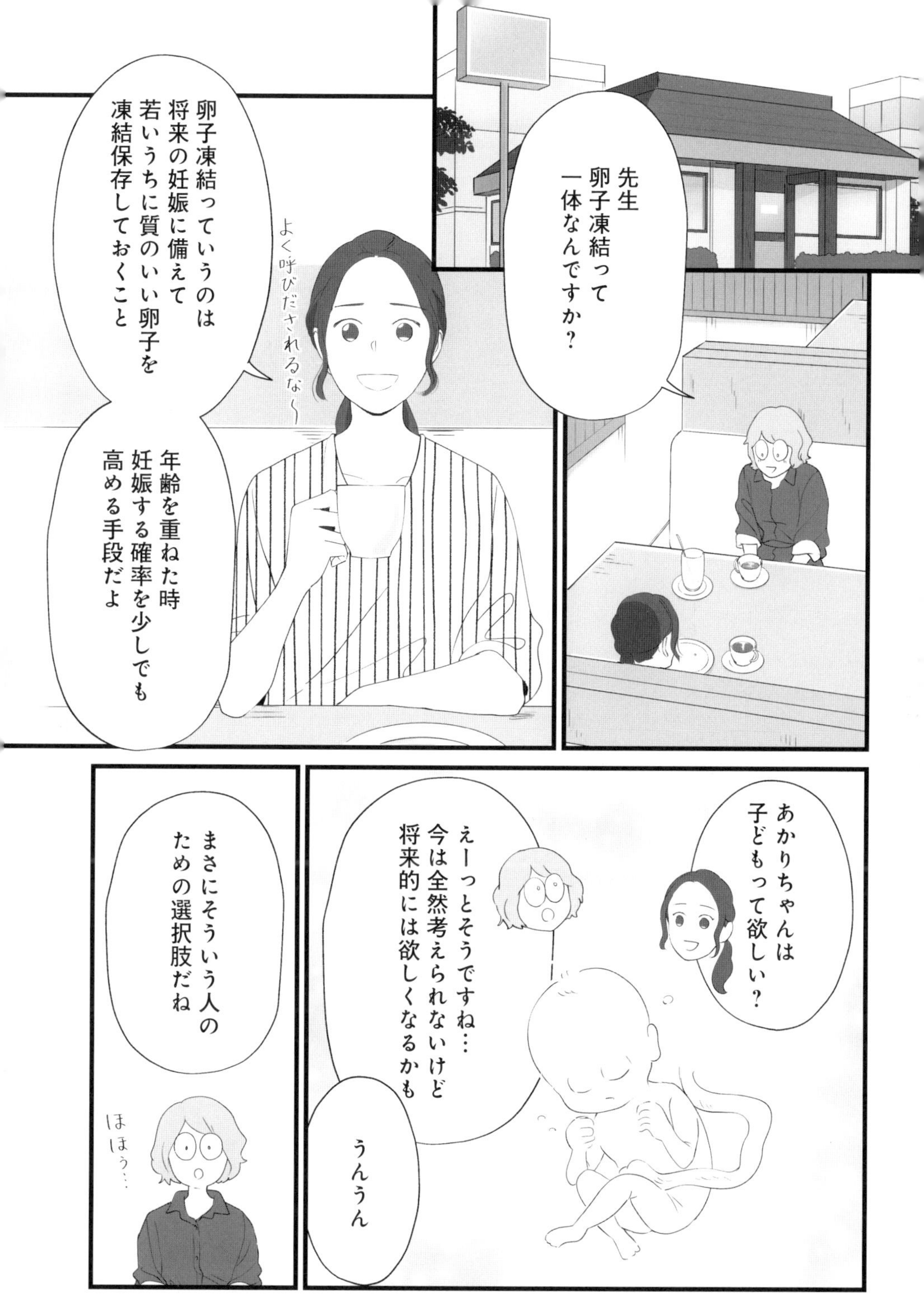
先生 卵子凍結って一体なんですか？
卵子凍結っていうのは将来の妊娠に備えて若いうちに質のいい卵子を凍結保存しておくこと
よく呼びだされるな～
年齢を重ねた時妊娠する確率を少しでも高める手段だよ
あかりちゃんは子どもって欲しい？
えーっとそうですね… 今は全然考えられないけど将来的には欲しくなるかも
うんうん
まさにそういう人のための選択肢だね
ほほう…

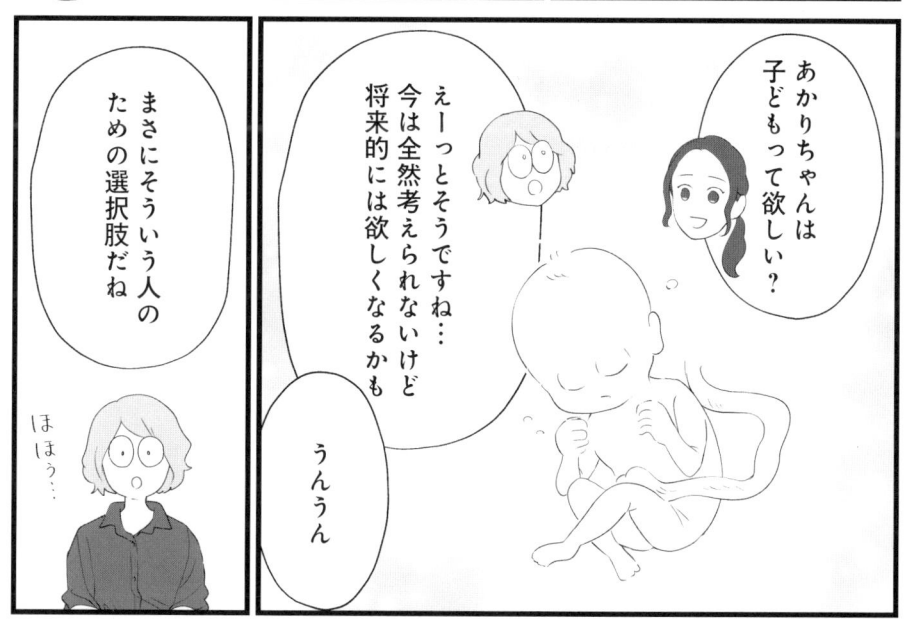

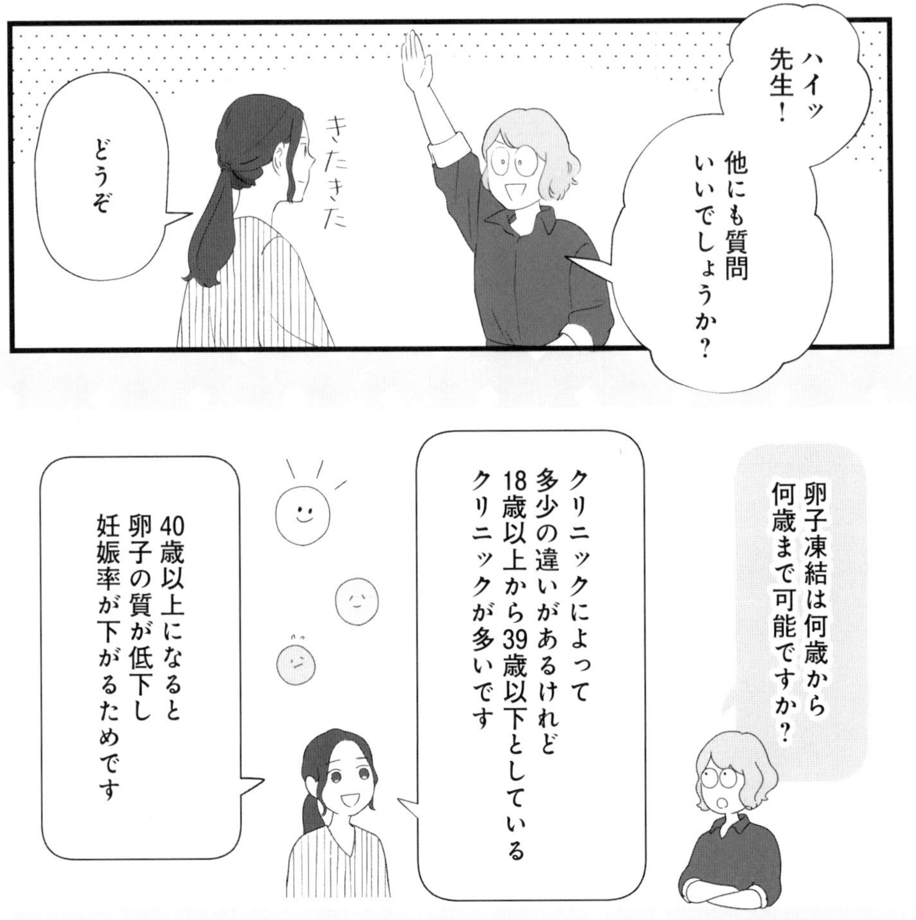

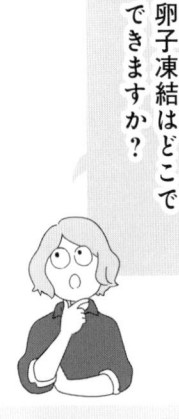

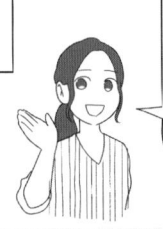

ハイッ先生！
他にも質問いいでしょうか？
きたきた
どうぞ
卵子凍結は何歳から何歳まで可能ですか？
クリニックによって多少の違いがあるけれど18歳以上から39歳以下としているクリニックが多いです
40歳以上になると卵子の質が低下し妊娠率が下がるためです
卵子凍結はどこでできますか？
不妊治療専門のクリニックや病院でできますよ
不妊治療専門

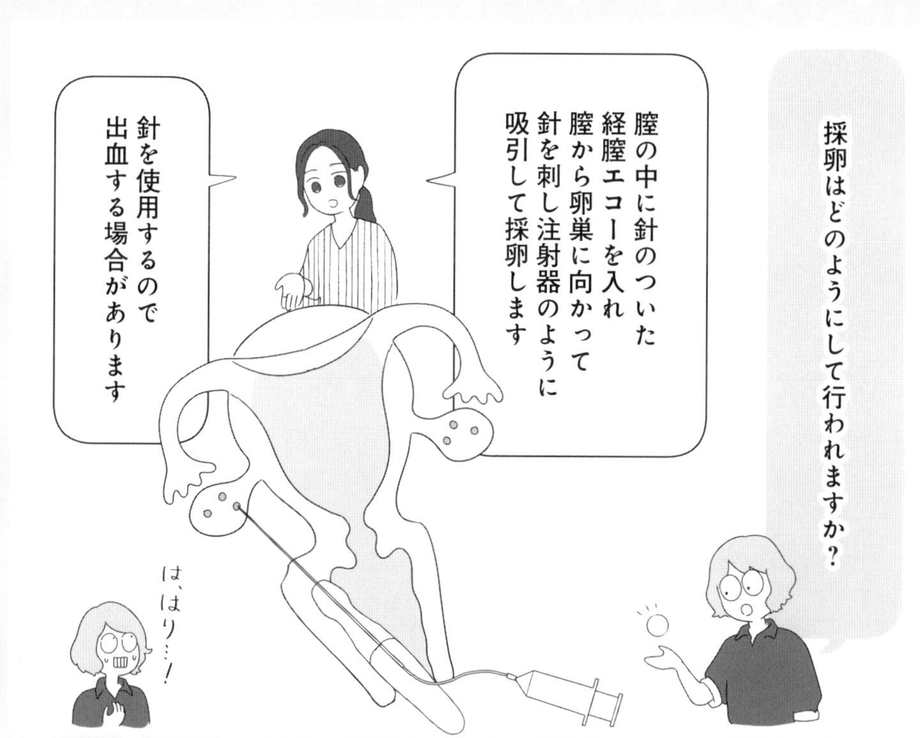
採卵はどのようにして行われますか？
膣の中に針のついた経膣エコーを入れ膣から卵巣に向かって針を刺し注射器のように吸引して採卵します
針を使用するので出血する場合があります
は、はり…！

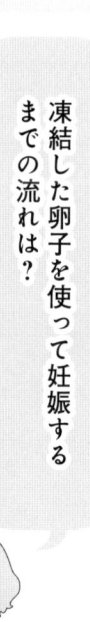

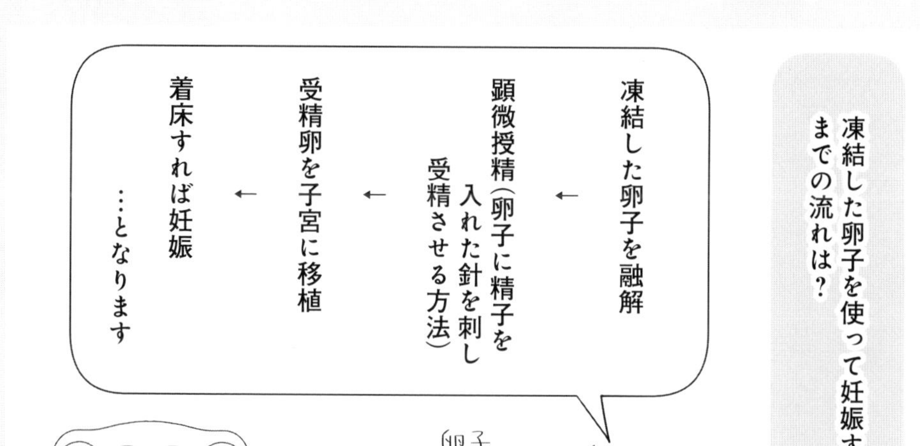
凍結した卵子を使って妊娠するまでの流れは？
凍結した卵子を融解 ← 顕微授精（卵子に精子を入れた針を刺し受精させる方法） ← 受精卵を子宮に移植 ← 着床すれば妊娠 …となります
卵子
精子
受精卵

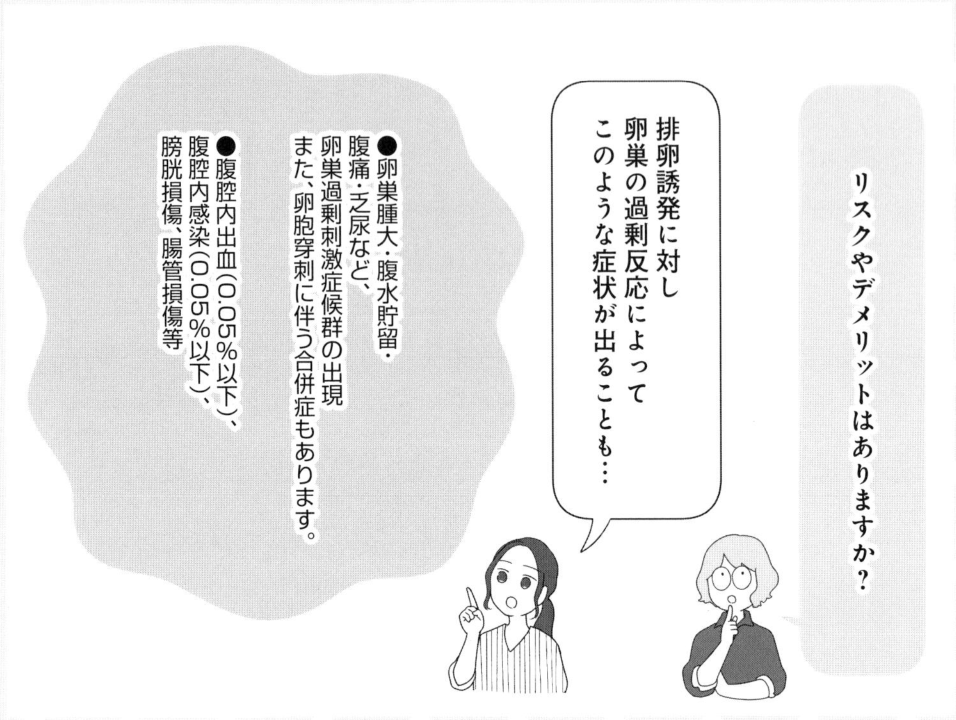
リスクやデメリットはありますか？
排卵誘発に対し
卵巣の過剰反応によって
このような症状が出ることも…
●卵巣腫大・腹水貯留・
腹痛・乏尿など、
卵巣過剰刺激症候群の出現
また、卵胞穿刺に伴う合併症もあります。
●腹腔内出血(0.05%以下)、
腹腔内感染(0.05%以下)、
膀胱損傷、腸管損傷等

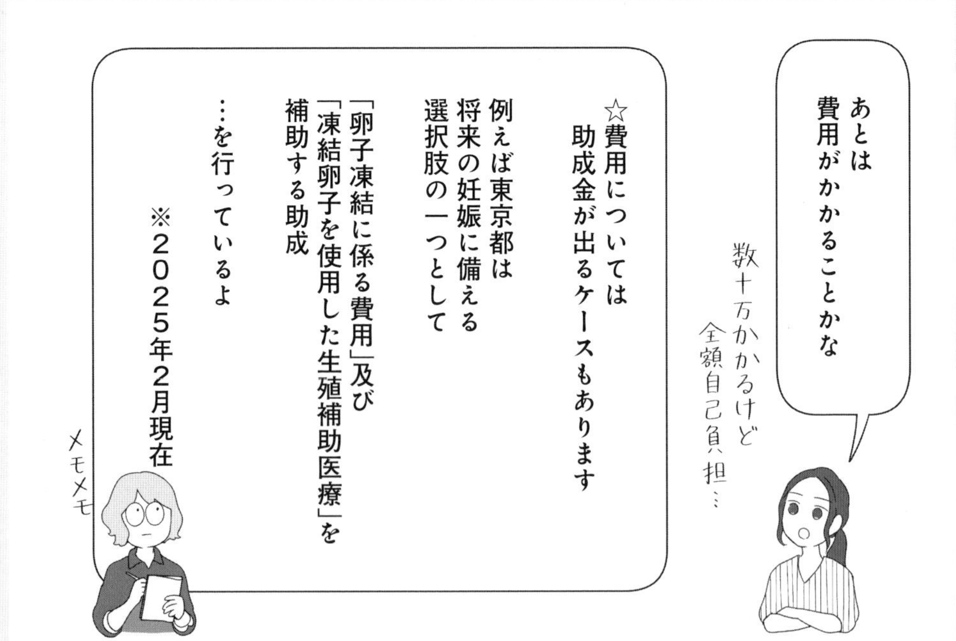
あとは
費用がかかることかな
数十万かかるけど
全額自己負担…
☆費用については
助成金が出るケースもあります
例えば東京都は
将来の妊娠に備える
選択肢の一つとして
「卵子凍結に係る費用」及び
「凍結卵子を使用した生殖補助医療」を
補助する助成
…を行っているよ
※2025年2月現在
メモメモ

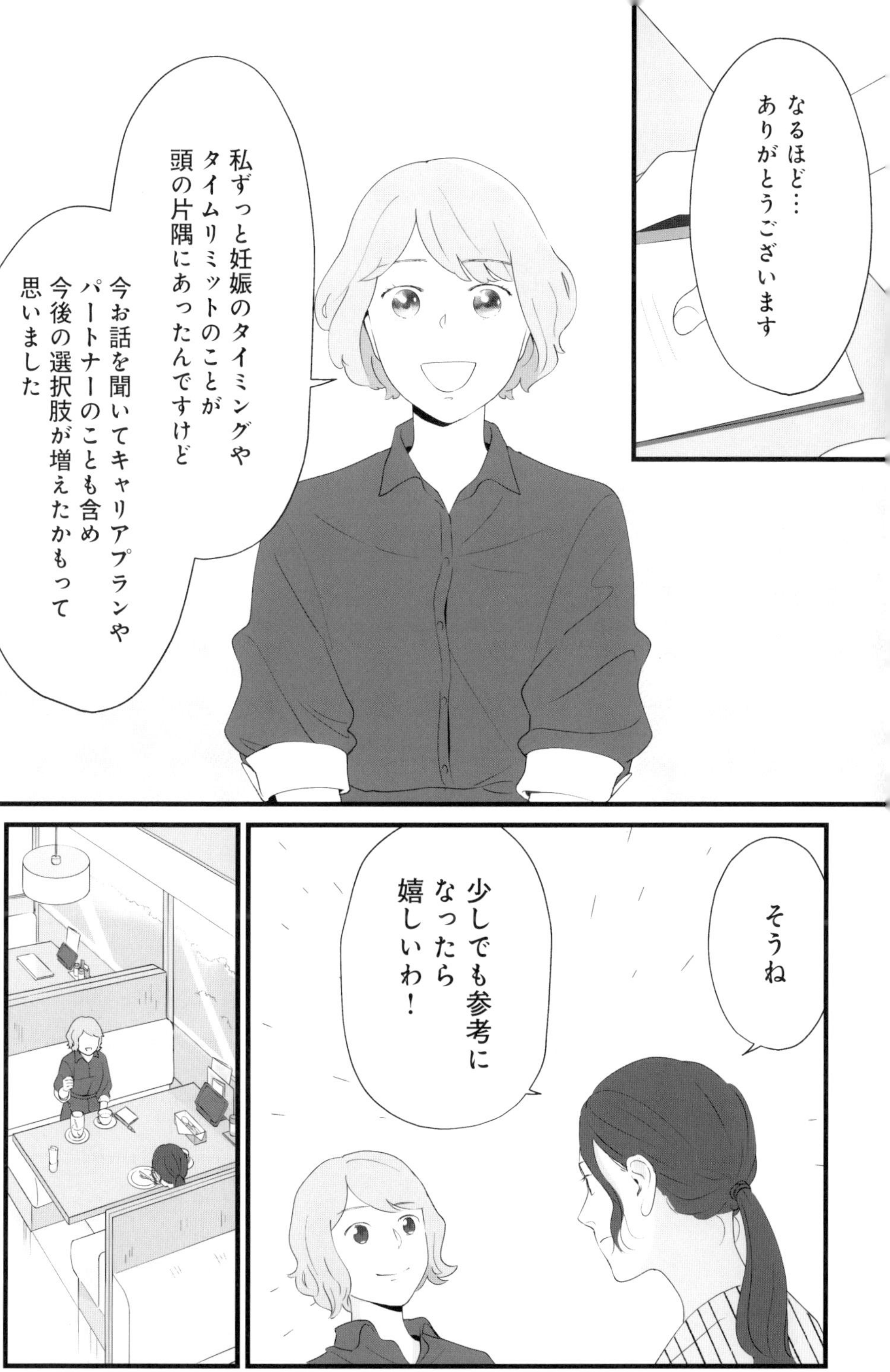
なるほど…ありがとうございます
私ずっと妊娠のタイミングやタイムリミットのことが頭の片隅にあったんですけど今お話を聞いてキャリアプランやパートナーのことも含め今後の選択肢が増えたかもって思いました
そうね
少しでも参考になったら嬉しいわ！

第16話 婦人科でできること

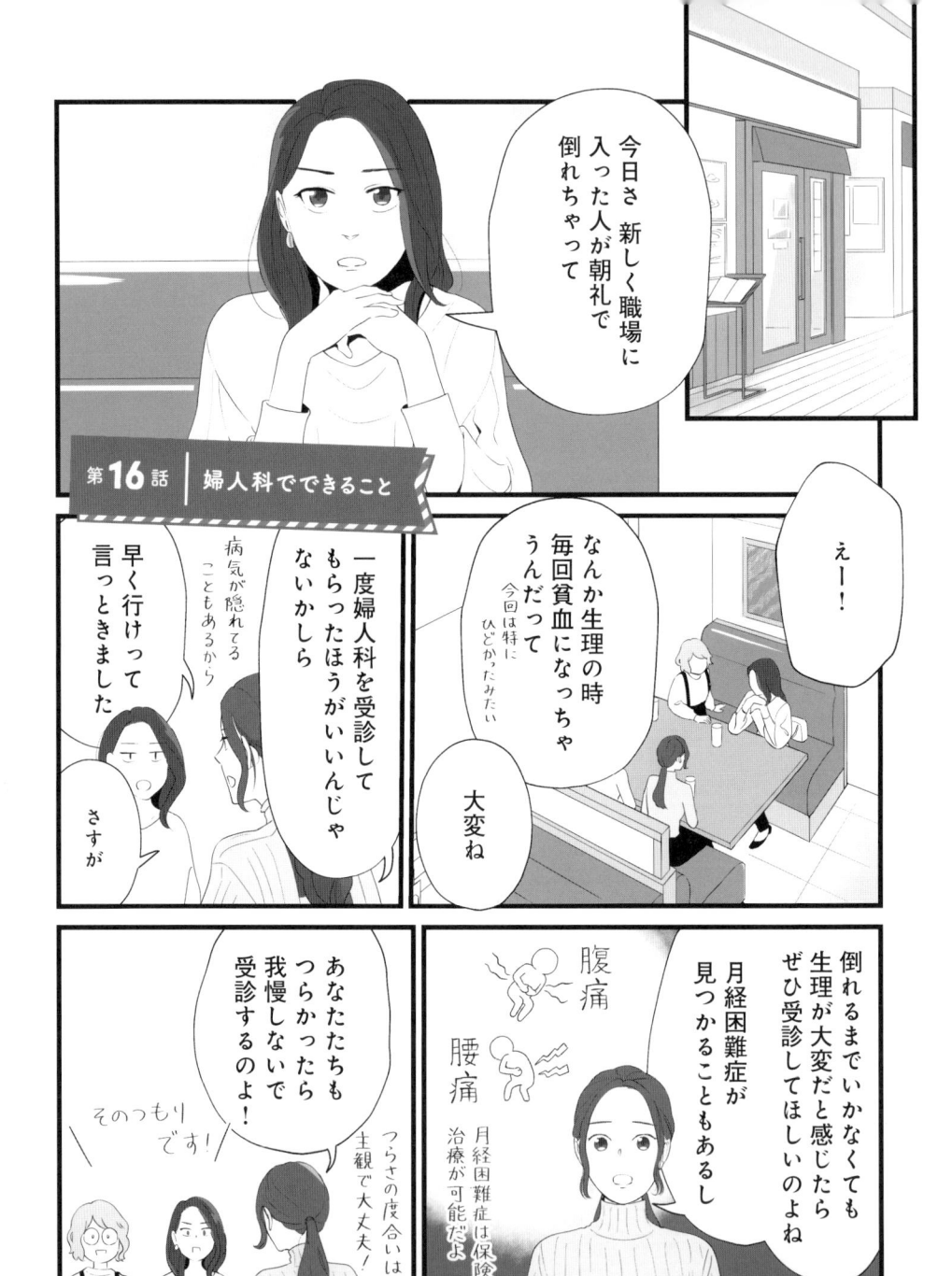

今日さ 新しく職場に入った人が朝礼で倒れちゃって
えー!
なんか生理の時毎回貧血になっちゃうんだって
今回は特にひどかったみたい
大変ね
一度婦人科を受診してもらったほうがいいんじゃないかしら
病気が隠れてることもあるから
早く行けって言っときました
さすが
倒れるまでいかなくても生理が大変だと感じたらぜひ受診してほしいのよね
月経困難症が見つかることもあるし
腹痛
腰痛
月経困難症は保険適用での治療が可能だよ
あなたたちもつらかったら我慢しないで受診するのよ!
つらさの度合いは主観で大丈夫!
そのつもりです!

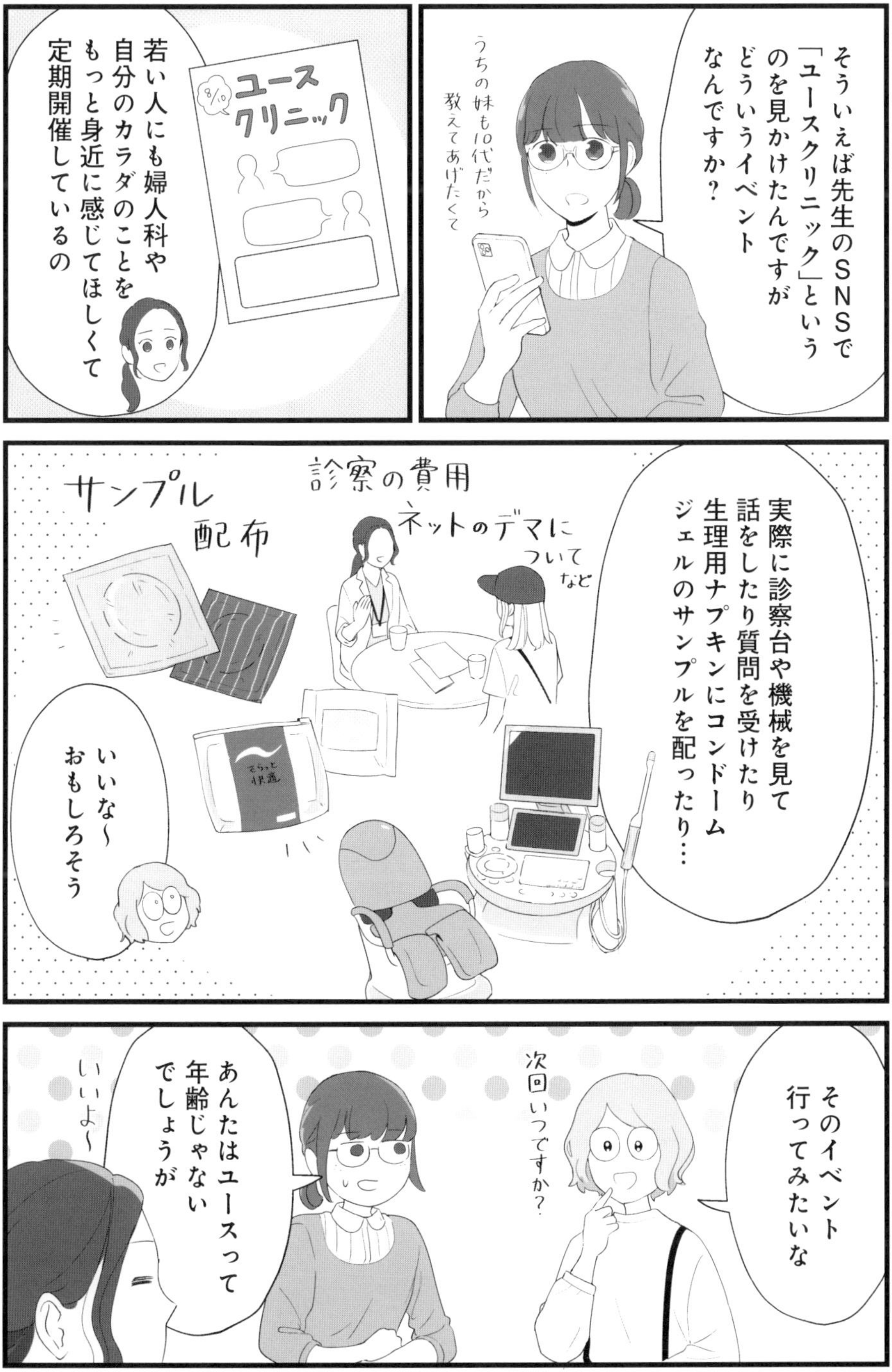
そういえば先生のSNSで「ユースクリニック」というのを見かけたんですがどういうイベントなんですか？
うちの妹も10代だから教えてあげたくて
8/10
ユースクリニック
若い人にも婦人科や自分のカラダのことをもっと身近に感じてほしくて定期開催しているの
実際に診察台や機械を見て話をしたり質問を受けたり生理用ナプキンにコンドームジェルのサンプルを配ったり…
診察の費用
ネットのデマについてなど
サンプル配布
さらっと快適
いいな～おもしろそう
そのイベント行ってみたいな
次回いつですか？
あんたはユースって年齢じゃないでしょうが
いいよ～

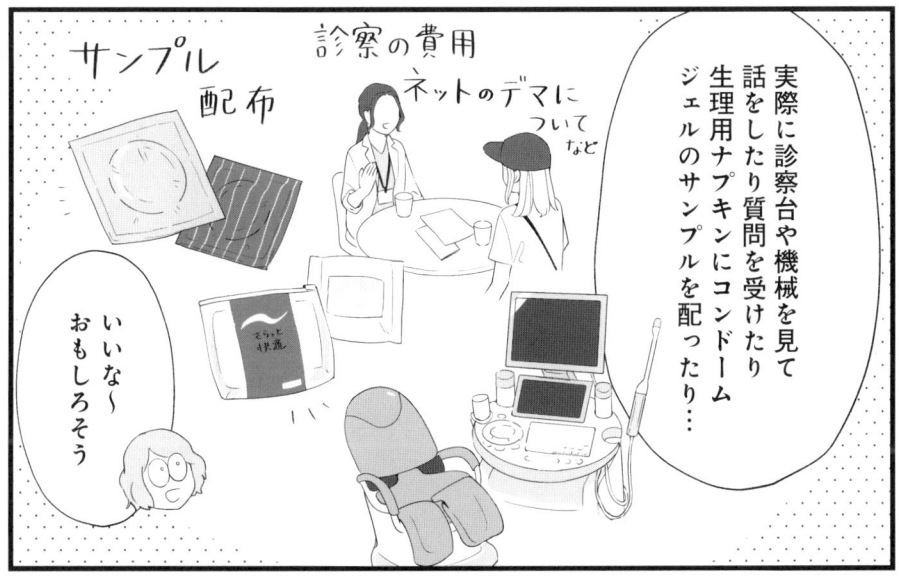

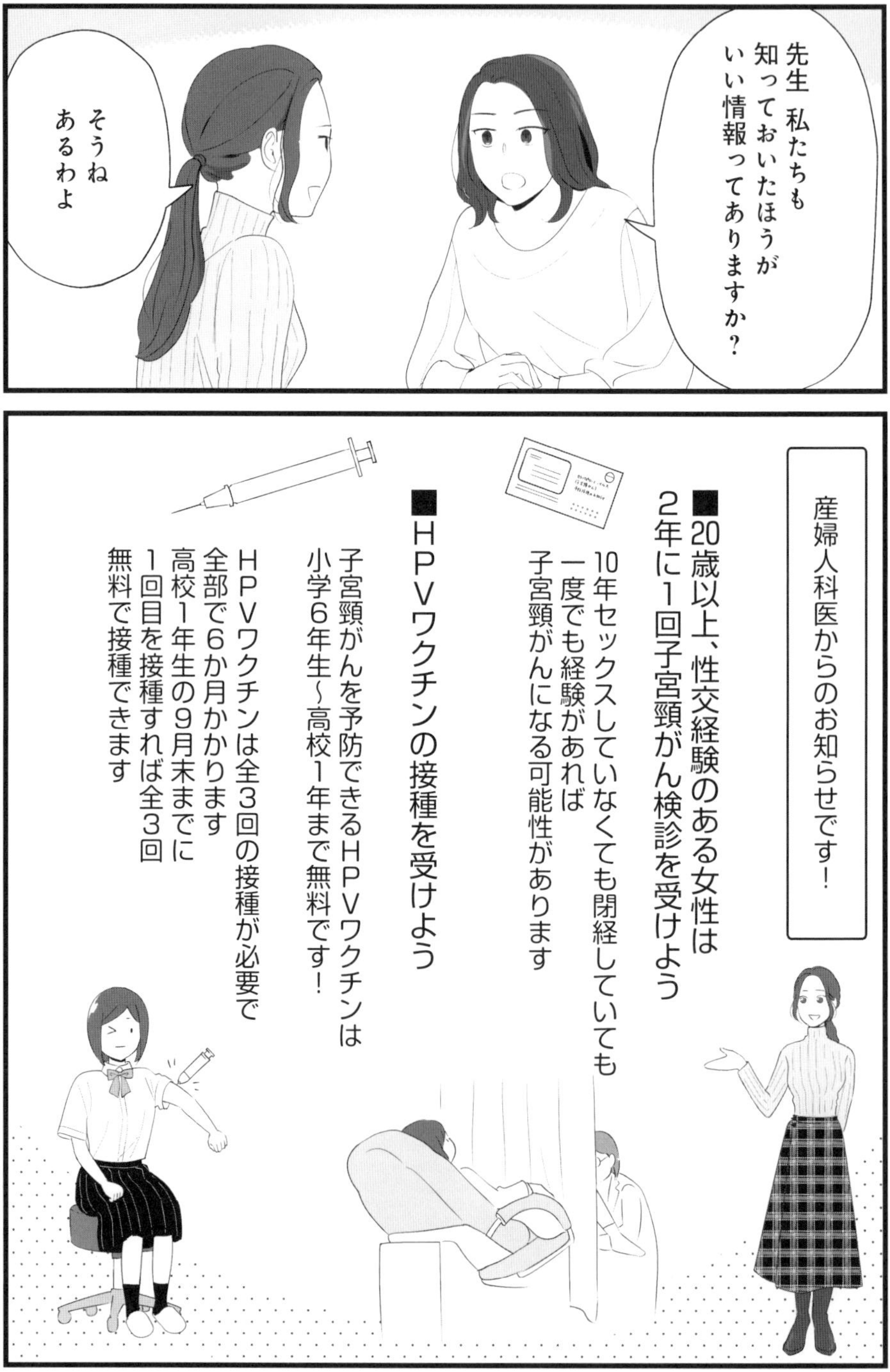

先生 私たちも
知っておいたほうが
いい情報ってありますか？
そうね
あるわよ
産婦人科医からのお知らせです！
■20歳以上、性交経験のある女性は
2年に1回子宮頸がん検診を受けよう
10年セックスしていなくても閉経していても
一度でも経験があれば
子宮頸がんになる可能性があります
■HPVワクチンの接種を受けよう
子宮頸がんを予防できるHPVワクチンは
小学6年生～高校1年まで無料です！
HPVワクチンは全3回の接種が必要で
全部で6か月かかります
高校1年生の9月末までに
1回目を接種すれば全3回
無料で接種できます

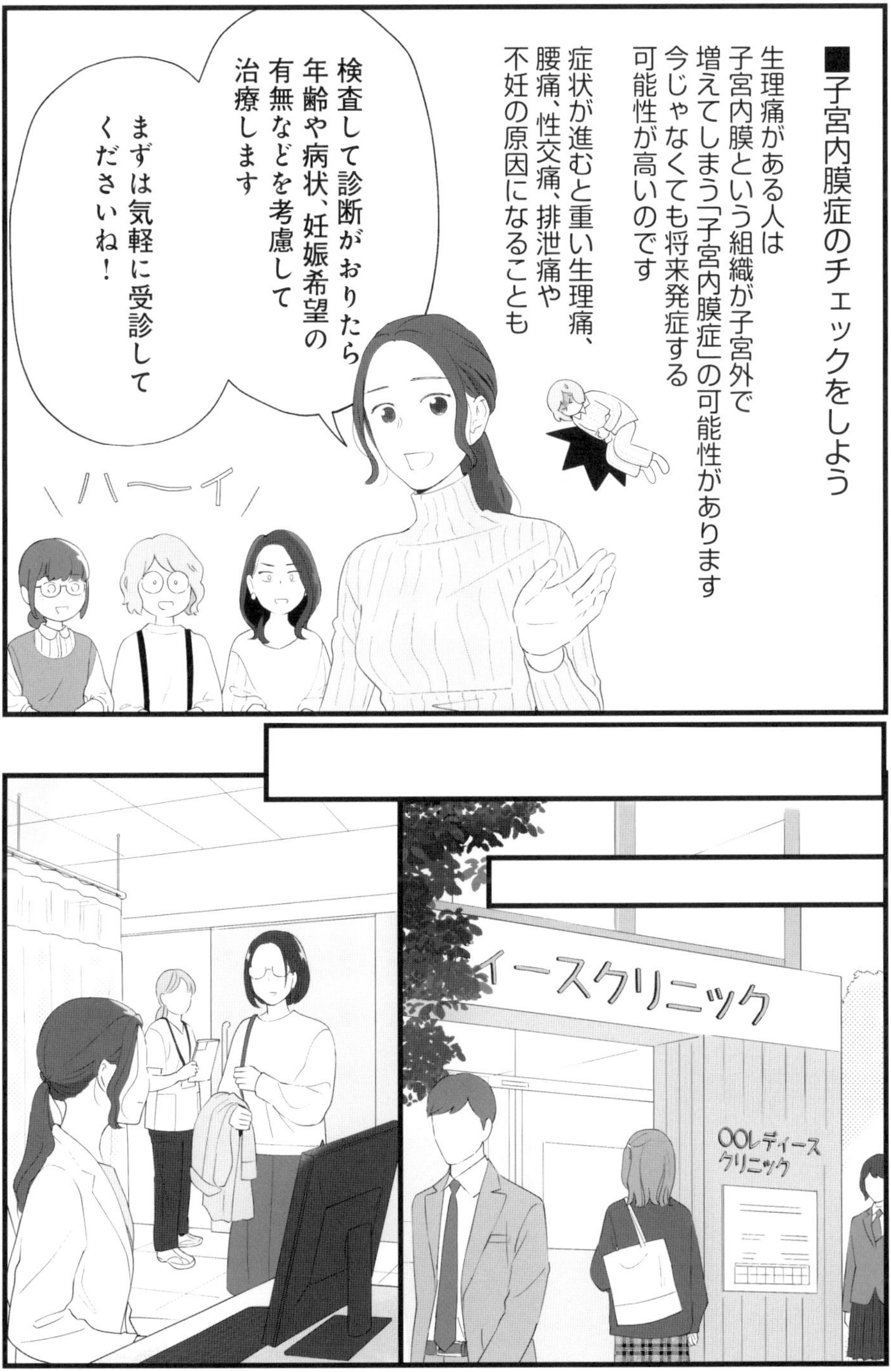
■子宮内膜症のチェックをしよう
生理痛がある人は子宮内膜という組織が子宮外で増えてしまう「子宮内膜症」の可能性があります 今じゃなくても将来発症する可能性が高いのです
症状が進むと重い生理痛、腰痛、性交痛、排泄痛や不妊の原因になることも
検査して診断がおりたら年齢や病状、妊娠希望の有無などを考慮して治療します
まずは気軽に受診してくださいね！
ハ〜イ
イースクリニック
○○レディースクリニック

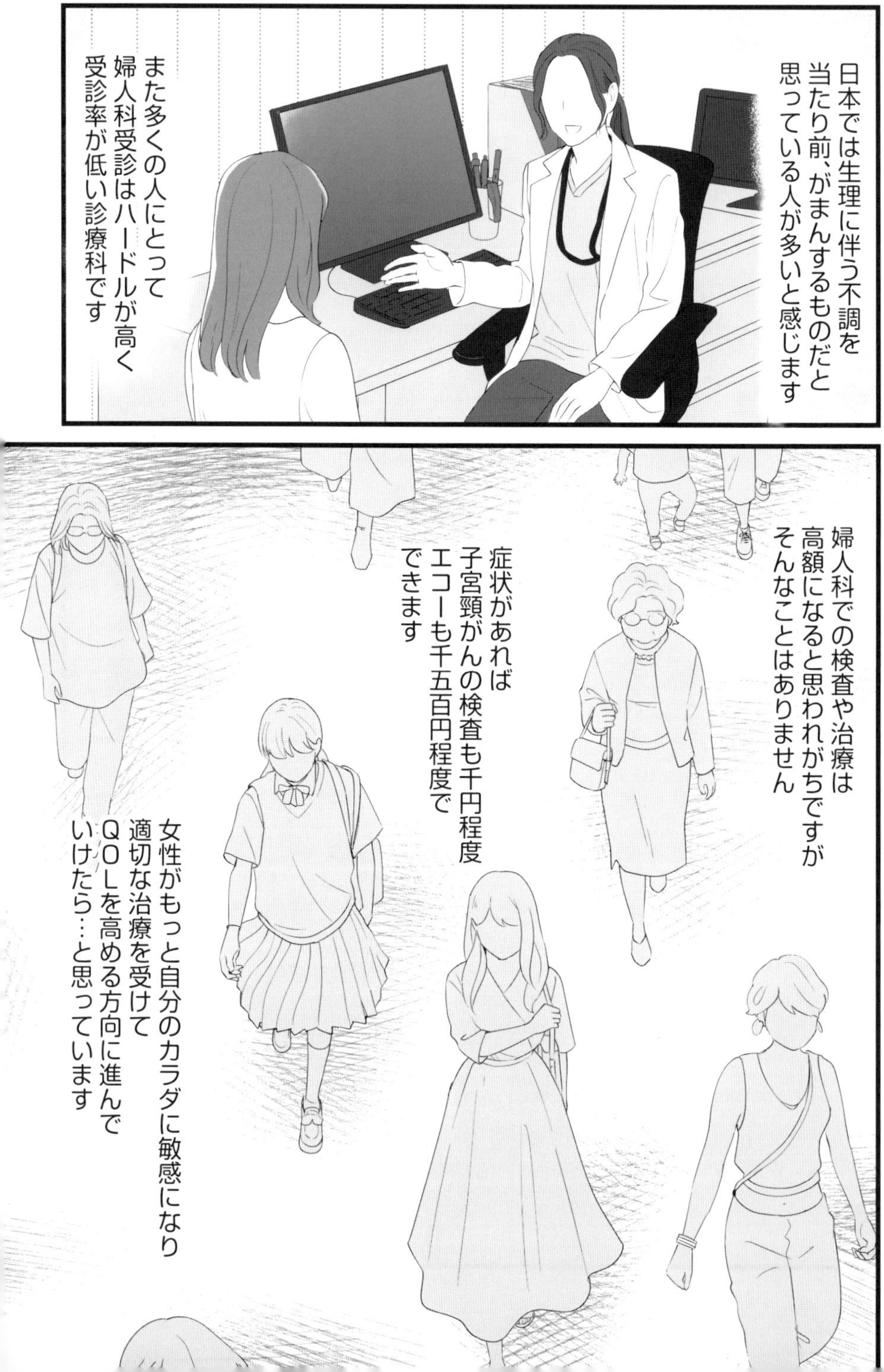
日本では生理に伴う不調を
当たり前、がまんするものだと
思っている人が多いと感じます
また多くの人にとって
婦人科受診はハードルが高く
受診率が低い診療科です
婦人科での検査や治療は
高額になると思われがちですが
そんなことはありません
症状があれば
子宮頸がんの検査も千円程度
エコーも千五百円程度で
できます
女性がもっと自分のカラダに敏感になり
適切な治療を受けて
QOLを高める方向に進んで
いけたら…と思っています

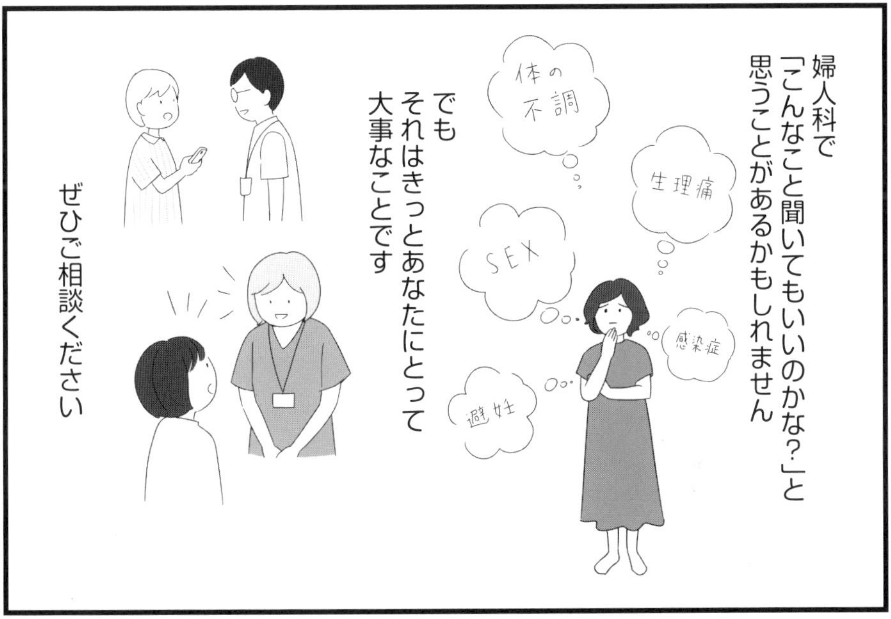
婦人科で
「こんなこと聞いてもいいのかな?」と
思うことがあるかもしれません
体の不調
生理痛
SEX
感染症
避妊
でも
それはきっとあなたにとって
大事なことです
ぜひご相談ください

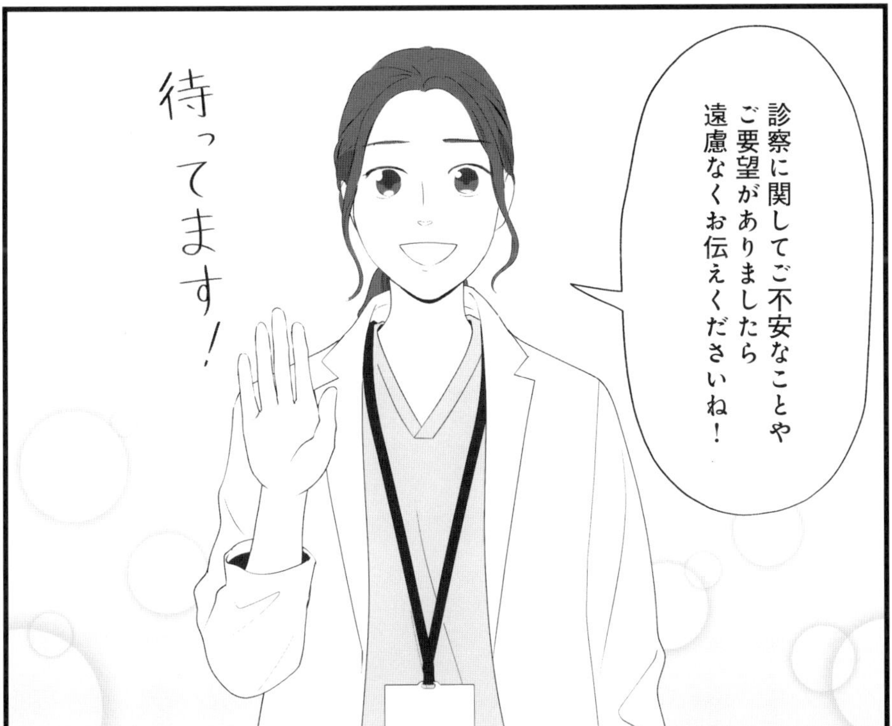
診察に関してご不安なことや
ご要望がありましたら
遠慮なくお伝えくださいね！
待ってます！

あとがき

私が産婦人科を初めて受診したのは20歳の時。当時は生理痛がひどく、生理周期もバラバラでした。その時は子宮頸がん検診と超音波の検査をして、先生に「もし生理痛や生理不順が気になるならピルを飲んでもいいかも」と言われたのですが、当時まだ医学生で産婦人科の授業が始まっていなかった私は「ピルを飲むほどでもないな」と思い、経過観察していました。一般的な考えだと、ピルを飲むってそれくらいハードルが高いことかもしれません。

24歳、研修医になってやはり生理痛はつらいし避妊もしたいし、改めてピルの効果もわかった上でピルの服用を始めたら、人生が変わったようにとても楽になりました。今まで鎮痛剤が必須だった生理痛はなくなり、毎月生理の日を把握することができ、避妊もできる。ピルの服用は私にとって人生のターニングポイントになったといっても過言ではありません。

症状が軽くなって嬉しかったのはもちろんですが、「20歳の時に、いや生理痛があった中学生の時からピルを飲んでいたら、もっと前に人生が変わっていたのに！」と少し悔しい気持ちもありました。

ピルで人生が変わった私は産婦人科医になり、かつての自分のようにつらい思いをして産婦人科の門をたたく女性たちと毎日のように対面しています。

みなさんには、「あの時こうしていれば、もっと早く治療していれば」という思いはしてほしくありません。なるべく最短で、一番自分が納得できる方法で、生理に伴う不快な症状を改善したり、不安を軽減したり、避妊や妊娠に関する決定を自分主体でしたりしてほしいと思っています。

痛みやつらい症状、不快なことは、他の人と比べる必要はありません。ちょっとした悩みも改善すると、「もっと前からしておけばよかった！」と思うことが多いです。

また、今そんなに困っていなくても、治療をすることでもっと快適になる方法が実はあるかもしれません。

ぜひその方法を探しに、気軽に産婦人科を受診してほしいです。お待ちしております。

髙橋怜奈

はじめまして、漫画を担当しましたくゑと申します。
このたびは本書をお手に取っていただきありがとうございます！

みなさんは生理やカラダに関する悩み、ありますか？
漫画ではメインの三人のほか何人かの女性の困りごとが描かれていますが、自分にもあてはまる!　とか、逆にあてはまらないな～というエピソードがあったのではないかと思います。

人によって悩みの内容も解決策・治療法も違いますので、生理痛やPMSのこと、セックスや避妊・妊娠のこと、誰にも言えなくて困っていることなどがあったらぜひ婦人科での相談を検討してみてください。

相談が難しければ、本書の監修をしてくださった髙橋先生のYouTubeチャンネルなども助けになるかと思います。

この本を通じて、婦人科やレディースクリニックに対するハードルが少しでも下がればうれしいです。

くゑ

おまけ
作中には出てこなかった
あかり・ゆり・ほのかとパートナーとの
関係について考えてみました

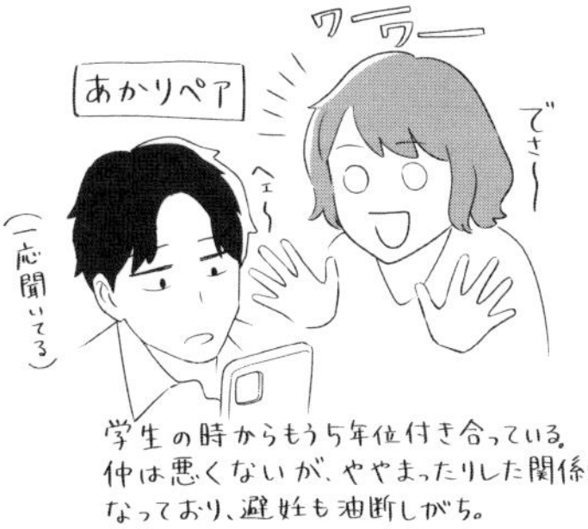
あかりペア
ワーワー
でさ～
へェ～
(一応聞いてる)
学生の時からもう5年位付き合っている。
仲は悪くないが、ややまったりした関係になっており、避妊も油断しがち。

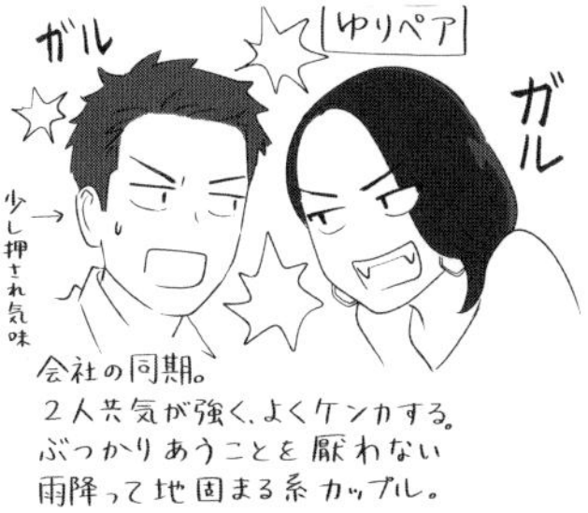
ガル
ゆりペア
ガル
少し押され気味→
会社の同期。
2人共気が強く、よくケンカする。
ぶつかりあうことを厭わない
雨降って地固まる系カップル。

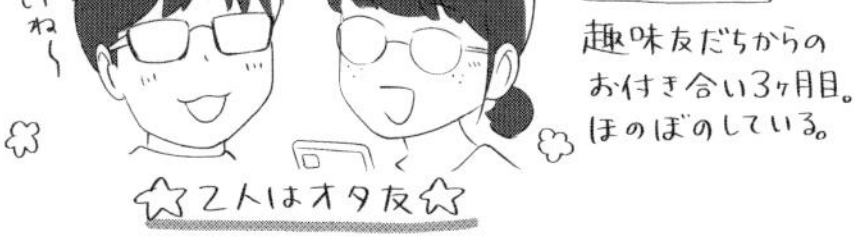
(ほぼ出てきてない)
イベント行きたいな～
いいね～
ほのかペア
趣味友だちからの
お付き合い3ヶ月目。
ほのぼのしている。
☆2人はオタ友☆

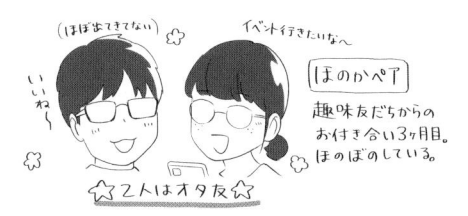

STAFF

ブックデザイン
chichols

DTP
サンシン企画

校正
鷗来堂

営業
南野 安早子

制作
坂本 美香　森村 利佐

編集担当
篠原 若奈

PROFILE

高橋《たかはし》怜《れ》奈《な》

山王ウィメンズ＆キッズクリニック大森院長。
「産婦人科医YouTuber」として、生理や検診、性にまつわるさまざまなテーマについて動画を配信している。
YouTube：
https://www.youtube.com/@renatkhsh

くゑ

漫画家・イラストレーター。著書に『小鳥遊夫婦は今日もしあわせ』（イースト・プレス）がある。
X(旧Twitter)：@ku_wye
Instagram：ku_wye

参考文献

山王ウィメンズ＆キッズクリニック大森HP
https://s-w-k-clinic.com/

クリニック フォアHP
ピルの種類にはどんなものがある？ 違いや選び方を徹底解説！
https://www.clinicfor.life/telemedicine/pill/effects/p-112/

『OC・LEPガイドライン』（日本産科婦人科学会）

『患者さんの悩みにズバリ回答! 女性診療エッセンス100』
（日本医事新報社）

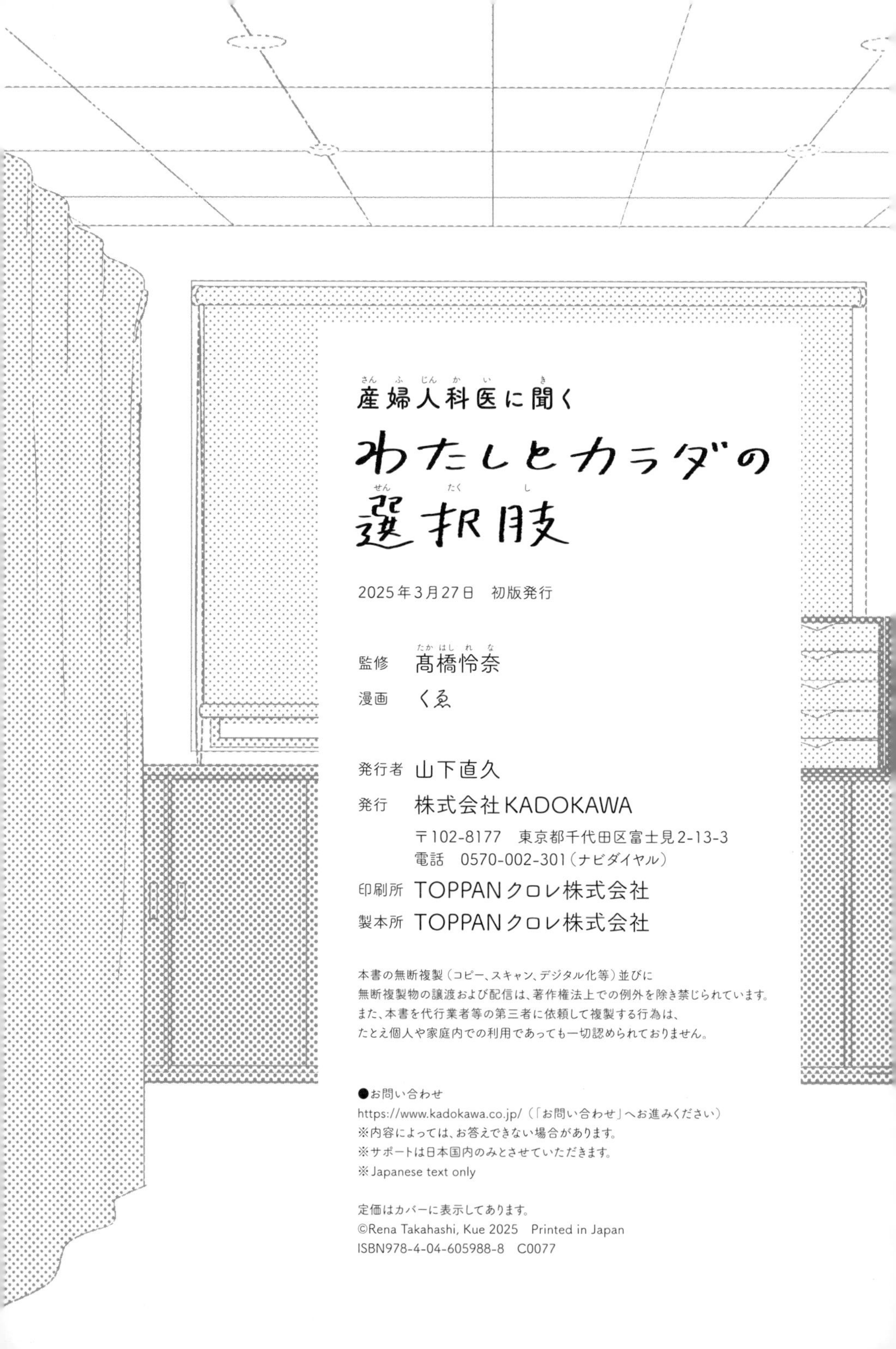

産《さん》婦《ふ》人《じん》科《か》医《い》に聞《き》く

わたしとカラダの選《せん》択《たく》肢《し》

2025年3月27日　初版発行

監修　髙橋《たかはし》怜《れ》奈《な》

漫画　くゑ

発行者　山下直久

発行　株式会社KADOKAWA

〒102-8177　東京都千代田区富士見2-13-3

電話　0570-002-301（ナビダイヤル）

印刷所　TOPPANクロレ株式会社

製本所　TOPPANクロレ株式会社

●お問い合わせ
https://www.kadokawa.co.jp/（「お問い合わせ」へお進みください）
※内容によっては、お答えできない場合があります。
※サポートは日本国内のみとさせていただきます。
※Japanese text only

定価はカバーに表示してあります。

ISBN978-4-04-605988-8　C0077